Professor Dr. med. Wilhelm Theopold
Das Kind in der Votivmalerei

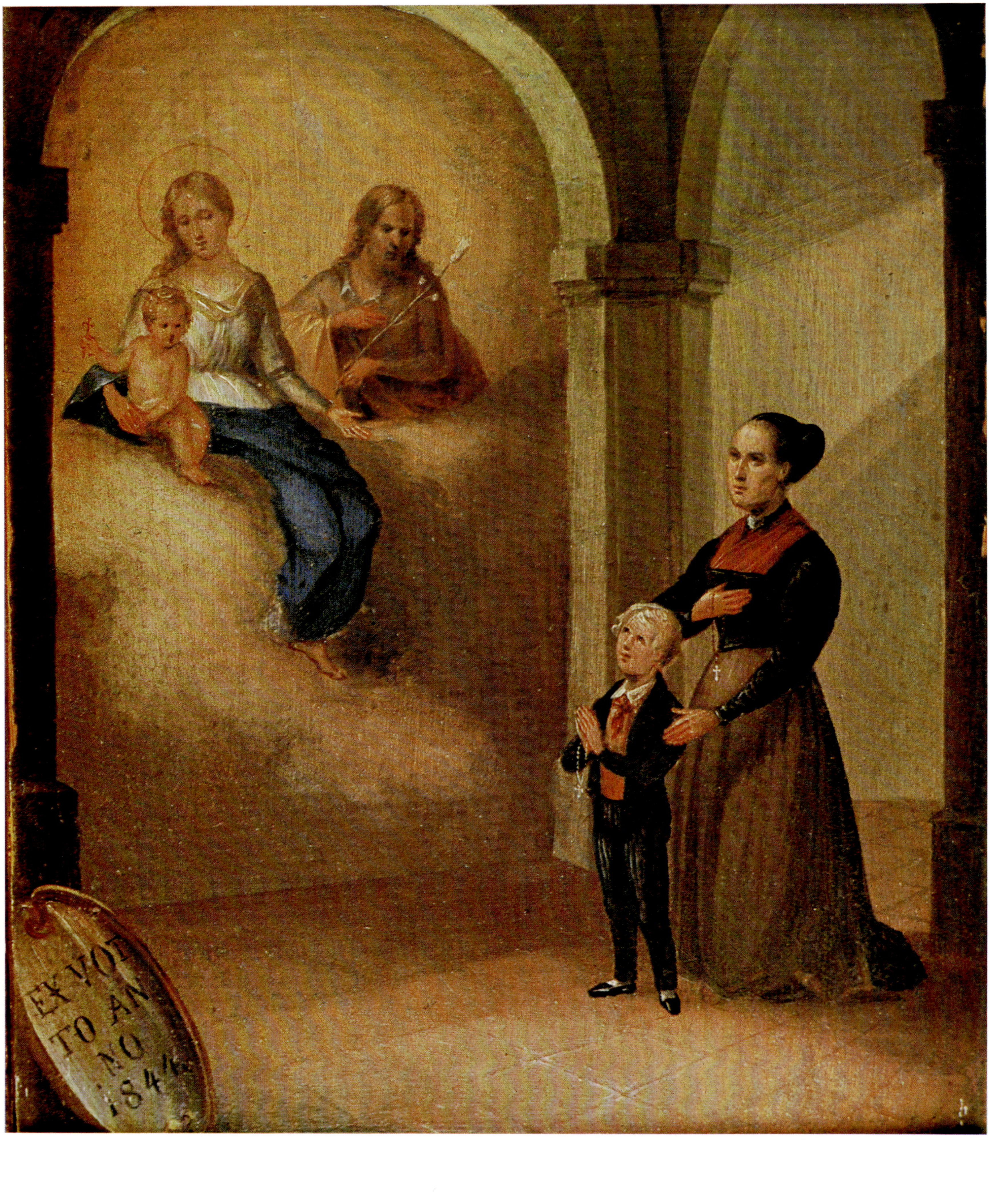
EX VOT
TO AN
NO
184

Das Kind in der Votivmalerei

von Wilhelm Theopold

Verlag Karl Thiemig München

Schutzumschlag:
Die verstorbenen Söhne bleiben im Andenken der Eltern lebendig
und werden auch mit in das Bild aufgenommen.
Votivtafel aus der Wallfahrtskirche Herrgottsruh bei Friedberg in Schwaben. 1734.

Abbildung Seite 2:
Daß die Votivmalerei oft voller Symbole steckt, beweist auch diese Tafel:
Eine Mutter führt mit ernstem und traurigem Gesicht ihr Kind
zum Gebet der Heiligen Familie zu. Erwartungsvoll blickt der Knabe
zum Himmel auf. Aber das Jesuskind zeigt ihm das Totenkreuz.
Votivtafel aus Privatbesitz. 1844.

ISBN 3-521-04117-4
Gesamtherstellung: Karl Thiemig,
Graphische Kunstanstalt und Buchdruckerei AG, München
Printed in Germany

Fotografische Aufnahmen:
Bayerisches Nationalmuseum München: S. 58, 112. Josef Bösch, Horw (Schweiz): S. 11, 27, 125, 129
Germanisches Nationalmuseum Nürnberg: S. 91. Hofrat Dr. Hans Hochenegg, Hall in Tirol: S. 146
Musée des Beaux-Arts Lille: S. 92. Museum für Deutsche Volkskunde Berlin: S. 155
Sacro Convento di S. Francesco, Assisi, P. Gerhard Ruf: S. 93
Senckenbergisches Institut für Geschichte der Medizin, Frankfurt am Main: S. 50
Studio Rosellini, Montecatini Terme: S. 92
Alle anderen Aufnahmen: Prof. Dr. med. Wilhelm Theopold

Inhalt

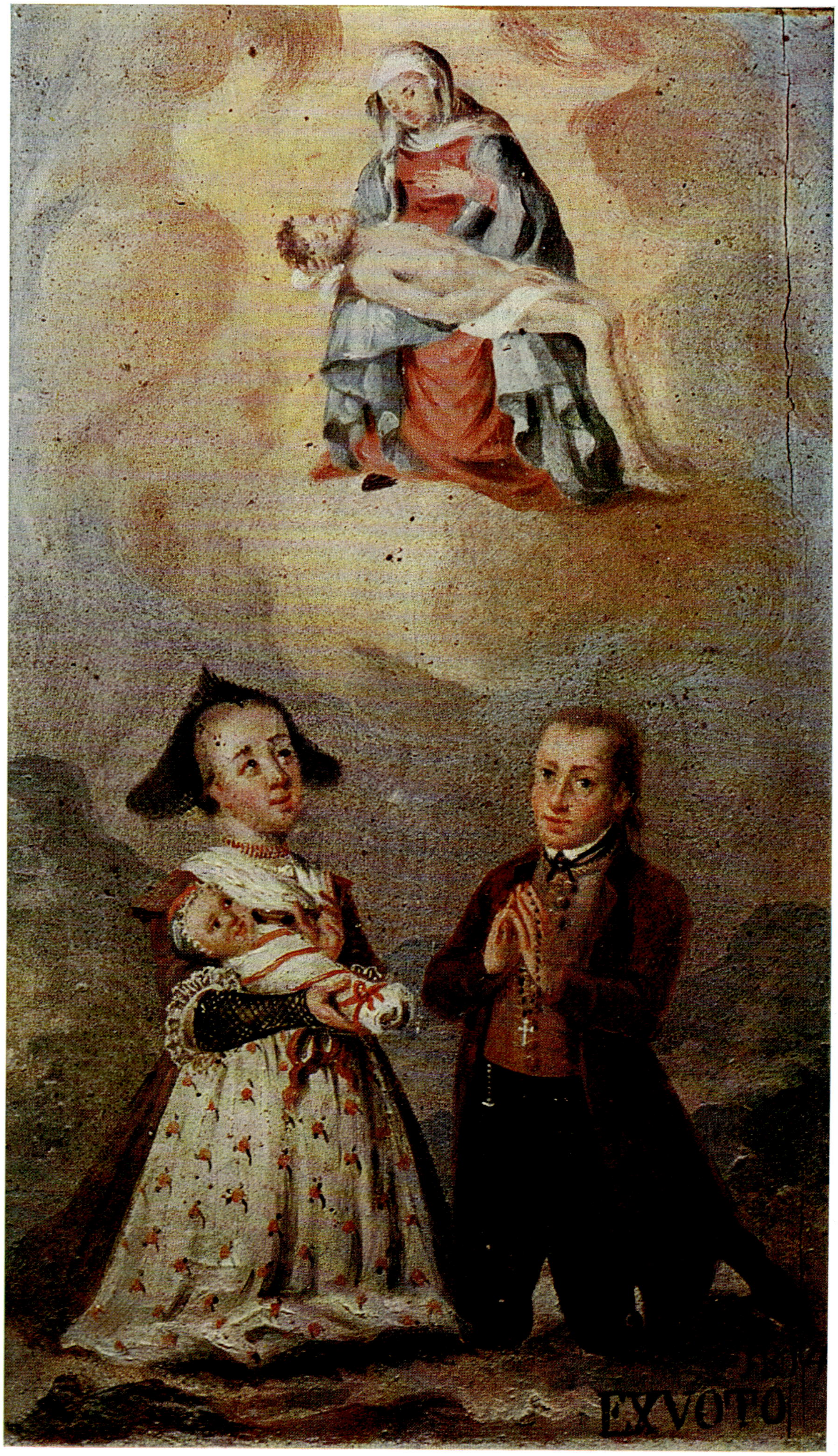

Liebevolle Darstellung elterlicher Sorge um ein kleines Kind. Votivtafel aus der Wallfahrtskirche Riffian in Südtirol. 1814.

Über dieses Buch

Es gibt viele Bücher über das Kind. Mit diesem Buche möchte ich ihnen ein neues hinzufügen — eines, das sich mit der Darstellung des Kindes in der Votivmalerei beschäftigt.
Nachdem die Betreuung kranker Kinder zur beruflichen Aufgabe meines Lebens wurde, bin ich spät und beinahe zufällig mit dieser jahrhundertealten, vornehmlich naiven Kunst bekanntgeworden, und nun, fast schon am Ende meiner klinischen Tätigkeit, ist aus den Erfahrungen des Berufes und den Entdeckungen der Mußestunden dieses Buch entstanden, für das ich alle diese Bilder zusammengetragen habe. Die meisten habe ich an Ort und Stelle selbst fotografiert. Sie stellen das Kind in den Freuden und in den Gefahren dar, die das Leben bereithält, bis hin zu seiner höchsten Inkarnation, dem göttlichen Kind, das, der Bibel zufolge, in der Nacht von Bethlehem auf Erden erschien und die Zeitenwende bestimmte. Alle diese Bilder zeigen das Glück, das über dem Land der Kindheit leuchtet, aber auch die Schatten der Sorge, die es verdunkeln können.
Votivtafeln, wie sie hier abgebildet werden, gibt es seit Jahrhunderten. Sie drücken den Dank für empfangene Hilfe aus, für Beistand in der Not oder für Rettung aus Krankheit, und sie sollen bestätigen, daß ein in der Stunde der Verzweiflung gegebenes Gelübde eingelöst wurde. Der Stifter legte sie vor den Altären der Muttergottes oder zu Füßen der Heiligen nieder, deren Fürbitte er erfleht hatte. Fast immer stammen sie von der Hand einfacher Künstler. Aber in ihrer Schlichtheit sind sie oft so schön, daß man meinen könnte, sie wären auch für das Kind gemalt und nicht allein für die überirdischen Gestalten, die es beschützten. Nirgendwo gewann die Gläubigkeit einen tieferen und überzeugenderen Ausdruck als in diesen beinahe unscheinbaren Kunstwerken.
Die ältesten Votivtafeln habe ich in Cesena gesehen.
Man erreicht die Stadt über die Autobahn, die zu den weißen Stränden der Adria führt. Hoch über ihren Dächern, weithin sichtbar auf einem Hügel gelegen, ragt die Basilika der Madonna del Monte auf. In ihrer Sakristei und im Umgang des Hochaltars hängen die alten Bilder hinter verschossenen Vorhängen, die sie gegen das grelle Licht der italienischen Sonne schützen. Ihre Maler sind sparsam mit der Farbe umgegangen, und daher wirken sie mit ihren klaren, von sicherer Feder gezogenen Konturen fast wie Zeichnungen.
Wenn man im Juni kommt, blühen die Linden rings um die Kirche, und die Luft ist süß und schwer von ihrem Duft. In der Mittagsstunde flimmert die Hitze über den Hängen, die von Rosengärten und Weinbergen bedeckt sind, und der Gesang der Zikaden tönt in die Stille, durch die für einen Augenblick der Atem der Ewigkeit geht.
Ich mußte an Ina Seidels Gedicht denken:

Unsterblich duften die Linden.
Was bangst du nur?
Du wirst vergehn, und deiner Füße Spur
wird bald kein Auge mehr im Staube finden.

Vor Jahren hat mir die Dichterin die Verse aufgeschrieben und hinzugefügt, sie seien mitten im ersten Weltkrieg entstanden.
Mitten im ersten Weltkrieg, als ich im nördlichen Deutschland geboren wurde, wo der kühle Geist des Protestantismus zu Hause ist. Als Kind kannte ich die Sprache der Bibel, aber die Poesie der Heiligenlegenden und den Zauber der Wundergeschichten kannte ich nicht. Erst im Alter bin ich auf die Bilderschrift der Votivtafeln gestoßen, auf diese einfältigen Zeugnisse einer frommen Welt, die ihre Bewohner unaufhörlich an die Vergänglichkeit erinnerte und ihnen dennoch Trost und Zuflucht schenkte. Wie im Gedicht:

Doch blau und leuchtend wird der Sommer stehn
und wird mit seinem süßen Atemwehn
gelind die arme Menschenbrust entbinden.
Wo kommst du her? Wie lang bist du noch hier?
Was liegt an dir?
Unsterblich duften die Linden.

In der Ferne breiteten sich die grünen Hügel der Romagna aus, über die schon vor mehr als fünfhundert Jahren die Wallfahrer kamen, wenn sie zum heiligen Berg emporstiegen und auf den Stufen des Altars jene Tafeln niederlegten, deren Malerei oft ebenso unbeholfen war wie ihre Gebete. Viele von ihnen habe ich an diesem Tage fotografiert, einige sind hier abgebildet.
Als ich mit meiner Arbeit fertig war, erscholl aus der Kirche der Gesang der Priester, ein jubelndes Bekenntnis zur Allmacht des Schöpfers. Draußen leuchtete die Welt im milden Schein der Abendsonne, und die ersten Schleier der Nacht wehten schon über das Firmament.
Heute, da ich diese Zeilen niederschreibe, liegen Nebelstreifen über den Taunusbergen vor meinem Fenster. Ich denke an den Tag in Cesena zurück und an viele Tage, an denen ich unterwegs war und die Bilder für dieses Buch sammelte.
Ich möchte es den kranken Kindern widmen, die mich lehrten, Geduld zu üben und die mir zeigten, wie groß menschliche Tapferkeit sein kann.

Königstein im Taunus, im September 1980 *Wilhelm Theopold*

DAS KIND IN DER FAMILIE

Vom Kindersegen und von unerwünschter Empfängnis

Kinder schenken Glück und Schmerzen zugleich. »Sie machen des Lebens Mühsal süß«, sagt Bacon von Verulam, »aber das Unglück um so bitterer.« Kinder sind wie ein Spiegel, in dem wir noch einmal die Freuden der eigenen Kindheit erblicken. Sie geben unseren Hoffnungen ein Ziel, unserer Arbeit Dauer und unserem Alter Trost. Durch sie empfangen wir einen Hauch von Unsterblichkeit: mit ihrem Leib tragen sie einen Teil unseres Wesens weiter, und ihr Gedächtnis bewahrt unser Andenken.

Manche volkskundlichen Lehrbücher meinen, der Kinderwunsch entspränge dem Selbsterhaltungstrieb des Menschengeschlechts. Das klingt, als ob die Natur auf die Einsicht ihrer Geschöpfe vertrauen dürfte. Bekanntlich tut sie es nicht. Um die Arten zu erhalten und zu schützen, erzwang sie einen verschwenderischen Reichtum an Nachkommenschaft: sie setzte vor die Zeugung das Verlangen, und sie krönte sie mit den süßen Empfindungen der Lust.

Unabhängig von ihren religiösen Überzeugungen war allen Völkern der Erde der Kinderreichtum willkommen. Kinder waren der Sinn der Ehe und der Inhalt der Familie. Unfruchtbarkeit galt als schimpflich, sie war eine Strafe des Himmels. Die frühen Christen nannten sogar den Versuch, die Mutterschaft zu vermeiden, eine Sünde.

Blieb eine Ehe kinderlos, wurde die Schuld stets der Frau zugeschrieben. Volksmedizin und ärztliche Heilkunst boten zahllose, aber unnütze Mittel gegen die Unfruchtbarkeit auf, etwa Bäder von Rosmarin und Salbei oder den Gebrauch des Birkensaftes. Auch Amulette und mühselige Wallfahrten mochten helfen und wohl auch das Gebet zu einem der vielen Schutzpatrone, unter denen Anna und Margarethe von Antiochien, Ägidius und Antonius von Padua die bekanntesten waren.

So sehnsüchtig manche Frauen auf Kindersegen hoffen mochten, so verzweifelt suchten andere sich eines ungewollten Kindes zu entledigen. Auch die Abtreibung ist daher altbekannt. Eine nicht willkommene Schwangerschaft beendete dann wohl der mit einem Gänsekiel oder einer Stricknadel ausgeführte Eihautstich. Oder ein Kräutertrank sollte den Fruchttod herbeiführen, zubereitet aus den Blättern des Sadebaumes (Juniperus sabina), aus dem Samen von Mönchspfeffer (Agnus castus) oder — welch sprachlicher Widersinn! — von Lebensbaum (Thuja). Aber auch Mutterkorn und Aloë waren gebräuchlich und später die Rinde des Fieberbaumes. »Nachdem, wie man mir erzählt, vergebens Abtreibungsmittel angewendet waren, kam ich zur Welt im Jahre 1501«, leitet Girolamo Cardano ein Kapitel seiner Lebensgeschichte ein.

Nach germanischem Recht, das noch Jahrhunderte nach der Zeitenwende das Brauchtum bestimmte, war das neugeborene Kind ein Fremdling. Man

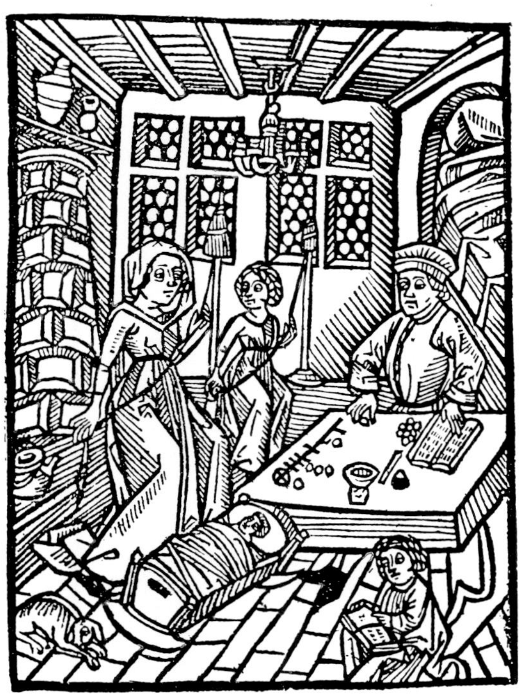

Das erste in deutscher Sprache gedruckte Werk über Kinderkrankheiten gab Bartholomeus Metlinger 1473 in Augsburg heraus: »Ein regiment der jungen kinder.« Die Titelseite schmückt ein Holzschnitt, der Einblick in eine bürgerliche Wohnstube gewährt. Während die Mutter am Spinnrocken sitzt, schaukelt sie gleichzeitig die Kinderwiege.

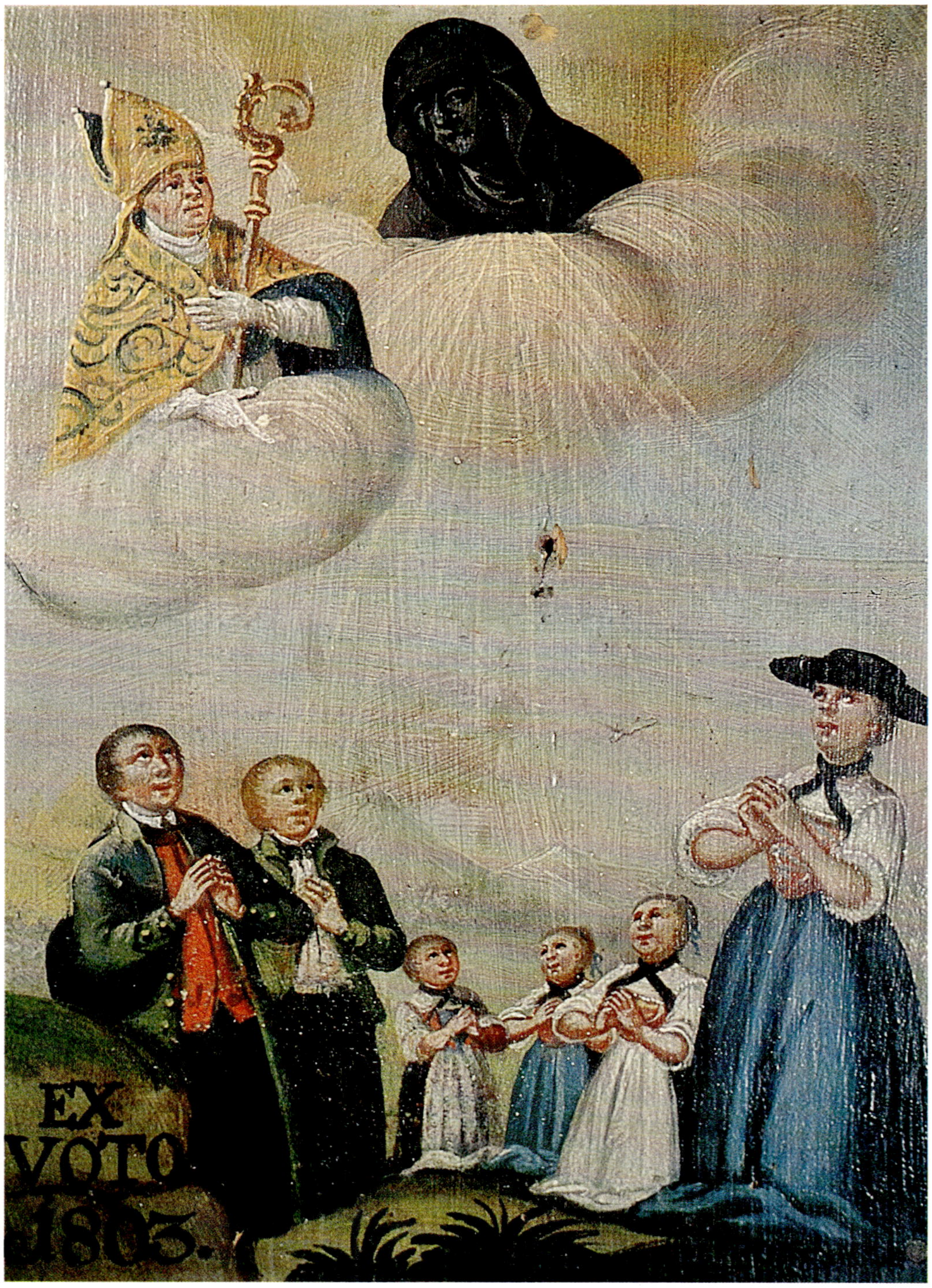

Im Votivbild erscheint die Familie stets geschlossen, vereint durch das religiöse Band, durch gemeinsame Sorge oder Dankbarkeit und Freude.
Votivtafel aus der Wallfahrtskirche Maria Absam in Tirol. 1803.

Rechts:
Auf dieser Tafel, die H. v. Matt dem Maler Alois Niederberger (1797—1876) aus Buochs zuschreibt, wird besonders die innige Hingabe deutlich, mit der Eltern für das Glück ihres Kindes beten.
Votivtafel aus der Wallfahrtskirche Niederrickenbach in der Schweiz. 1838.

legte es auf die Schwelle, und allein der Vater entschied, ob es leben sollte oder nicht. Hob er es vom Boden auf, besprengte er es mit Wasser und gab ihm einen Namen, dann war es in die Familie aufgenommen. Wollte er es aber nicht anerkennen, weil es etwa mißgebildet oder ein Mädchen war, verfiel es dem Tode und wurde ausgesetzt. Dann konnte man das Kind einfach verhungern lassen oder es, besonders im Winter, der Nacht und der Kälte überantworten. Manche ertränkten es im Fluß, andere warfen es den Hunden vor.
Von Anbeginn hat die Kirche die Unmündigen geschützt. Sie empörte sich gegen das Töten der Leibesfrucht und gegen das Verstoßen der Neu-

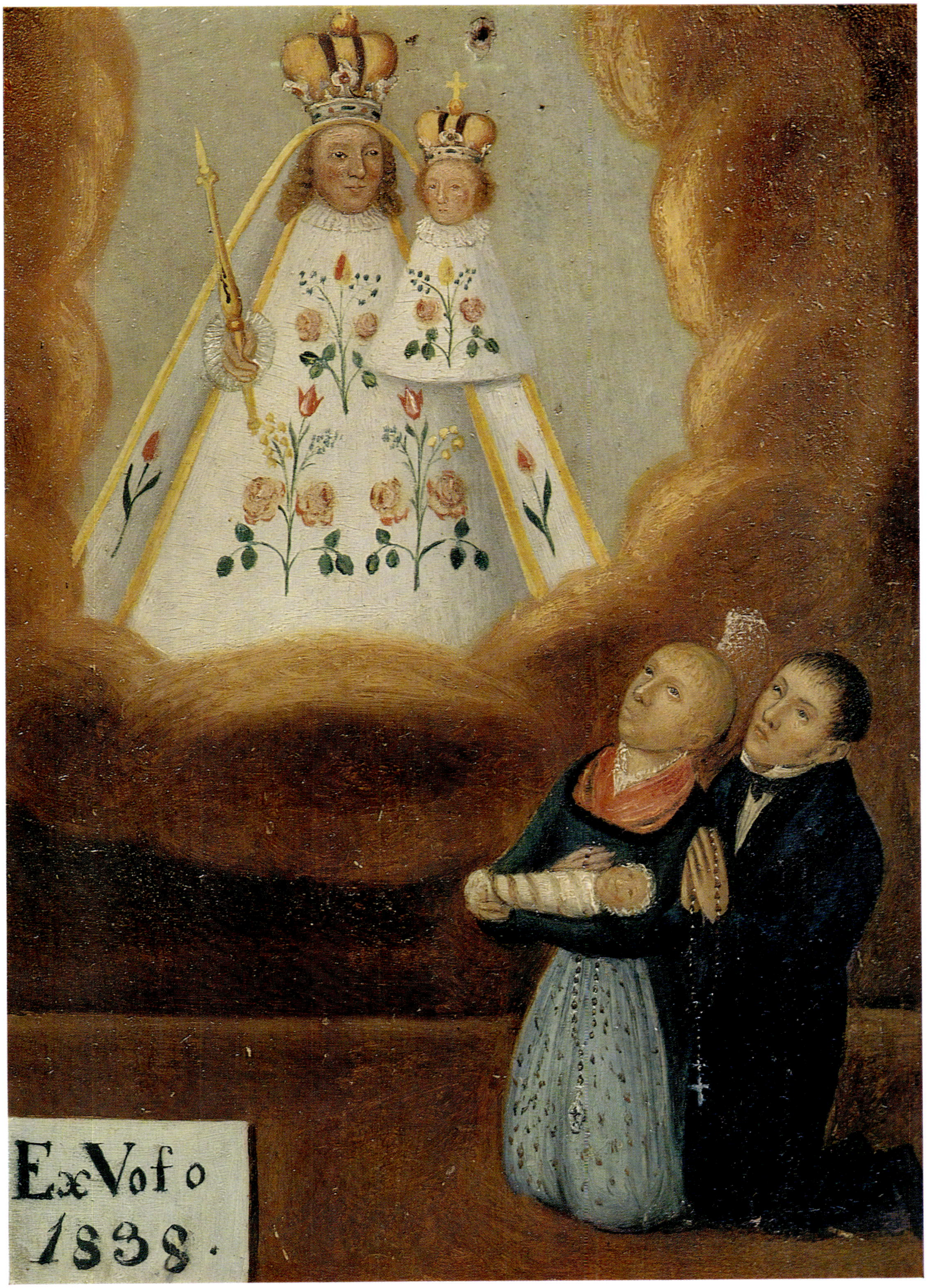
Ex Voto
1838.

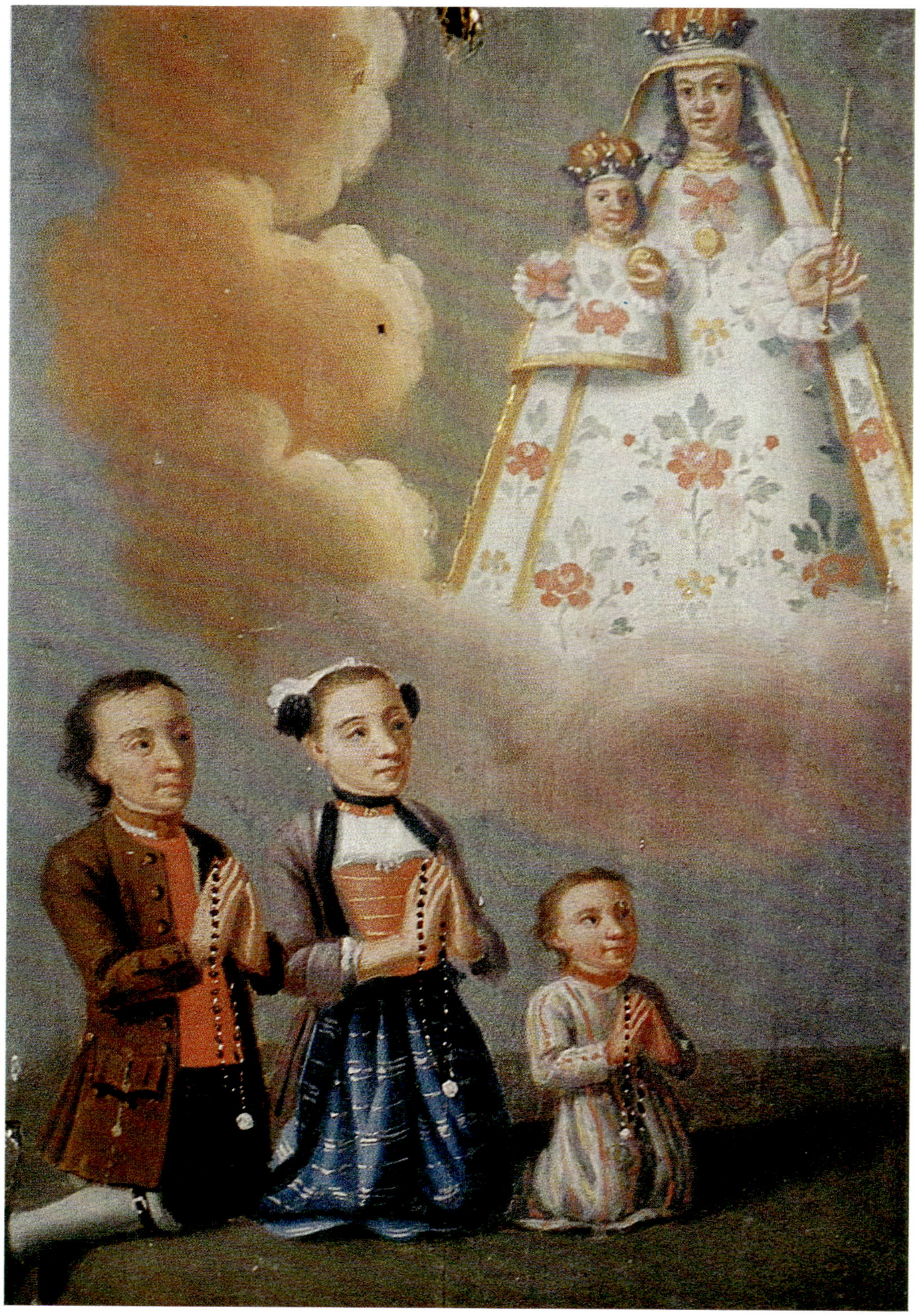

Die herzliche Verbindung zwischen Eltern und ihrem Kinde wollen die anmutigen, meisterlich gemalten Tafeln des Malers Franz Joseph Murer (1746—1805) aus Beckenried ausdrücken.
Votivtafel aus der Wallfahrtskirche Niederrickenbach in der Schweiz. Ende des 18. Jahrhunderts.

Rechts:
Immer wieder begegnet man in der Votivmalerei dem Bild der glücklichen Familie: Eltern und Kinder finden sich in der freien Natur, gewissermaßen mitten in der Schöpfung, zu gemeinsamem Gebet zusammen.
Votivtafel aus Fischen im Allgäu. 1843.

geborenen. Als sie, selbst im Lauf der Jahrhunderte, die Kindesaussetzung nicht unterbinden konnte, richtete sie ab 780 schließlich Findelhäuser ein — Stätten der Mildtätigkeit und des guten Willens und dennoch, unbeabsichtigt, Orte epidemischen Kindersterbens. Daß in Zeiten der Armut, der Teuerung und der Hungersnot auch größere Kinder von ihren Eltern preisgegeben wurden, hat das Volk in seinen Märchen, hat aber auch die Geschichte in ihren Chroniken bewahrt: noch im 12. Jahrhundert haben Engländer ihre Kinder zum Knechtsdienst nach Irland verkauft.
Bis weit ins 18. Jahrhundert trieb die Armut viele Kinder ins Elend. Peter

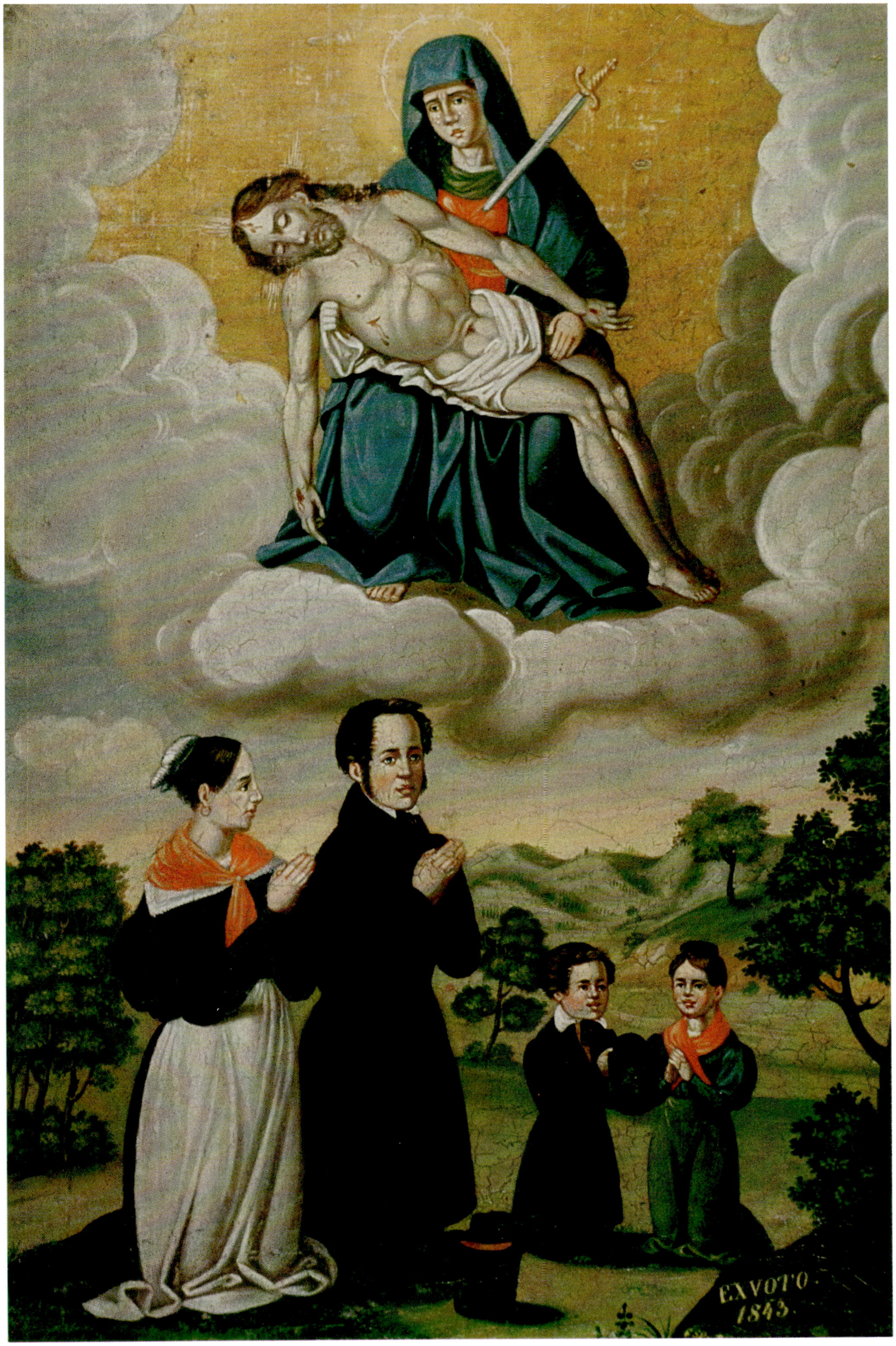
EX VOTO
1843.

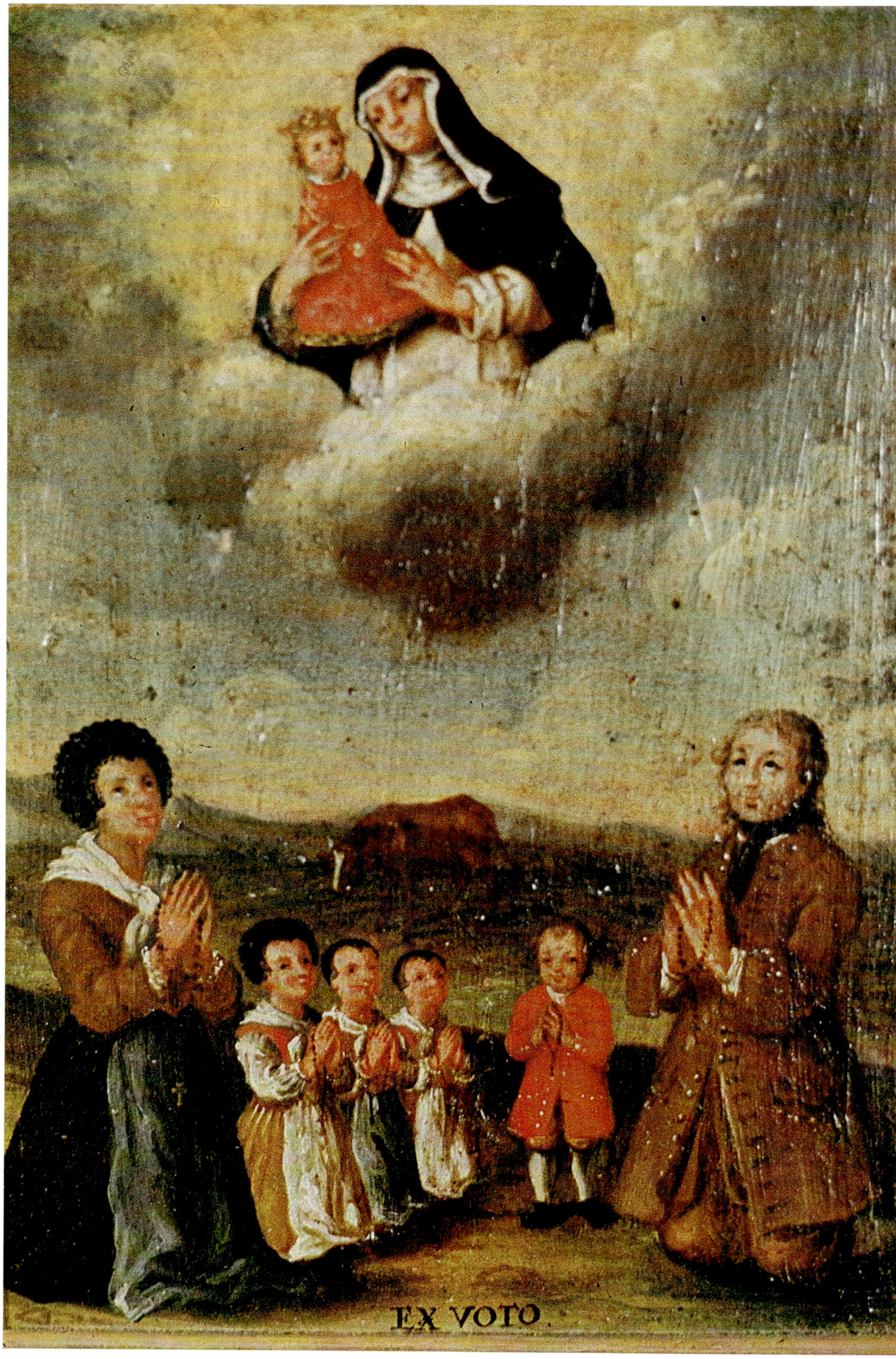
EX VOTO

Links:
Gebet einer Familie zur seligen Maria Ebner, die das Jesuskind, »den kleinen König«, trägt. Votivtafel aus der Klosterkirche Maria Medingen in Schwaben. 18. Jahrhundert.

Prosch, »ein Tyroler von Ried im Zillerthal«, erzählt in seiner Lebensgeschichte, wie in seinem Elternhaus Schmalhans der Küchenmeister war und wie die elf Geschwister, um die Morgensuppe zu sparen, bis zum Mittag im Bett bleiben mußten. Als die Eltern starben, wurden die Kinder von ihren Verwandten aus dem Hause gejagt, und der Knabe zog bettelnd von Ort zu Ort, mit einem Stock bewaffnet, um sich der streunenden Hunde zu erwehren. Er nächtigte im Freien, und er war vom Hunger oft so ermattet, daß ihm die Füße, deren Sohlen von einer dicken Hornschicht bedeckt waren, nicht mehr gehorchen wollten.

Wenn Kinder in allen diesen Leiden überhaupt einen Anwalt fanden, dann war es die Kirche, die unablässig für ihr Recht und für ihre Menschenwürde eintrat und die daher nur folgerichtig handelt, wenn sie auch heute eine Gesetzgebung verurteilt, die das Töten der Leibesfrucht aus sozialen Gründen erlaubt.

Die traurigen Zustände bildeten aber in vergangenen Zeiten keineswegs die Regel. Wenngleich die Elternliebe ein Gut war, auf das ein Kind nicht überall unbedingten Anspruch erheben konnte, so hielt die Familie im Bürgerhaus und besonders im bäuerlichen Kreise doch fest zusammen. Oft genug beweisen Votivtafeln die Liebe für ein krankes Kind, das von allen seinen um Hilfe betenden Angehörigen umgeben ist. Selbst die verstorbenen Mitglieder der Familie müssen vom Maler in den Kreis der Lebenden aufgenommen werden. Hier galt der schwäbische Spruch, daß eine Ehe ohne Kinder wie ein Tag ohne Sonne und wie ein Garten ohne Rosen ist. Hier galt, was das Volk glaubte und die alten Ärzte in ihren Schriften bestätigten, daß nämlich das künftige Glück eines Kindes in erster Linie auf der Kraft und der Gesundheit seiner Eltern beruhe und daß ein Kind sich einer schöneren Gestalt und eines fröhlicheren Herzens erfreuen werde, wenn es in der sehnsüchtigen Umarmung der Liebe empfangen wurde und nicht in der trägen Erfüllung ehelicher Pflicht.

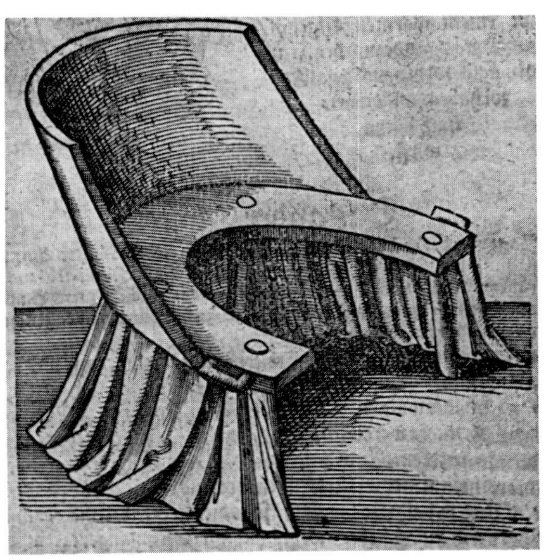

Gebärstuhl. Abbildung aus dem Hebammenlehrbuch des Steinschneiders Jacob Ruff. Frankfurt 1533.

Von Geburt und Kindsnöten

In Zeiten größerer Armut, mangelnder Hygiene und begrenzter ärztlicher Hilfe wurde das Familienleben stärker als heute von religiösen Gebräuchen bestimmt. Schwangere Frauen, so verlangte die Kirche, sollten vor ihrer Niederkunft das Abendmahl empfangen und die Beichte ablegen. Damit wurde wohl die Gefahr der schweren Stunde betont, zugleich aber auch der Geburt eine besondere Weihe verliehen.

Die Geburtshilfe lag damals allein in den Händen der Hebammen. Nur sie standen den Kreißenden bei, und gewöhnlich waren ihnen einige »geschworene Weiber« zur Seite. Jahrhundertelang blieben die helfenden Frauen ganz auf sich gestellt. Kenntnisse von der Anatomie der Gebärorgane besaßen sie nicht, und Einsichten in den Geburtsvorgang mußten sie sich im Lauf ihrer Tätigkeit selbst aneignen, es sei denn, sie fanden eine Lehrmei-

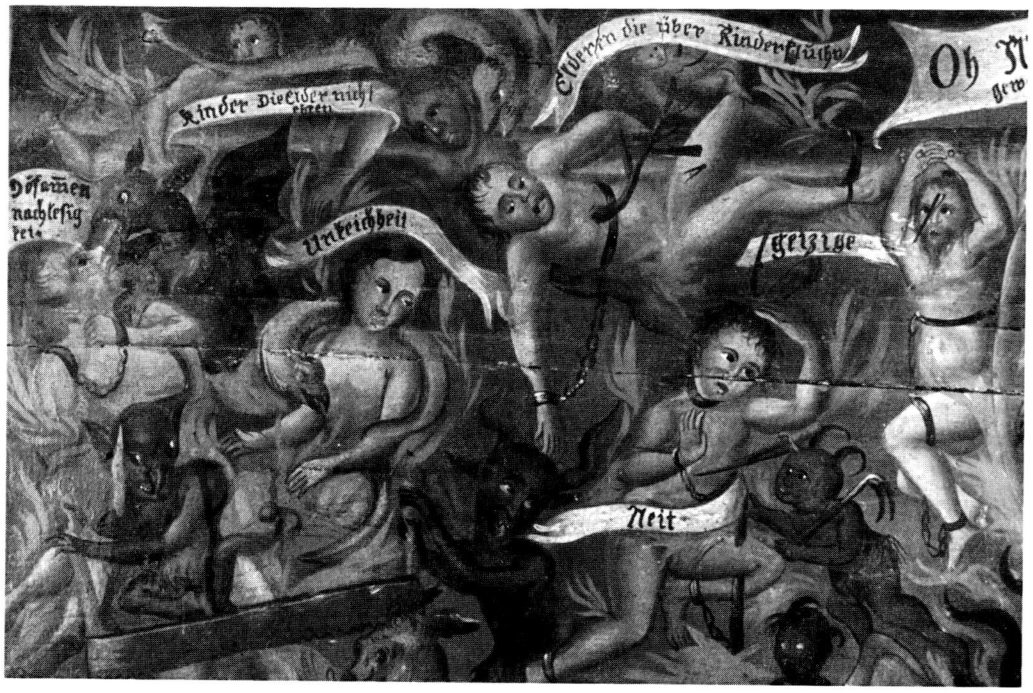

Auf einem sogenannten Mahnbild, das sich im Tiroler Volkskundemuseum in Innsbruck befindet, werden von Teufeln und Schlangen gepeinigte Sünder im Höllenfeuer dargestellt. Unter den Gründen, die für ihre Strafe ausschlaggebend waren, findet man außer Neid, Geiz und Unkeuschheit, außer Kindern, die ihre Eltern nicht ehren und Eltern, die ihren Kindern fluchen, auch die Leichtfertigkeit der Hebammen angeführt: Höfammennachlesigke(i)t.

sterin. Im ersten deutschen Hebammenbuch des Frankfurter Stadtarztes Eucharius Roesslin, das 1513 erschien, klagt der Verfasser über die erschreckende Unkenntnis der Geburtshelferinnen:

Ich mein die hebammen allesampt
Die do so gar kein wissen handt
Darzu durch ir hyenlessigkeit
Kind verderben weit und breit.

Man braucht in seinem Buch nur einige Seiten weiterzublättern, dann findet man Abbildungen von der Lage des Kindes im Mutterleib, und man erkennt mit einem Blick, daß der kluge Autor offenbar noch nie eine Leibesfrucht in situ gesehen hatte.
Im Volke standen die Hebammen im Rufe, übernatürliche Kräfte zu besitzen und die Zukunft vorhersagen zu können. Zeitweilig waren sie auch als Hexen verschrien. Viele von ihnen gebrauchten Amulette, etwa das bekannte Korallenhalsband, und manche gaben der Kreißenden den Bluteisenstein in die Hand, den Rötel, der fest gepreßt werden mußte, damit unter der Geburt kein Blut verlorenging. Dazu sprachen sie heidnische Segen und murmelten abergläubische Zaubersprüche.
Dreißig Jahre nach Roesslin veröffentlichte der Straßburger Reiff oder Ryff ein Hebammenbuch, und auf dessen Abbildungen erkennt man, wieviel Unruhe und Geschäftigkeit in der Wochenstube herrschten und wieviel Frauen sich darin aufhielten. Im Mittelpunkt der Szenerie stand der Gebärstuhl als ein unerläßlich angesehenes Requisit, um die Kreißende in »eine geschickte Positur« zu bringen. In diesem Stuhl konnte sie sich bei jeder Wehe mit Händen und Füßen anstemmen, während die Hebamme vor ihr saß und dem Kinde zum Mutterleib heraushalf. Die Geburt spielte sich gleichsam im Dunkeln ab, denn die Mutter blieb bekleidet, um ihr Scham-

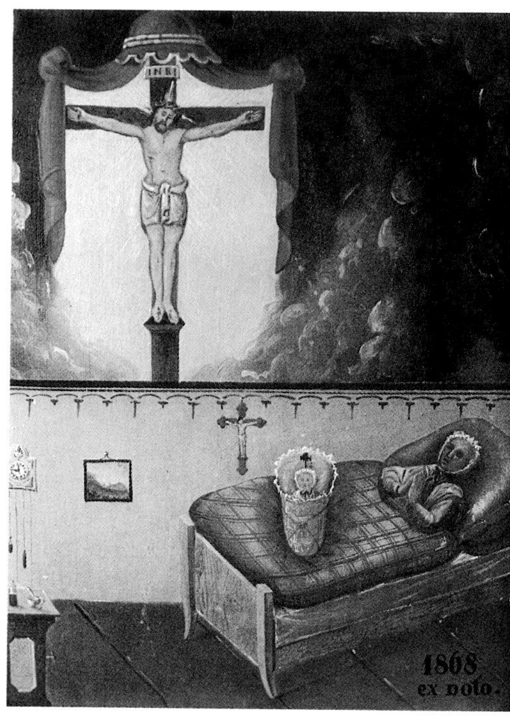

Nach schwerer Entbindung dankt die Mutter für ihre Rettung und erbittet zugleich die ewige Seligkeit für ihr Kind, das die Geburt nicht überlebte.
Wallfahrtskapelle Notre-Dame des Pleurs in Kientzheim, Elsaß. 1868.

Rechts:
Zwillinge als Wickelkinder. Die Mutter ruft den heiligen Antonius von Padua an, der das Jesuskind in den Armen hält.
Tiroler Volkskundemuseum Innsbruck. 1853.

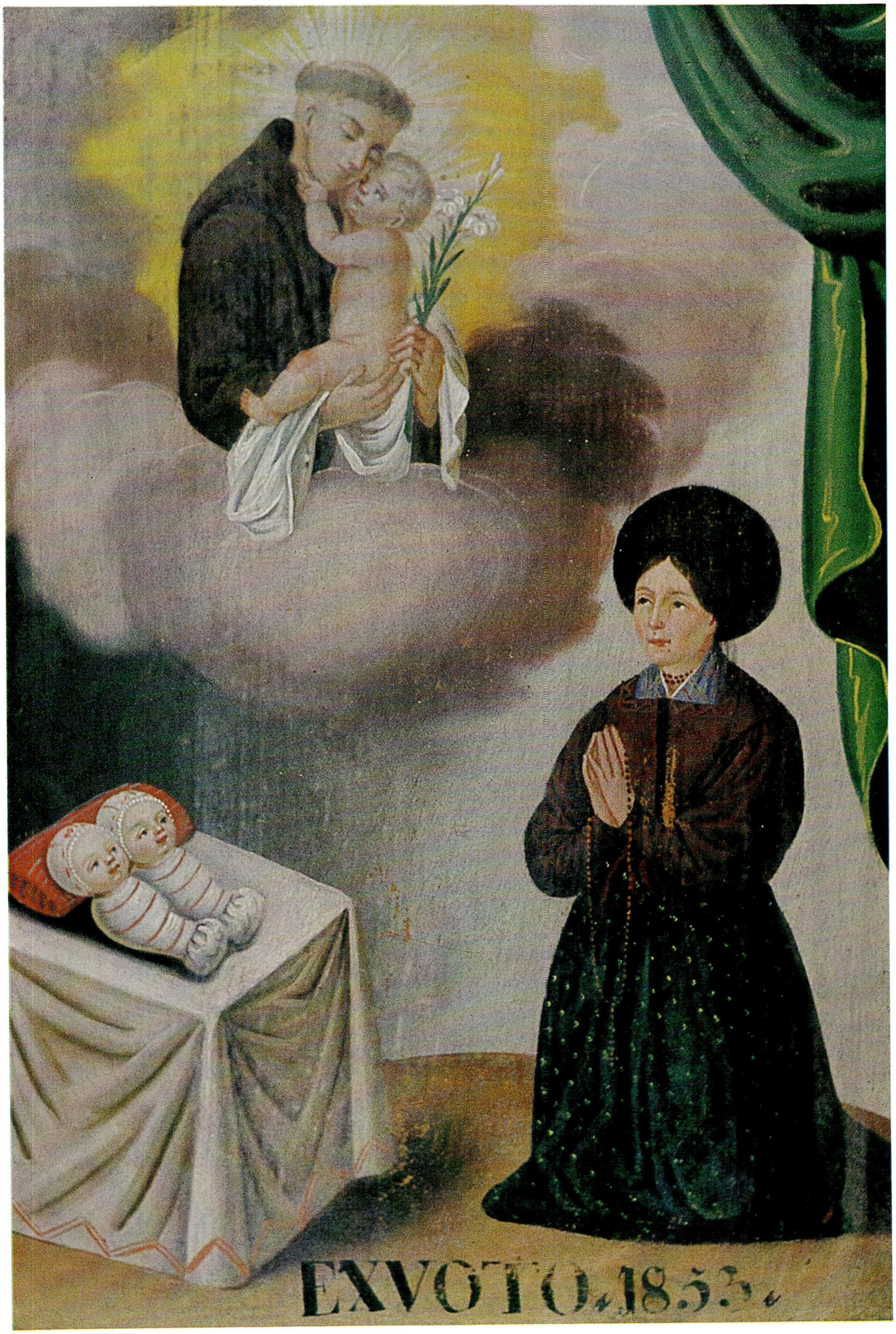
EXVOTO.1853.

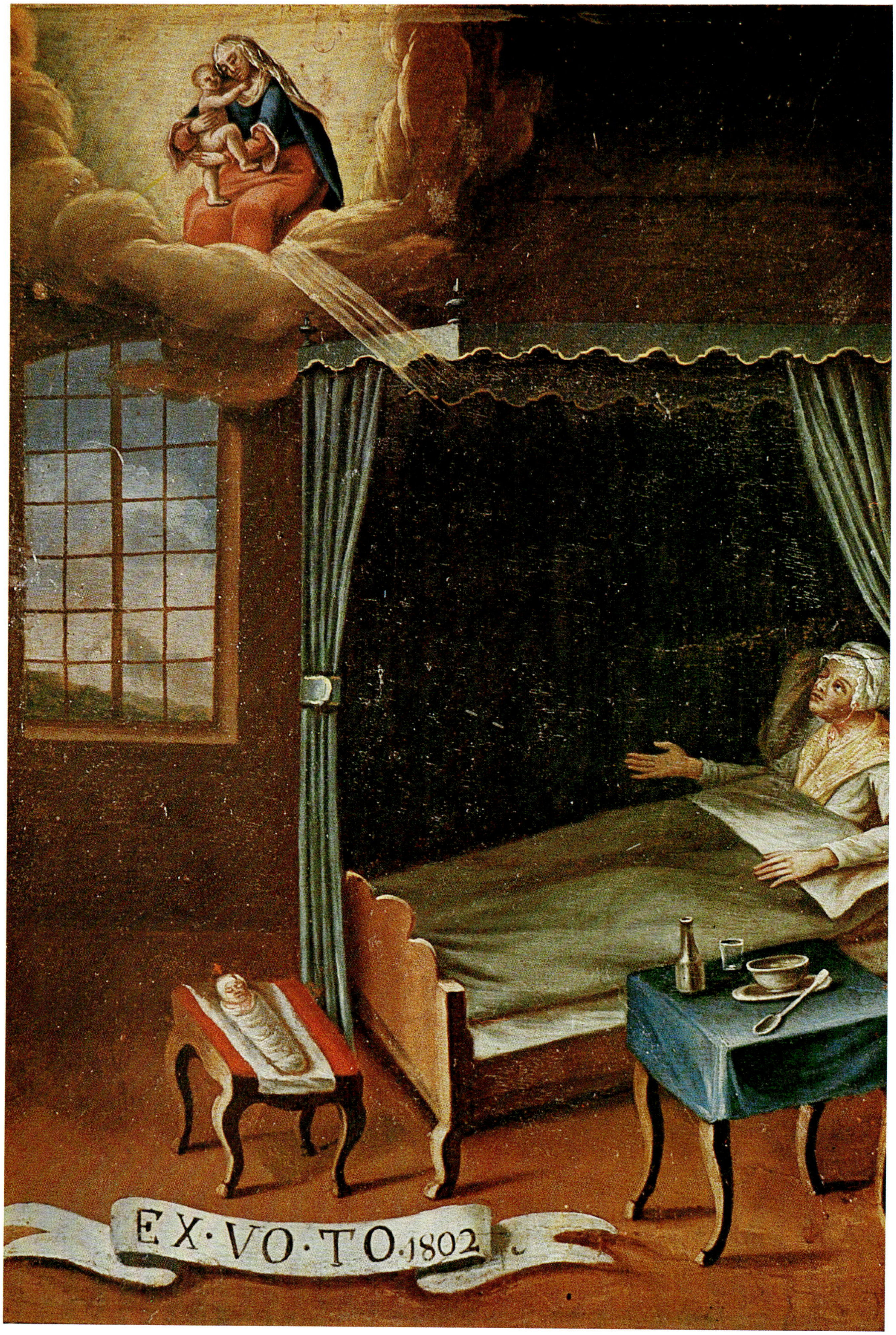
EX·VO·TO.1802

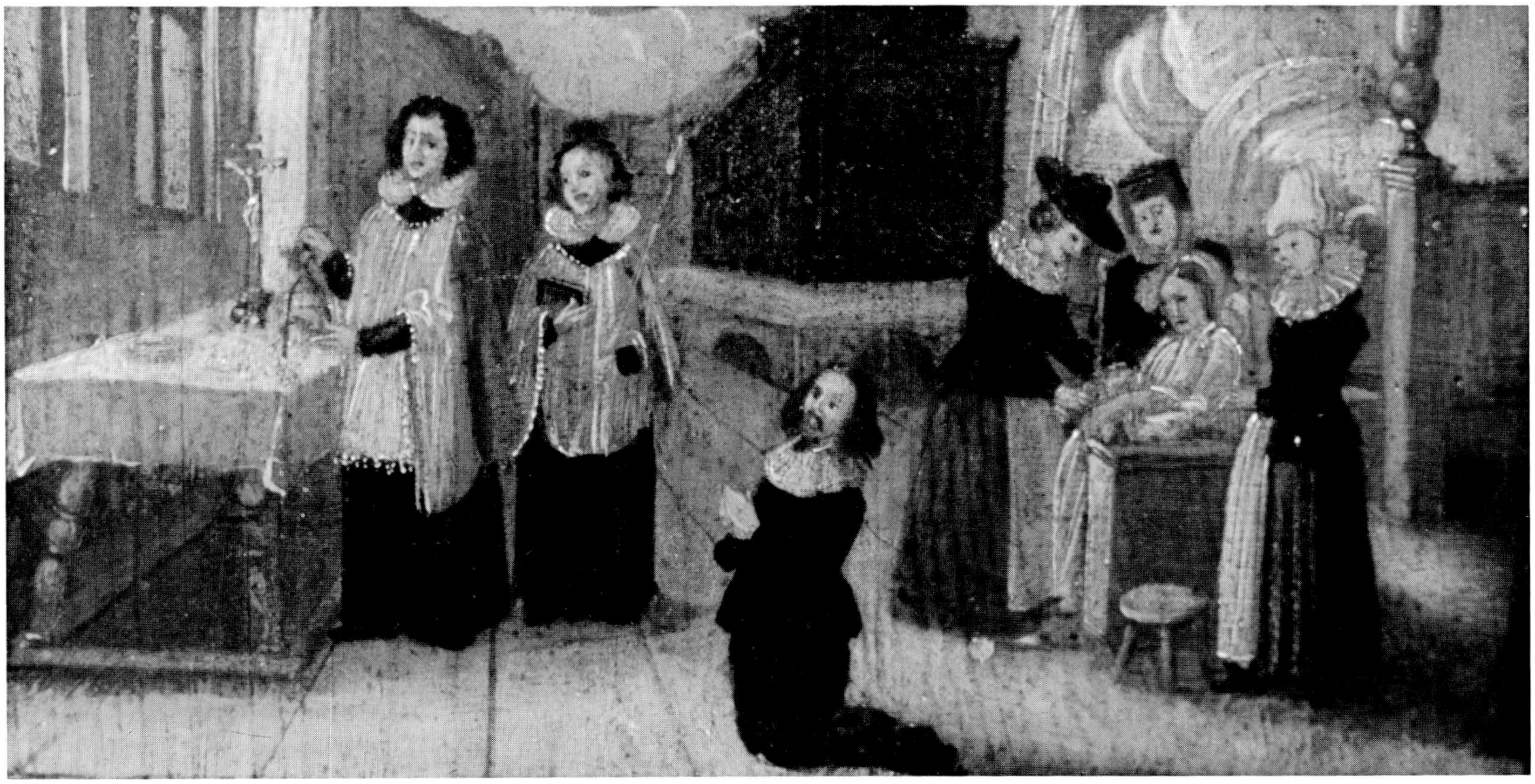

In schweren Kindsnöten verbrachte eine Frau siebzehn qualvolle Stunden im Gebärstuhl. Die Hebamme und die weisen Frauen nehmen sich ihrer an. Im Vordergrund kniet der verzweifelte Ehemann und bittet um Hilfe. Links die Priester, die die Sterbesakramente zubereiten.
Ausschnitt aus einer Votivtafel der Gnadenkapelle Altötting. 1640.

Links:
Tod des Kindes nach der Geburt.
Votivtafel aus der Kapelle Notre-Dame des Pleurs in Kientzheim im Elsaß. 1802.

gefühl zu schonen, und die Hebamme war allein auf die Tastempfindung ihrer Hände angewiesen.
Sobald sie das Kind geholt hatte, umhüllte sie es mit einem reinlichen Tuche, bevor sie ihm ein Bad mit Zusatz von Kräutern, Wein oder Salz bereitete und den Kindsschleim abwusch. Gewöhnlich fuhr sie dann mit dem Finger in den Mund des Kindes, säuberte ihn vom Schleim und tastete nach dem Zungenband. Erschien ihr die Zunge zu kurz angeheftet, durchtrennte sie das Band mit ihrem langen und scharfen Fingernagel, damit aus dem Kind später kein Stotterer würde. Außerdem prüfte sie die Nasenlöcher und den After des Neugeborenen auf ihre Durchlässigkeit, und sie sorgte dafür, daß das Kindspech oder der Erbkot ausgestoßen wurde, notfalls durch Einflößen von Rhabarber- oder Rosensaft.
Zu den zweifelhaften Fertigkeiten der Hebamme zählte auch das Spitzen oder Pressen: hatte der kindliche Kopf eine längliche Form, gab sie ihm mit mehr oder weniger sanftem Kraftaufwand eine runde Gestalt. Eine vorgewölbte Stirn fand man häßlich, daher drückte die Hebamme sie mit der Hand platt, und es muß für das Kind schon ein großes Glück gewesen sein, wenn es dabei keine Hirnblutung erlitt.
Übrigens war das wohl nicht das einzige Unheil, das die damalige Geburtshilfe aus Unkenntnis und in bester Absicht angerichtet haben dürfte. Manchen Neugeborenen schwellen die kleinen Brustdrüsen an — für die Hebammen ein Grund, ihnen gewaltsam »die Hexenmilch« abzupressen. Dabei dürften sie ziemlich häufig eine Entzündung herbeigeführt haben. Sie versuchten aber auch, durch Strecken und Ziehen die kindlichen Gließmaßen,

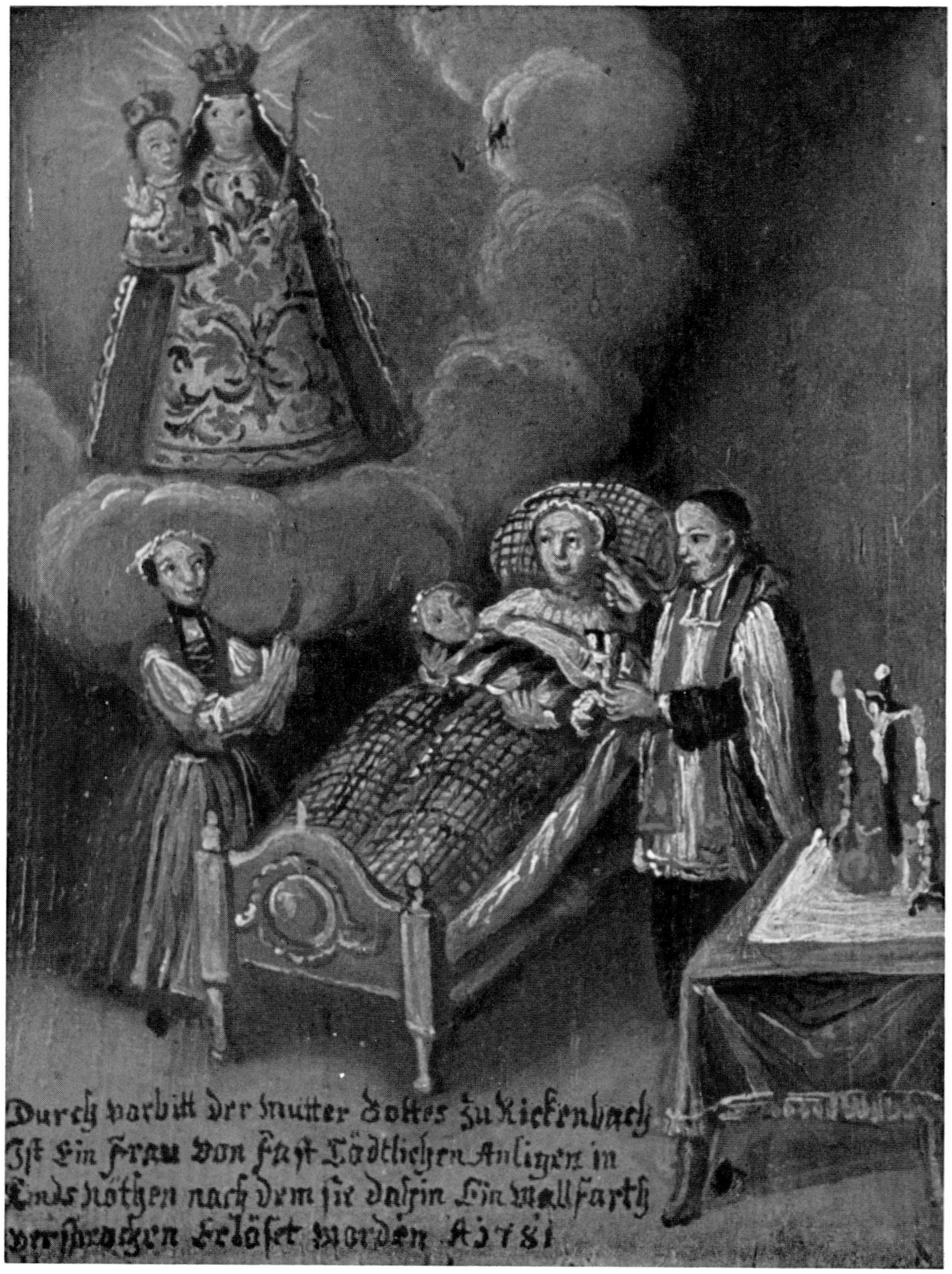

Tödliche Gefahr im Kindbett: »Durch vorbitt der Mutter Gottes Zu Rickenbach Ist Ein Frau von Fast Tödtlichen Anligen in Kindsnöthen nachdem sie dahin Ein Wallfarth versprochen Erlöset worden. A. 1781.«
Ursprünglich Wallfahrtskapelle Niederrickenbach. Jetzt Historisches Museum Stans in der Schweiz.

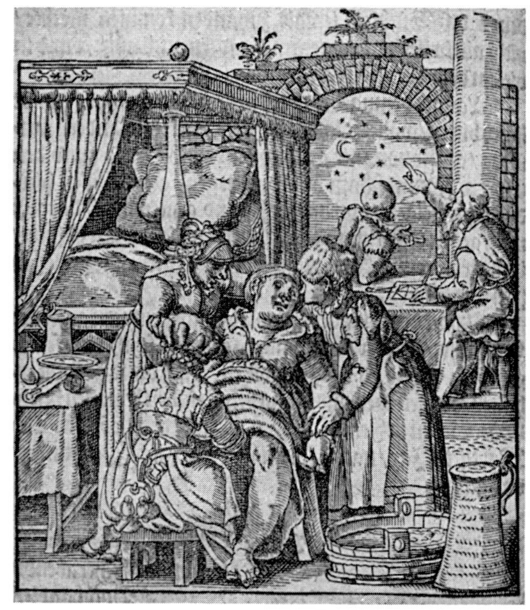

Entbindung. Die Schwangere sitzt bekleidet im Gebärstuhl. Während zwei Beifrauen ihr Mut zusprechen, entwickelt die Hebamme das Kind. Im Hintergrund zwei Astrologen, die das Horoskop berechnen.
Abbildung aus dem Hebammenlehrbuch des Jacob Ruff aus Zürich. Frankfurt. 1533.

die immer gebogen sind, geradezurichten, und sie folgten einem uralten heidnischen Glauben, die Nägel des Kindes dürften nicht geschnitten werden, weil sich sonst Dämonen der abgeschnittenen Teile bemächtigen und damit Gewalt über das Kind gewinnen könnten. Man mußte sie also abbeißen und verschlucken.

Ärzte übten die Entbindungskunst lange nicht aus, sie beschrieben sie nur in ihren Lehrbüchern. Es gab Professoren, die den Studenten manchmal daraus vortrugen, doch am Lager der Schwangeren zeigten sie sich nie. Kinder gebären, das hatte nichts mit Krankheit zu tun, und wenn eine Frau wirklich in Kindsnöte geriet und die Hebamme sich nicht mehr zu helfen wußte, hatte sie den Mann zu holen, der für die »niederen« handwerklichen Verrichtungen am Krankenbett bereitstand, und das war der Bar-

Rechts:
Jubel und Dankbarkeit nach glücklich vollendeter Geburt drückt diese Votivtafel aus Mariazell in Österreich aus. 19. Jahrhundert.

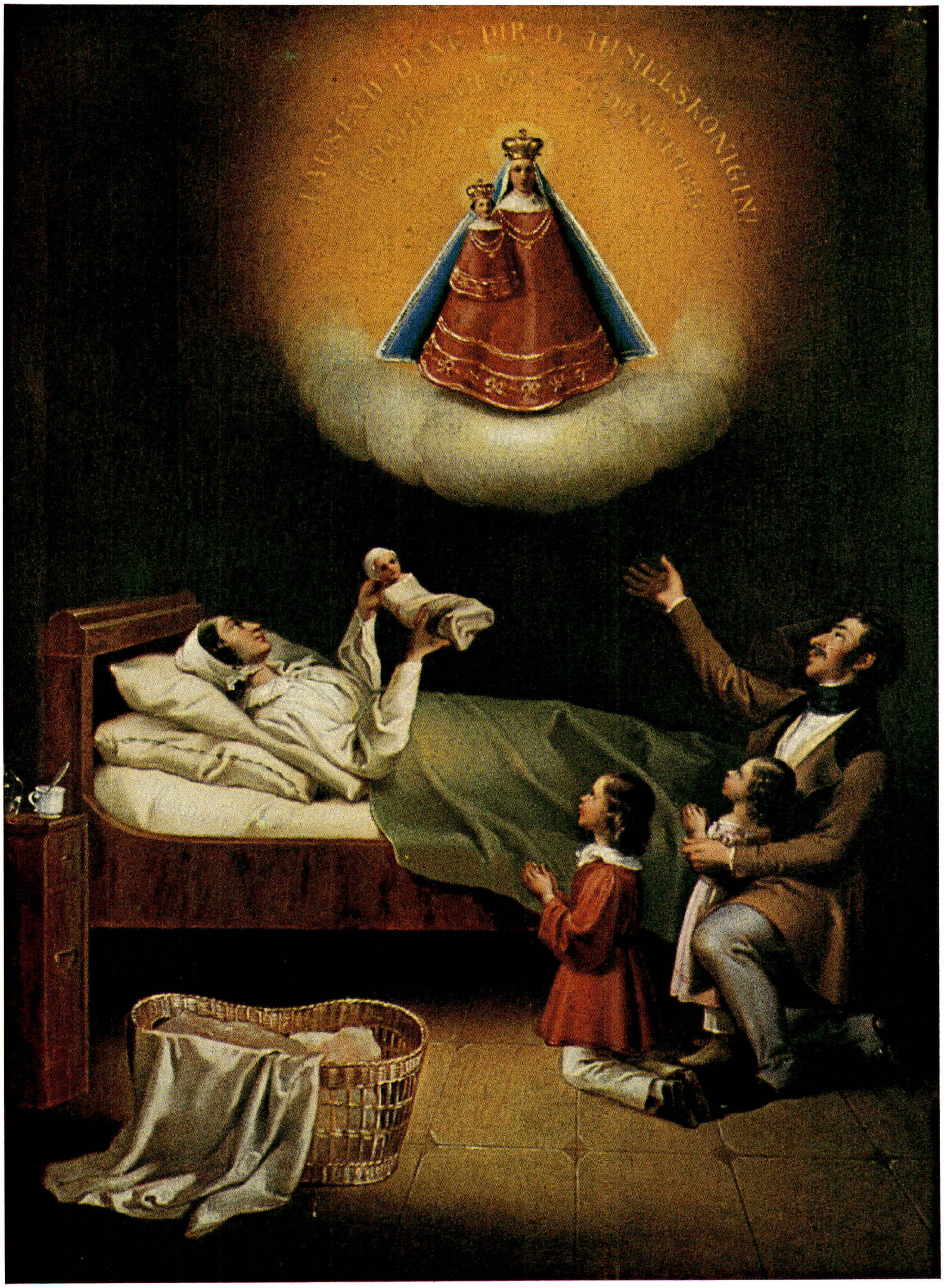

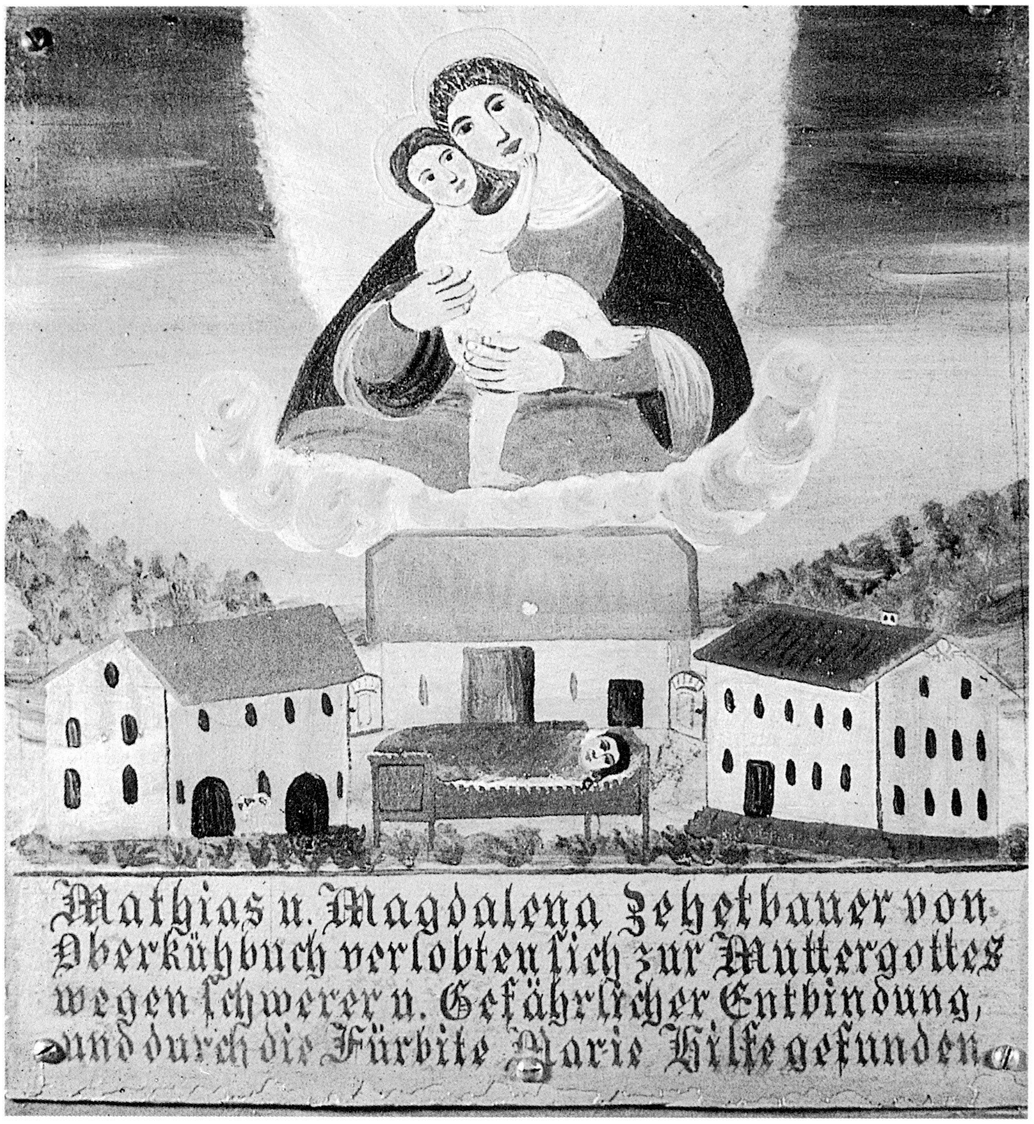
Mathias u. Magdalena Zehetbauer von
Oberkühbuch verlobten sich zur Muttergottes
wegen schwerer u. Gefährlicher Entbindung,
und durch die Fürbite Marie Hilfe gefunden.

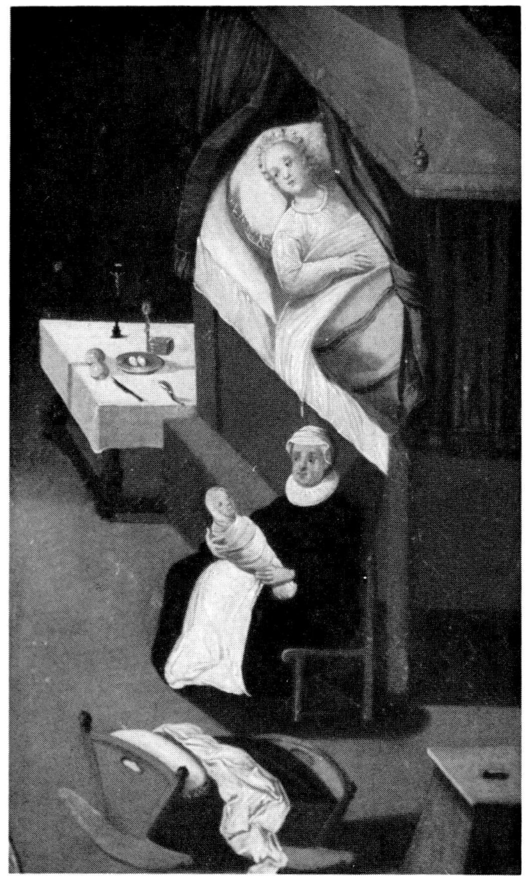

Nach glücklich vollendeter Geburt versorgt die Hebamme das Kind, dessen Wiege schon gerichtet ist. Der Mutter, die nach Verlassen des Gebärstuhles zu Bett gebracht wurde, ist bereits die erste Mahlzeit aufgetischt. Votivtafel aus Privatbesitz. 1645.

Links:
Zum Dank für glückliches Überstehen einer gefährlichen Entbindung wurde diese Tafel gestiftet. Das Bett mit der leidenden Frau steht im Freien, mitten zwischen den Hofgebäuden, und zeigt damit die Welt, in der sie lebte und die sie beinahe verlassen hätte. Mariahilfberg bei Vilsbiburg in Niederbayern. 19. Jahrhundert.

bierchirurg. Ihm blieb dann meistens nur übrig, seine scharfen Instrumente zu gebrauchen und das Kind im Mutterleib zu zerstückeln.
Starb die Mutter unter der Geburt, war der Chirurgus gehalten, den Kaiserschnitt auszuführen. Im Lauf des 16. Jahrhunderts bürgerte sich die Methode allmählich ein. Sie wurde besonders von der französischen Geburtshilfe gefördert. Der erste, der diesen Eingriff erfolgreich vornahm, war aber kein Wundarzt, sondern ein biederer Schweineschneider aus der Schweiz. Um 1500 führte Jakob Nufer mit mutiger und erfahrener Hand den Kaiserschnitt bei der eigenen Frau aus. Der Landvogt hatte ihm dazu die Erlaubnis erteilt, nachdem dreizehn Hebammen und einige Steinschneider der in schweren Kindsnöten liegenden Frau nicht hatten helfen können. Nufer tat es mit so glücklichem Ausgang, daß Mutter und Kind nicht nur überlebten, sondern die Frau auch später noch mehrfach »auf der regelrechten Bahn« gebären konnte.
Es gibt kaum eine Wallfahrtskirche, in der nicht Votivtafeln hängen, die zum Dank für eine glückliche Geburt und für die Errettung aus Kindsnöten gestiftet wurden. Dann kommt in der malerischen Szenerie auch der Jubel zum Ausdruck, der in der Wochenstube herrschte. Oft genug tragen Mutter

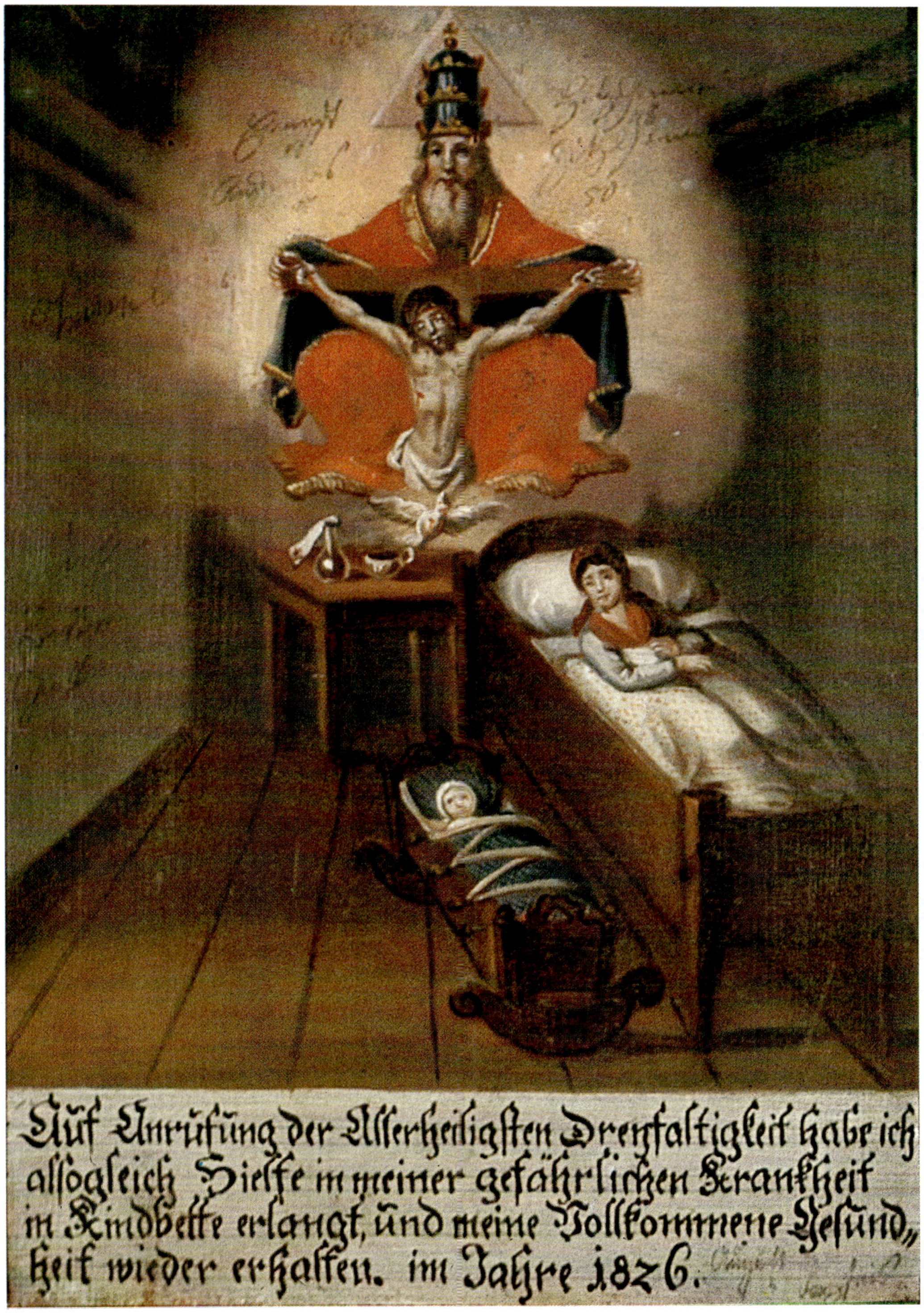

Unter dem Gnadenbild der heiligen Dreifaltigkeit dankt eine Mutter für Rettung aus schwerem Kindbett. Die Tafel ist leider, was man in Österreich besonders oft antrifft, von Besuchern verkritzelt.
Wallfahrtskirche Sonntagsberg in Österreich. 1826.

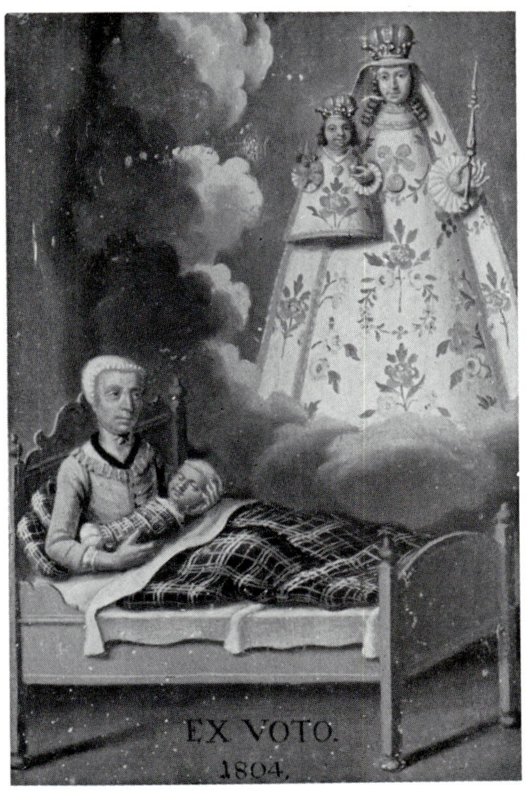

Freude und Dank über die glückliche Geburt ihres Kindes veranlaßten die Mutter, eine Tafel nach Niederrickenbach zu stiften.
Historisches Museum zu Stans in der Schweiz. 1804.

und Kind aber das Totenkreuz. Oder ein Kruzifix, eine brennende Kerze und manchmal auch ein Salbgefäß, neben dem Bett aufgestellt, zeigen die tödliche Gefahr an, die über der Geburtsstunde schwebte. Wenn die Mutter im Todeskampfe lag und das Leben schon aus ihrem Körper entwichen war, mußte man ihr dennoch das Neugeborene entgegenhalten. Jeder wußte, sie würde noch einmal die Augen aufschlagen, um ihr Kind anzuschauen. Vollendete die Mutter aber glücklich und ohne Schaden zu nehmen ihre Geburtsarbeit, dann wurde sie in das Bett gelegt, das schon mit hochgetürmten Kissen auf sie wartete. Während sich die Hebamme mit ihren Beifrauen zur fröhlichen Tafel in der Wochenstube niederließ, reichte man

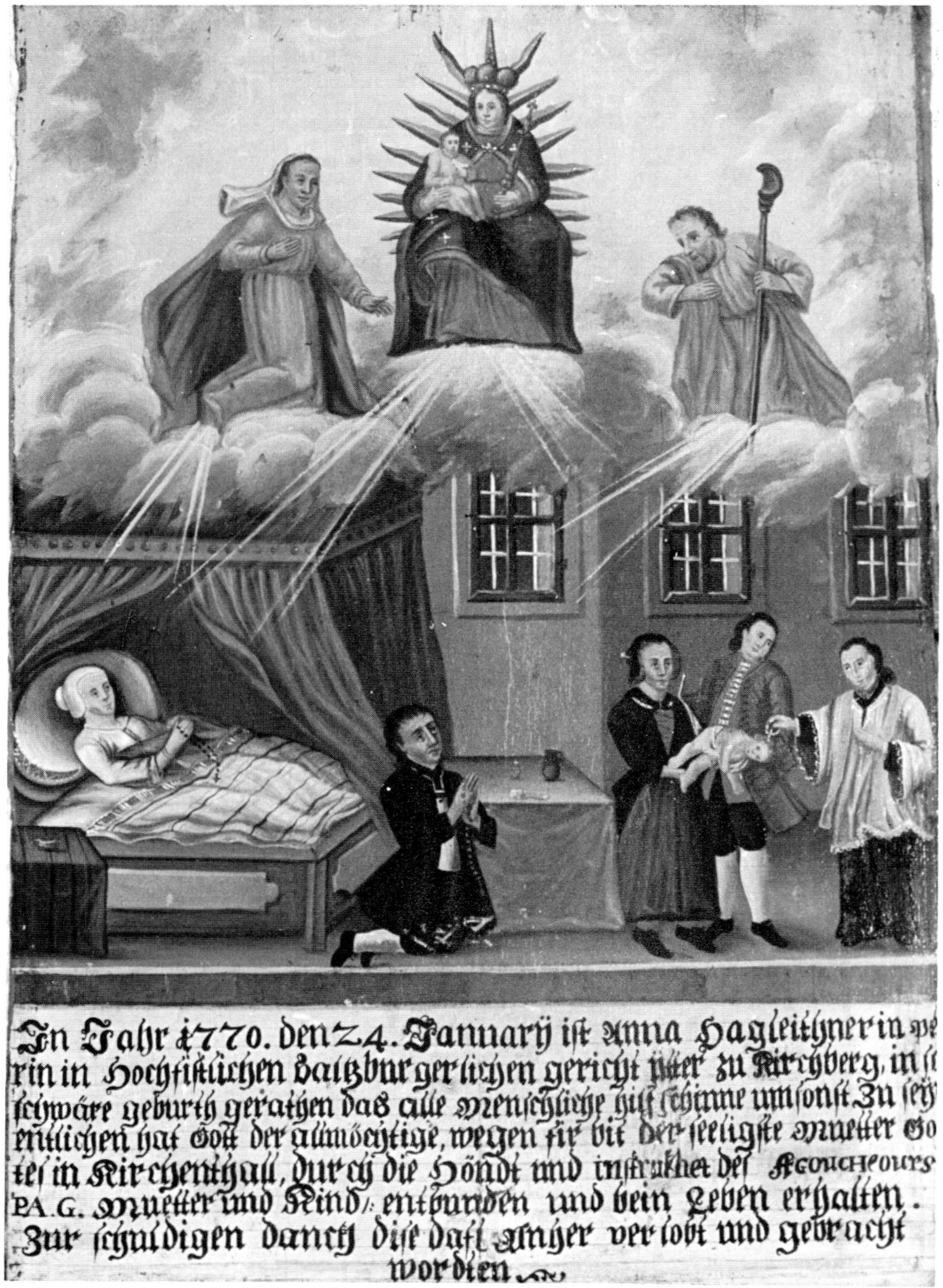

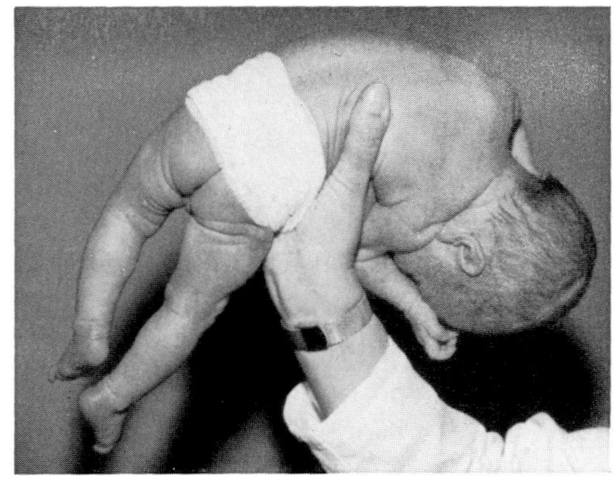

»In Jahr 1770, den 24. January ist Anna Hagleithnerin, peirin in Hochfistlichen Saltzburgerlichen gericht ütter zu Kirchberg, in so schwäre geburth gerathen, das alle Menschliche hilf schinne umsonst zu seyn. entlichen hat Gott der allmöchtige, wegen fir bit der seeligste Muetter Gottes in Kirchenthall, durch die Höndt und instrukher des Agoucheours (Accoucheurs) PA. G. Muetter und Kind entbunden und bein Leben erhalten. Zur schuldigen dankh dise dafl Anher verlobt und gebracht wordten.« Wie ernst es um das Leben des offenbar scheintoten Kindes stand, beweist die Anwesenheit des Priesters, der eilig die Taufe vornimmt. Zwischen ihm und der Hebamme steht der erfolgreiche Bader und Geburtshelfer. Der Maler bringt vortrefflich die Muskelschlaffheit des asphyktischen Kindes zum Ausdruck, wie der Vergleich mit einem modernen Foto zeigt.

auch der Erschöpften ein kräftigendes Frühstück, ehe man ihr den Schlummer erlaubte. In den einsamen Berghöfen, wo die Frauen gewöhnlich ohne Hilfe niederkamen, durfte die Wöchnerin nach der Entbindung nicht einschlafen. Sie mußte wachen und auf das ungetaufte Kind achten, damit es die Trud nicht stahl. Schlief sie ein, lief sie auch Gefahr, eine Nachblutung aus der Geburtswunde nicht rechtzeitig zu bemerken.
Längst nicht immer kam das Kind mit kräftigem Schrei und rosiger Haut zur Welt. Manche Neugeborene waren scheintot; sie atmeten kaum, und ihr Herz schlug nur schwach. Man unterschied einen leichteren Grad, den blauen Scheintod, vom gefährlichen, dem blassen Zustand, bei dem das Kind wachsbleich und mit schlaffen Muskeln in den Händen der Hebamme oder des eilig herbeigerufenen Accoucheurs lag. Damals suchte man durch

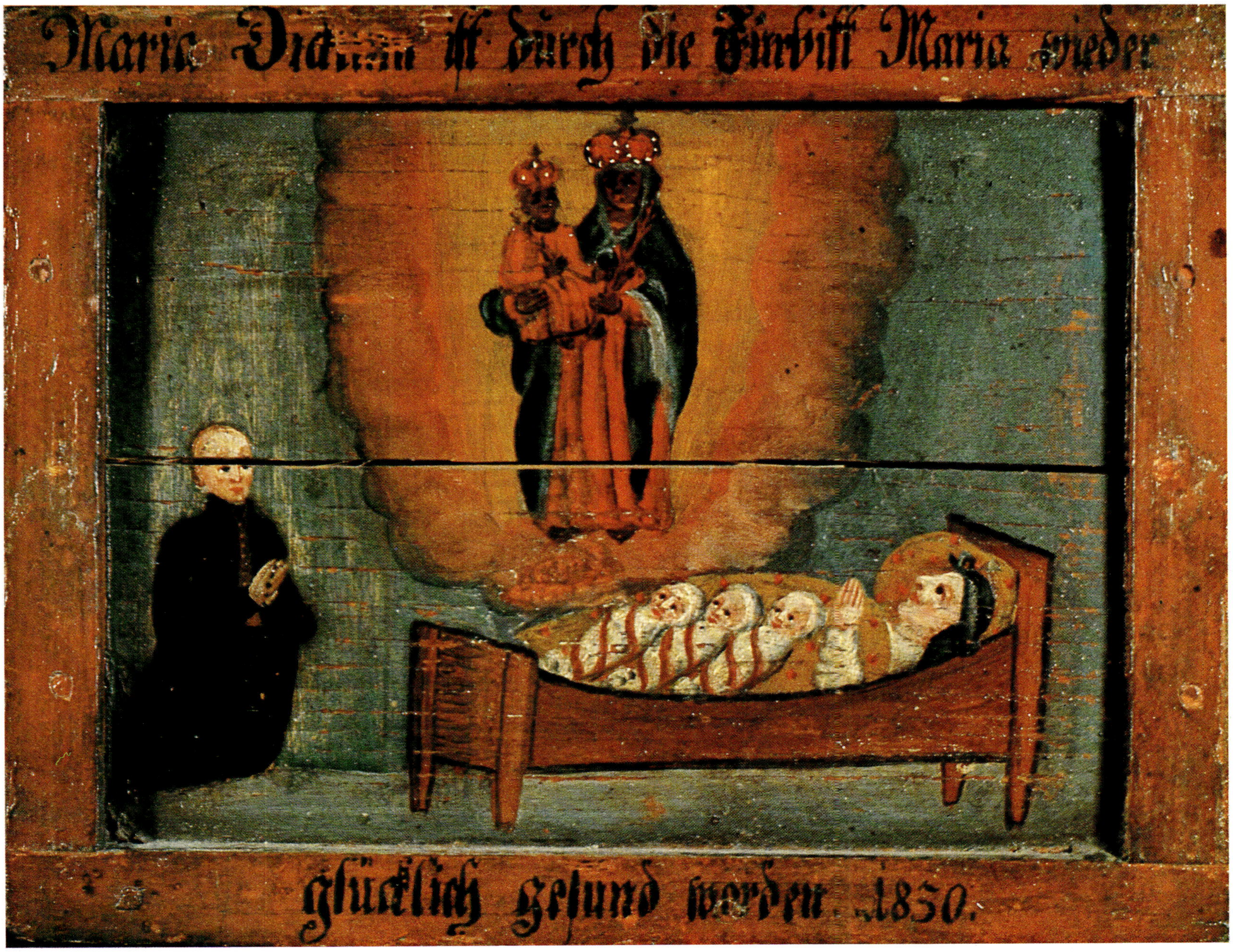

Danksagung an die Schwarze Madonna für Errettung aus Kindsnöten, möglicherweise bei der Geburt von Drillingen.
Votivtafel aus der Gnadenkapelle in Altötting. 1830.

Wechselbäder das flüchtige Leben in den kleinen Leib zurückzuholen. Gerade in der Wiederbelebung asphyktischer Kinder hat die moderne Kinderheilkunde Erstaunliches geleistet.
Viele Votivtafeln schenken uns einen getreuen Einblick in die damalige Wochenstube und zeigen die Verrichtungen, die bei der Versorgung von Mutter und Kind üblich waren. In begüterten Familien ließ man dem Neuankömmling das Horoskop stellen. Noch Goethe erwähnt in seinen Erinnerungen, nicht ganz ohne Ironie, zur Stunde seiner Geburt habe nach Meinung der Astrologen eine günstige Konstellation geherrscht: die Sonne stand im Zeichen der Jungfrau, Jupiter und Venus waren freundlich, Merkur nicht widerwärtig. Die ärmeren Volksschichten verzichteten freilich auf diesen Firlefanz: viele Frauen mußten buchstäblich bis zuletzt arbeiten, wie der schon genannte Prosch berichtet, der seiner Mutter unter der Haustür entfiel, als sie vom Kornschneiden heimkehrte.

Über die zweckmäßige Ernährung des neugeborenen Kindes gab es, damals wie heute, die widersprüchlichsten Vorstellungen. Schon über den Zeitpunkt der ersten Nahrungsaufnahme bestand Uneinigkeit. Manche Lehrbücher schrieben vor, nach der Geburt das Kind möglichst ungesäumt an die mütterliche Brust zu legen. Andere rieten, damit einige Tage zu warten, bis der kindliche Verdauungskanal von allen seinen Unreinigkeiten und seinem Wurmschlamm befreit sei.
Konnte die Mutter ihr Kind nicht selbst nähren, weil sie wieder zur Feldarbeit hinausmußte oder wollte sie es nicht, um der eigenen Schönheit nicht zu schaden, flößte man dem Neugeborenen seine Nahrung durch oft sonderbar geformte Sauggefäße ein, im Süddeutschen und vor allem in der Schweiz auch wohl durch ein Kuhhorn. »Han also durch ein Hörnlein, wie es im Land der Brauch ist, wenn man das Kind entwöhnt, müssen Kuhmilch säugen«, liest man in der Lebensgeschichte des 1499 geborenen Thomas Platters.
Freilich gab man nicht reine, sondern meistens eine verdünnte Kuhmilch oder gesäuerte Molke, in die Zwieback gebröselt war. Verhängnisvolle Wirkungen müssen dagegen den Fleischbrühen und Biersuppen oder den Kleistern aus Mehl und Wasser zugekommen sein, die man selbst ganz jungen Säuglingen fütterte.
Wenn eine Mutter nicht selbst stillte und die Familie vermögend genug war, wählte sie eine Amme. Nur selten konnte man sie ins Haus nehmen, meistens mußte man ihr das Kind überlassen. Es kam dann zu irgendeiner

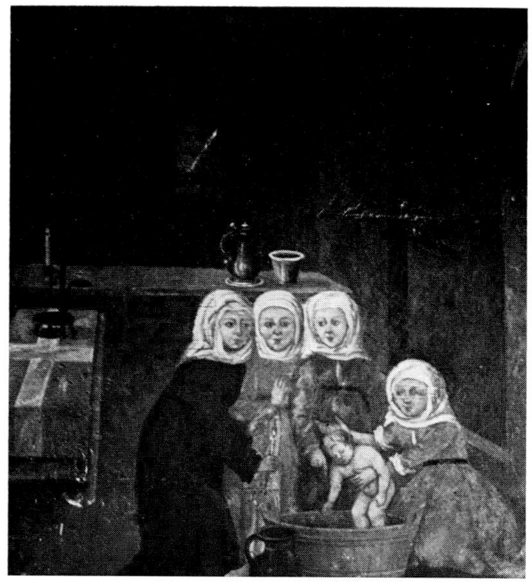

Die Mutter dieses Kindes starb bei der Geburt. Ob das Kind am Leben blieb, weiß man nicht. Aber daß es noch getauft werden konnte, bedeutete dem Vater so viel Trost, daß er sich mit »einem lebendigen Opfer«, einem Huhn oder einer Gans, nach Großgmain verlobte. Dort hängt dieses Mirakelbild, das um 1510 entstand.

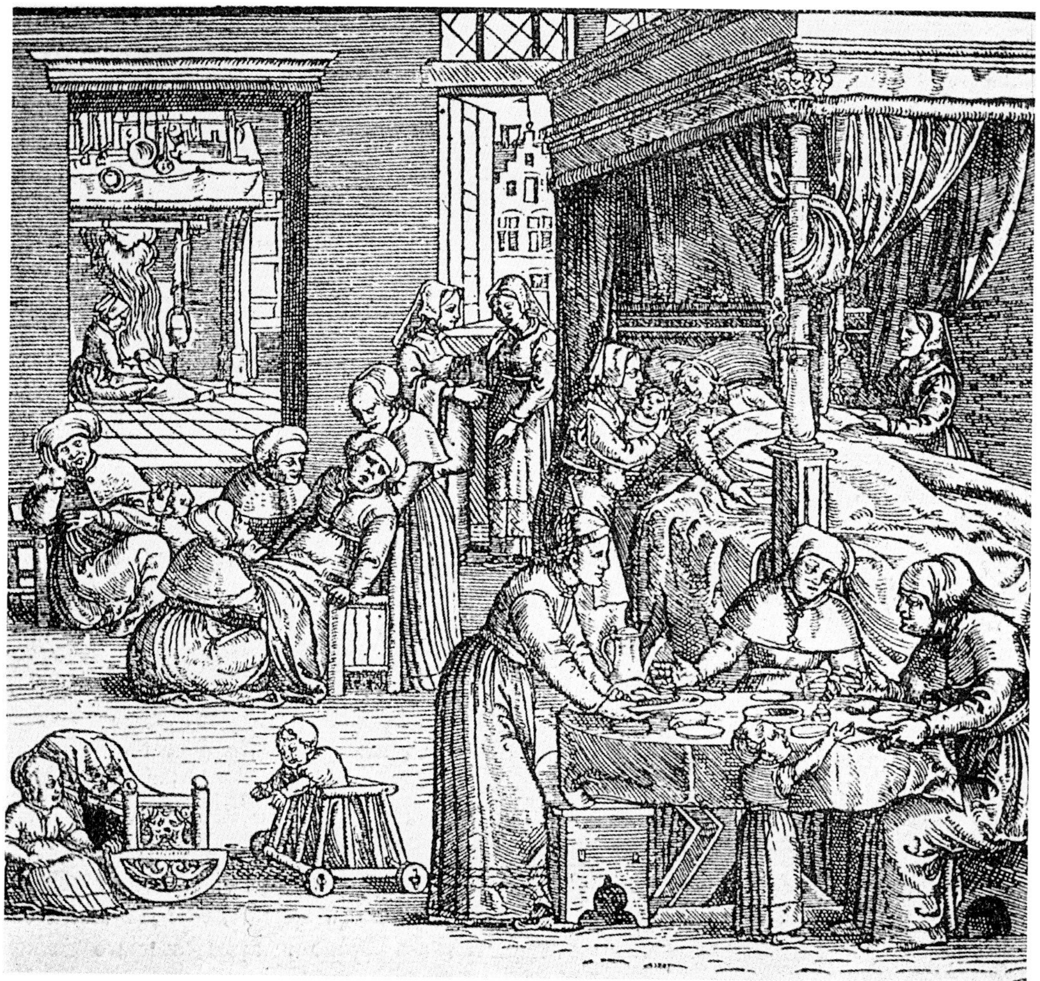

*In Ryffs Buch von der »Frawen Rosengarten« gibt eine Abbildung die Szenenfolge einer Entbindung wieder. Rechts im Hintergrund betritt die Schwangere die Wochenstube. Am Tisch sitzend, wartet sie, bis die Austreibungswehen einsetzen und man sie in den Gebärstuhl bringt. Dort wird sie entbunden und nimmt danach, erschöpft im Bett liegend, das Kind entgegen. Zum stärkenden Mahl läßt sie sich dann mit den Hebammen am runden Eßtisch nieder. Später wiegt sie, wie im Hintergrund zu sehen ist, am häuslichen Kamin ihr Kind auf den Knien.
Frankfurt. 1545.*

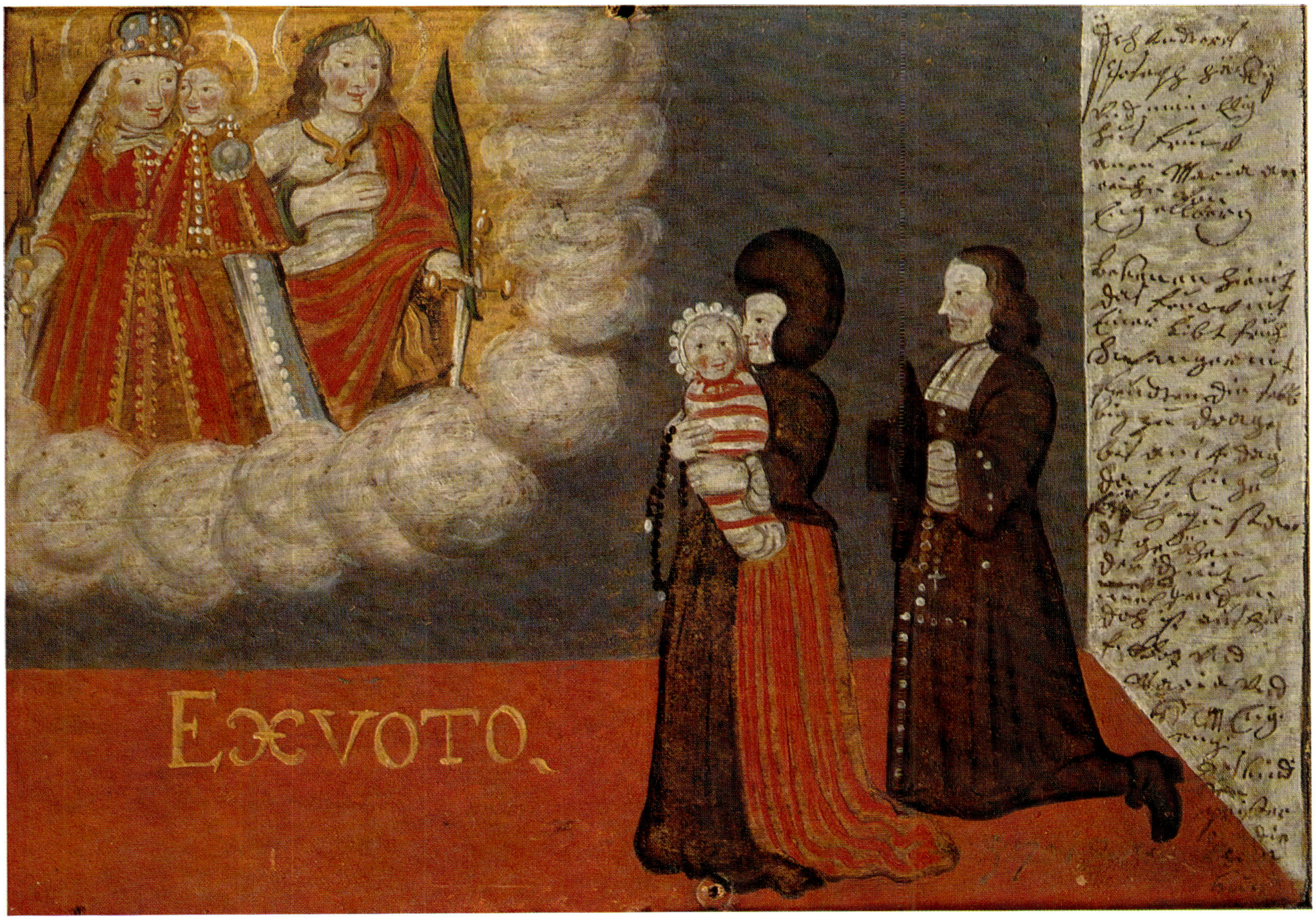

Ein vornehmes Ehepaar bittet die Muttergottes von Niederrickenbach und den heiligen Eugenius um Hilfe bei schwerer Geburt: »Ich Anderes Joseph Häcky und mein Elig Hus Fruow Anna Maria Amreihn us Engelbärg bekennen hiemit das Fruow mit Einer Libsfrucht Schwanger mit Freudten die selbig zu dragen bis an 14 Dag da ist ein gefährlich Zustandt gesächen der ich nit melden ... Doch ist aus Hilf Gottes und Maria und H. M. Eugeny das Kind ...« (Nach Hans v. Matt).
Votivtafel aus der Wallfahrtskirche Niederrickenbach in der Schweiz. 1701.

Bauernmagd, bei der es, so tröstete man sich, wenigstens frische Landluft atmen konnte. In Wirklichkeit lieferte man es einer Frau aus, die für Geld anstelle des eigenen ein fremdes Kind an die Brust nahm. Denn nur ausnahmsweise dürfte ihre Milchmenge ausgereicht haben, um zwei Kindern zu genügen — wobei aber auf Krünitz hingewiesen werden muß, der 1790 über eine Amme berichtet, »die einen so großen Überfluß von Milch hatte, daß, nachdem sie zwei Kinder zugleich säugete, sie noch so viel davon an einen Apotheker überlassen konnte, daß derselbe Butter daraus machte, die er an Schwindsüchtige verkaufte«.
Ob allerdings das Kind von der fremden Frau das rechte Maß an Zärtlichkeit empfing, bleibt fraglich. Nicht selten wurde ein Ammenwechsel nötig. Cardano war noch nicht vier Wochen alt, als seine erste Amme an der Pest verstarb. Der zweiten versiegte die Milch, und man mußte ihm eine neue suchen, die ihn im dritten Lebensjahr entwöhnte.
Zwei bis drei Jahre dauerte die Stillzeit gewöhnlich, den Gepflogenheiten der antiken Völker und der biblischen Überlieferung folgend: »Du mein

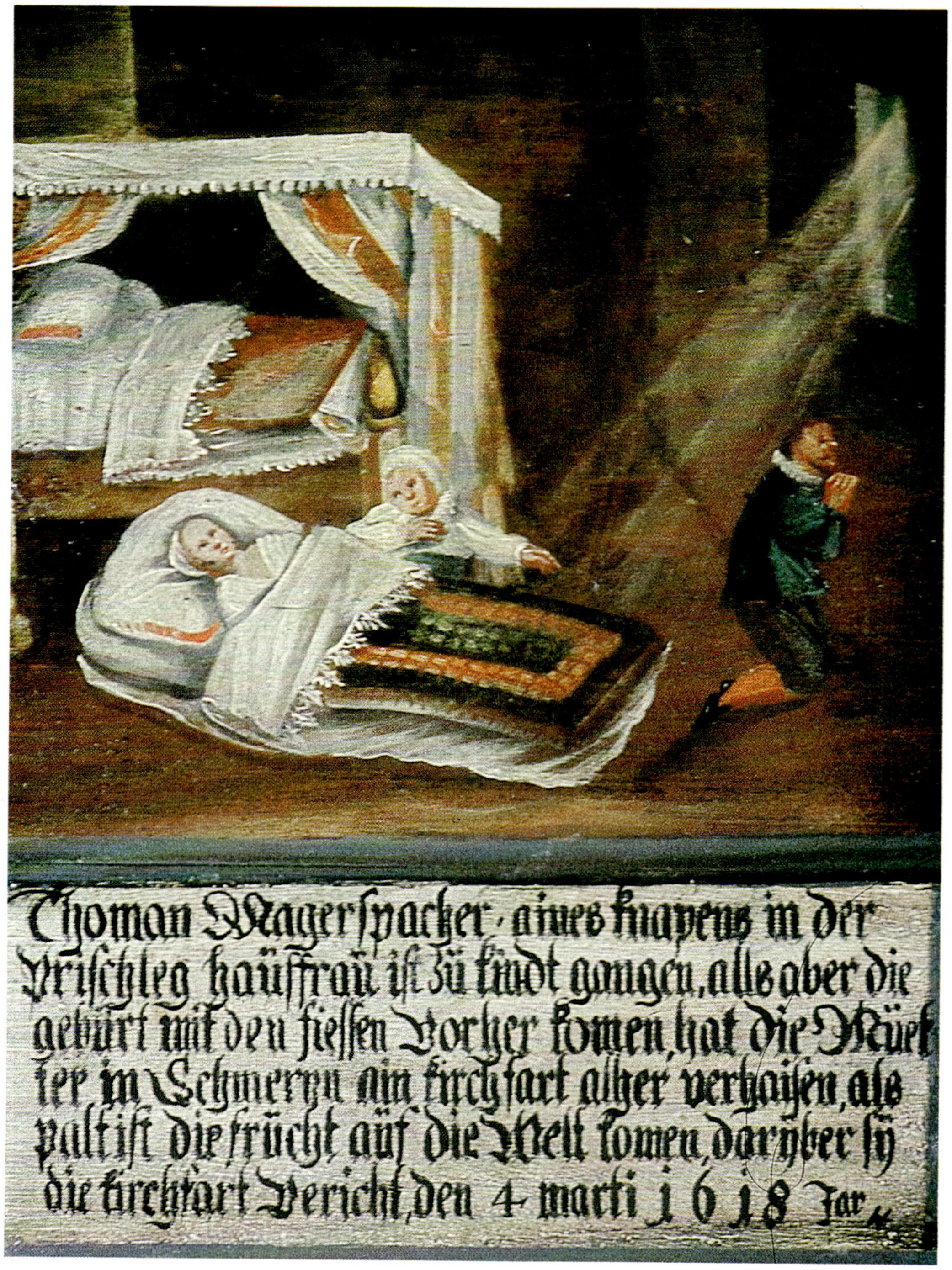

Anormale Kindslagen bedeuteten besonders früher ein erhöhtes Risiko für Mutter und Kind. Auf dieser Tafel wird berichtet, wie ein Kind aus Beckenendlage glücklich geboren wurde: »Thoman Magerspacher, aines knap-(p)ens in der Prischleg (Brixlegg) hausfrau ist zu kindt gangen, alls aber die geburt mit den fiessen Vorher komen, hat die Muetter in Schmertzn ain kirchfart alher verhaisen, als-palt ist die frucht auf die Welt komen, daryber sy die kirchfart Vericht, den 4 marti 1618 Jar.« Mirakelbild der Wallfahrtskirche Mariastein in Österreich.

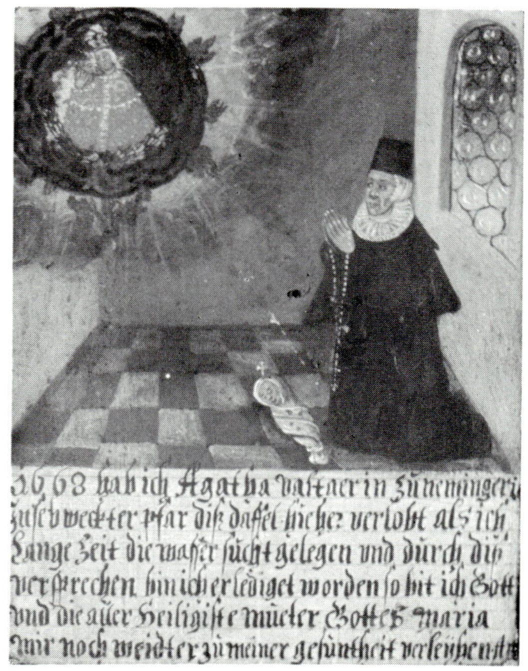

Daß es während der Schwangerschaft zu Störungen der Nierentätigkeit kommt, ist ein geläufiges Vorkommnis. Auch diese Frau wurde wassersüchtig, sie kam zwar mit dem Leben davon, aber das Kind starb. Votivtafel aus der Wallfahrtskapelle auf dem Geiersberg bei Deggendorf in Niederbayern. 1663.

liebes Kind, das ich neun Monden unter meinem Herzen getragen und drei Jahre gesäugt und mit großer Mühe aufgezogen habe«, heißt es im zweiten Buch der Makkabäer.

Nach dieser langen Gewöhnung ließen sich die Kinder erklärlicherweise nur ungern von der mütterlichen Brust vertreiben, und das Volk erfand daher allerlei Mittel. Zum Beispiel: man mußte dem Kinde ein warmes Ei in die Hand geben. Je schneller es das Ei wegwarf, desto früher vergaß es die Mutterbrust.

Zur Auswahl der Ammen gab es viele gute Ratschläge, auch aus ärztlichem Munde. Eine Amme sollte möglichst nicht unter zwanzig oder über dreißig Jahre alt und frei von Hautausschlägen sein, wobei man besonders die

Viele Votivtafeln tragen keine Inschrift. Der Stifter erfüllt zwar sein Gelübde, will aber den Stiftungsanlaß nicht öffentlich bekanntmachen. In diesem Bild wird die Todesgefahr, die über der Geburtsstunde schwebte, durch das Kruzifix, den Wachsstock und das Salbgefäß verdeutlicht.
Votivtafel der Wallfahrtskirche Maria Kirchenthal am Lofer in Österreich. 1696.

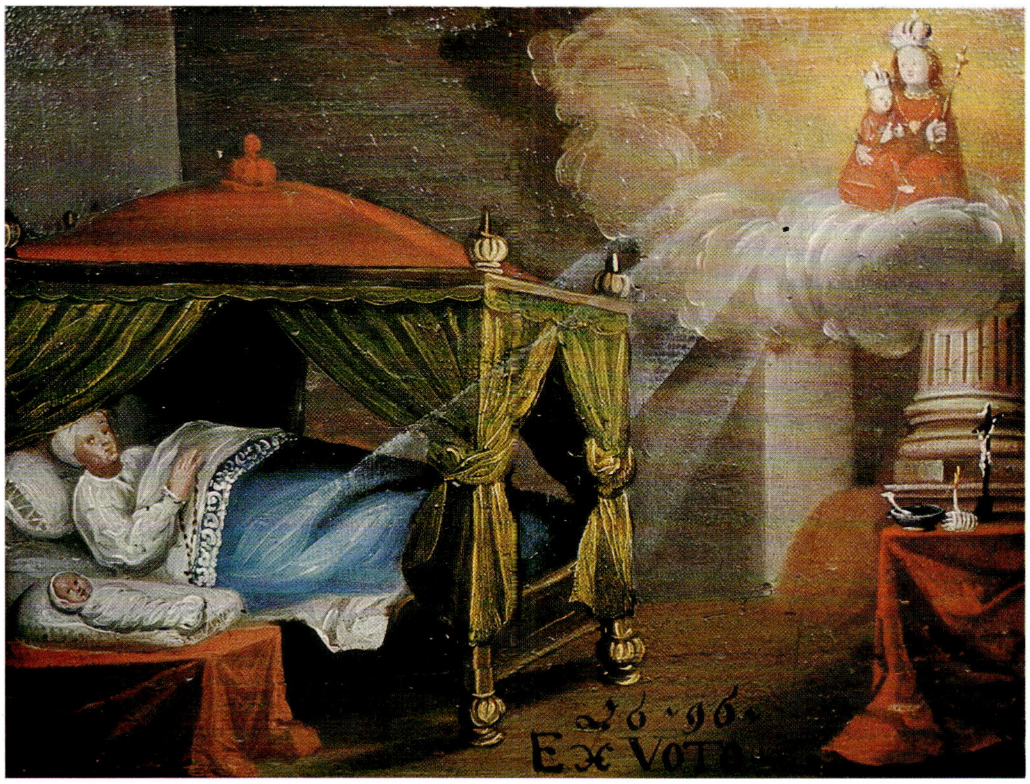

Franzosenkrankheit im Auge hatte. Sie sollte eine sanfte Gemütsart besitzen und nicht ausschweifend in der Liebe sein, nicht zum Zorne und nicht zum Trunke neigen oder in anderen Leidenschaften schwelgen. »Unartige Gewohnheiten« wie eine stotternde oder unordentliche Sprache konnte sie auf das Kind übertragen. Rothaarige taugten nicht zur Amme, denn ihre Milch hatte eine unangenehme Schärfe, die dem Kinde zu krätzigem Blut und einem bösen Charakter verhalf. Überhaupt konnten, so die öffentliche Meinung, Charaktereigenschaften der Amme durch die Milch auf das Kind übertragen werden. Das müßte dann aber auch für die Tiermilch gelten, meint Unzer und fragt, welches Übel man dann in Kauf nehmen wolle: die Trägheit des Esels, die Geilheit der Ziege oder die Dummheit der Kuh.

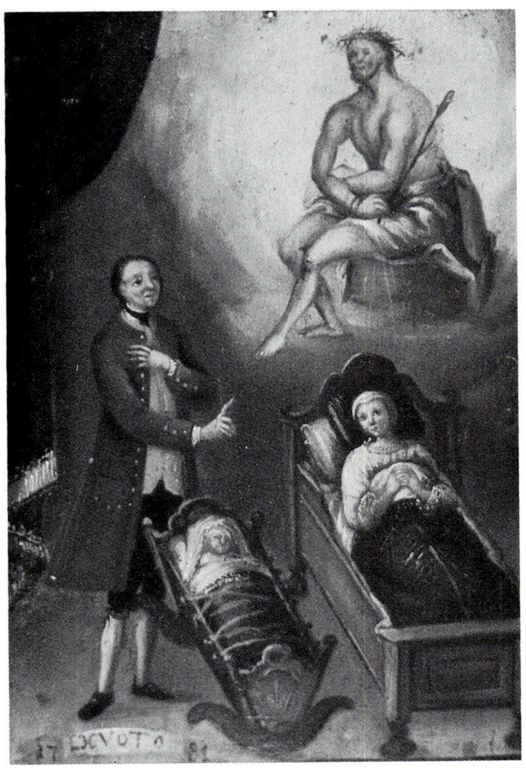

Ein Familienvater empfindet Sorge um Mutter und Kind und weist auf den leidenden Christus hin. Der ausdrucksvoll erhobene Zeigefinger macht das starke Vertrauen deutlich, das ihn erfüllt.
Tiroler Landesmuseum für Volkskunde in Innsbruck. 1781.

Die Wiege

Jahrhundertelang war die Wiege die Ruhestatt des Kindes. Bei allen Völkern wurde sie benutzt, alle Zeitalter haben sie gekannt. Nur in der modernen Zivilisation will man nichts mehr von ihr wissen.
Unter den frühen Votivtafeln von Cesena sind viele, die Wiegenkinder abbilden. Die Kinder liegen in ihrer Culla, einer hölzernen, schalenartig geformten und ziemlich plump wirkenden Wiege, deren Boden fast kugelförmig gegen die Standfläche gewölbt ist, und man sieht sogleich, daß sie

nur in der Längsrichtung schaukelte, wenn man sie mit Hilfe von Handgriffen, die sich am Kopf- und Fußende befanden, in Bewegung setzte. Das Kind wurde also auf und ab und nicht hin und her bewegt.
Seitliches Schaukeln oder Gautschen erlaubten die in Deutschland gebräuchlichen Kufen- und auch die seltener vorkommenden Hängewiegen, die den Vorteil hatten, daß sie frei schaukelten. Die Unebenheiten des Dielenbodens beeinträchtigten ihre Beweglichkeit nicht. In manchen Familien wurde eine aus edlerem Holz gefertigte Wiege als kostbarer Teil des Hausrats gehütet und über Generationen vererbt. Sie zählte auch zur Ausstattung, die man einem jungen Paar zur Hochzeit schenkte.
Wenn man sie für den Nachwuchs herrichtete, legte man einen Streusack hinein, auf den das Kind gebettet wurde. Zuvor mußte es kunstgerecht gewickelt werden. Dazu umwand man zunächst seine Gliedmaßen mit Rollbinden, dann wurden sie am Körper festgewickelt. So lag das Kind, regungslos wie eine Mumie, wie in ein Paket verschnürt, und jedermann glaubte, man erwiese ihm etwas Gutes, weil der gewaltsam geradegestreckte junge Leib nun einen schönen Wuchs entwickeln würde. Damit es beim Schaukeln nicht herausfiel, befestigte man es mit einem Gurt, dem meistens rotfarbigen Wiegenband, das im Zickzack über das Laken oder Kissen gespannt und an Holzpflöcken, die an den Rändern der Wiege angebracht waren, verknotet wurde. War das Kind einige Monate alt, entfernte man einen Teil der Binden, band die Hände aber an der Wiege fest, und das eingewindelte Kind lag weiter bewegungslos, immer nur auf dem Rücken.
Wenn die Eltern zur Feldarbeit gingen und ihre größeren Kinder mit hinausnahmen, blieb das jüngste Geschwister beim Wickelkind zurück und mußte die Wiege schaukeln, sobald das Kleine schrie. Vermutlich schrie es oft, denn es dürfte zuweilen stundenlang in Schmutz und Nässe gelegen haben, ehe die Mutter heimkehrte und sich seiner annahm. Aber auch dann, schreibt Ploß, wurde oft nur der untere Teil der Bettdecke losgebunden und über den Kopf des Kindes zurückgeschlagen. Nach kurzem Lüften und Säubern erhielt es seine Nahrung in dieser Stellung, selbst die Brust der Mutter, die dazu vor der Wiege kniete und sich über das Kind beugte. Zuweilen nahmen Eltern oder auch Ammen den Säugling nachts in ihr Bett. Weil aber im Schlaf viele Kinder erdrückt wurden, jährlich viele hundert, wie ein Autor bemerkt, fehlte es nicht an Verdächtigungen. Man beschuldigte die Angehörigen des bösen Vorsatzes, sich eines unerwünschten Nachkommen auf diese unauffällige Weise zu entledigen. Immerhin muß das Erdrücken von schlafenden Kindern im Lauf der Zeit einen Umfang angenommen haben, der die Kirche zwang, allen Familien nachdrücklich die Wiege als natürliche Schlafstatt des Säuglings zu empfehlen.
Nachdem im Lauf der Jahrhunderte die Wiege zu einem unentbehrlichen Requisit der Kinderpflege geworden war, begannen die Ärzte, sich mit ihr zu beschäftigen. Und wie es immer geschieht, wenn sich die Gelehrsamkeit der einfachen Volkssitte zuwendet, so kam auch hier mit der Anteilnahme sogleich die Kritik am Hergebrachten. Natürlich gab es gelehrte Stimmen, die das Wiegen des Kindes verwarfen.
Zunächst kamen freilich nur wohlgemeinte Ratschläge. Man dürfe das Kind nur leicht und sanft wiegen, damit die Milch in seinem Leibe nicht hin- und herfahre, hieß es, und man dürfe es nicht so heftig schaukeln, als »wenn man Butter zu machen gedächte«.

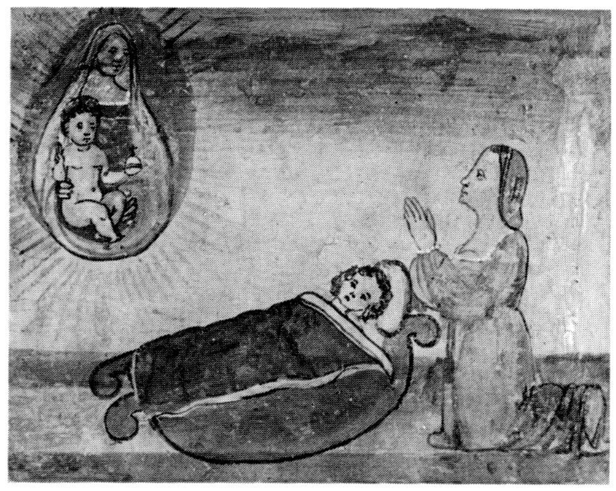

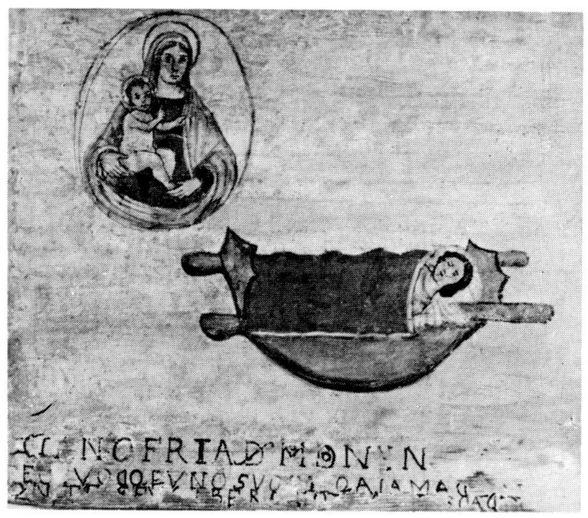

Die culla, die alte italienische Kinderwiege, die auf und ab bewegt wurde.
Votivtafeln aus dem Anfang des 16. Jahrhunderts in der Basilika der Madonna del Monte in Cesena.

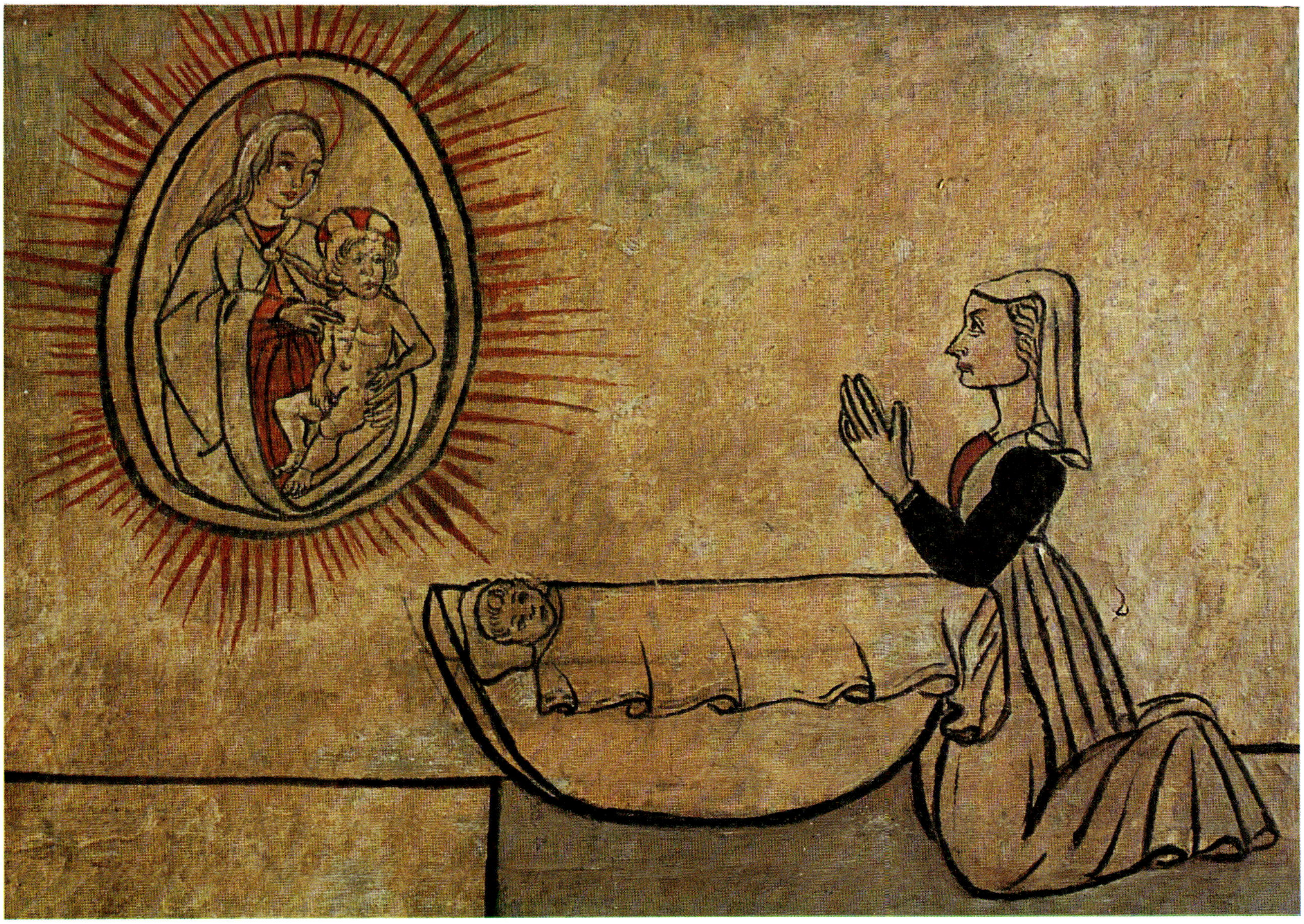

Eine der schönsten und ältesten Votivtafeln der Welt: eine Mutter bittet um Hilfe für ihr Wiegenkind.
Cesena, Basilika der Madonna del Monte. Ende des 15. Jahrhunderts.

Aber dann wurde eine ganze Reihe von Gründen gegen das Schaukeln des Kindes angeführt. Das Hin- und Herschwenken beeinträchtige den Blutkreislauf, besonders in der Schädelhöhle. Ähnlich wie beim Seefahrer, dessen Schiff auf den Wellen taumelt, müsse diese Bewegung Schwindel und Übelkeit hervorrufen. Freilich könnten sie in Schlaf übergehen. Aber das ist dann ein Schlaf, der nicht durch natürliche Ermüdung eintritt, sondern künstlich erzeugt wird und daher der Betäubung gleicht, die man mit narkotischen Mitteln erreicht. Ebensowenig wie die Anwendung dieser Mittel im zarten Alter erlaubt ist, könne es daher gestattet sein, das Kind zu wiegen.

Unbegründete Vorurteile hat es in der Heilkunde zu allen Zeiten gegeben, selbst bei ernsthaften und erfahrenen Ärzten. Das ständige Wiegen, behaupteten manche, bringt das Kind in eine Art Betrunkenheit, und auf die Dauer muß es dadurch schwachsinnig werden.

Es war Hufeland, der allen diesen Einwänden mit einem bemerkenswerten Argument entgegentrat: »Man hat gewaltig gegen das Wiegen geschrieen«,

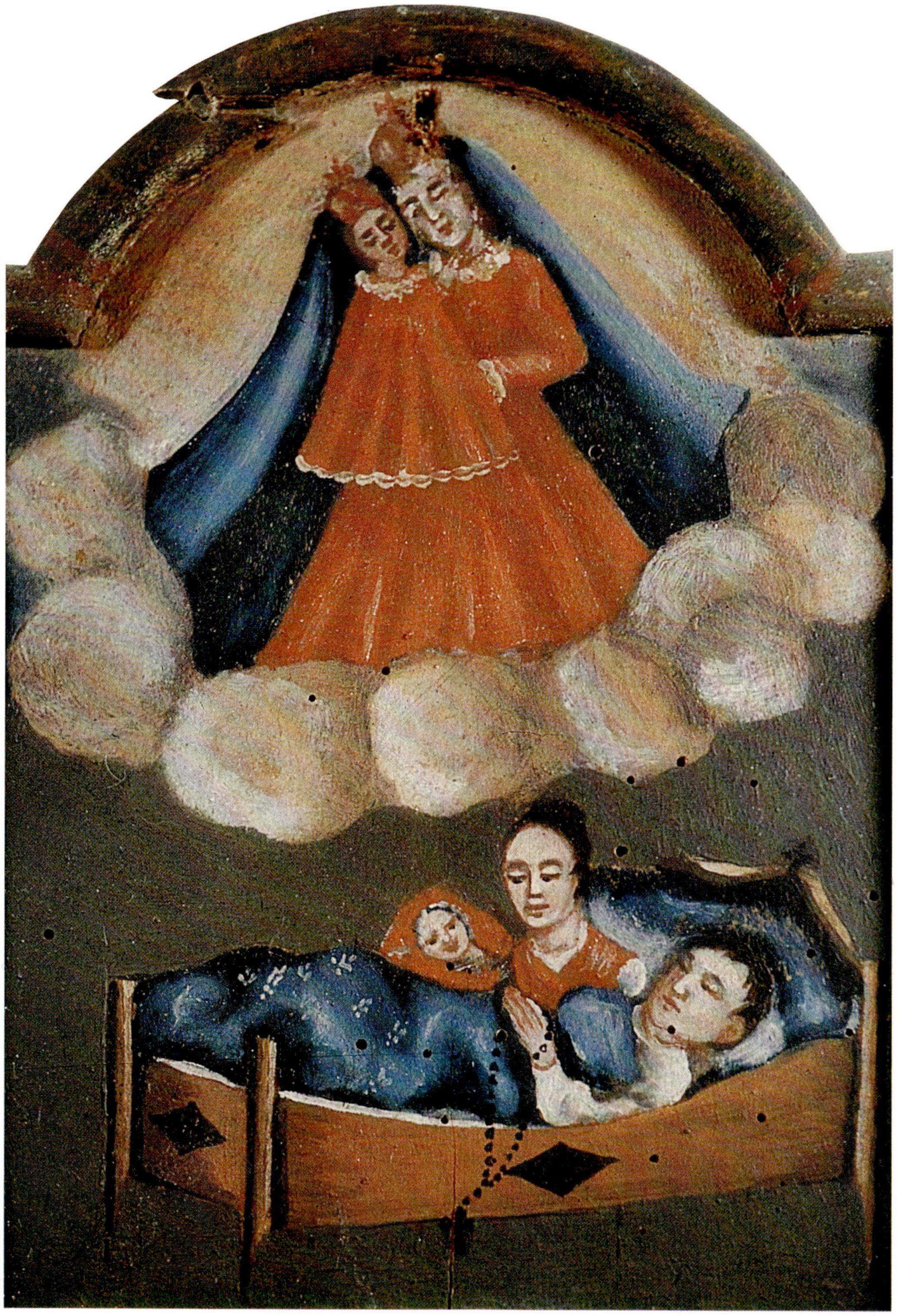

Eltern und Kind schlafen im gleichen Bett. Oft wurde dabei ein Kind in der Nacht erdrückt. Votivtafel aus der Wallfahrtskapelle zur Schmerzhaften Muttergottes in Abensberg, Niederbayern. 18. Jahrhundert.

Rechts:
Dank einer glücklichen Mutter für die Genesung ihres Wiegenkindes. Votivtafel aus der Wallfahrtskirche Amras in Tirol. 1945.

schrieb er, »und versichert, daß es die Kinder dumm mache — ohngeachtet eben diese gewiegten Kinder es sind, die so scharfsinnig dagegen deklamieren.« Schon im Mutterleibe wird das im Fruchtwasser schwimmende Kind bewegt, und später wiegt es die Mutter auf ihrem Arm, und da ihm alle diese Bewegungen wohltun, kann ihm auch ein sanftes Schaukeln in der Wiege nicht schädlich sein.

Im Gegenteil, die Freude an der rhythmischen Bewegung ist, wie wir vom Tanzen wissen, dem Menschen eingeboren. Sie äußert sich auch bei Kindern, die nie in einer Wiege lagen und dennoch im Bett durch Hin- und Her-

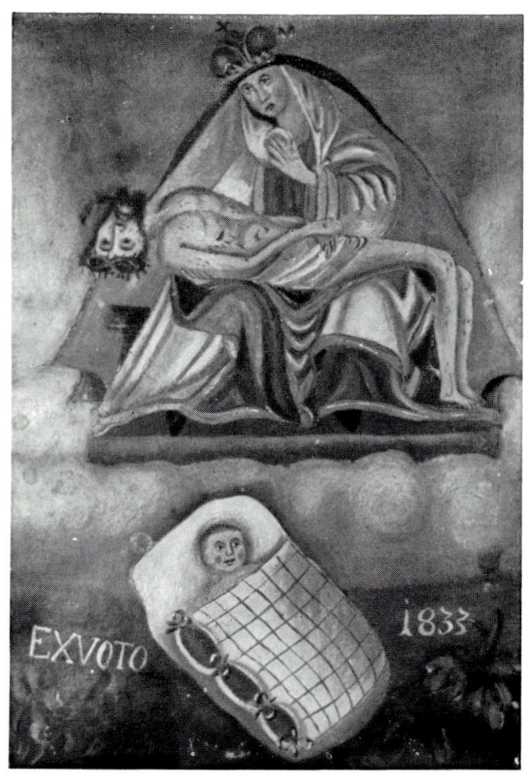

Ein Kind im Steckkissen. Pfarrkirche Fischen im Allgäu. 1833.

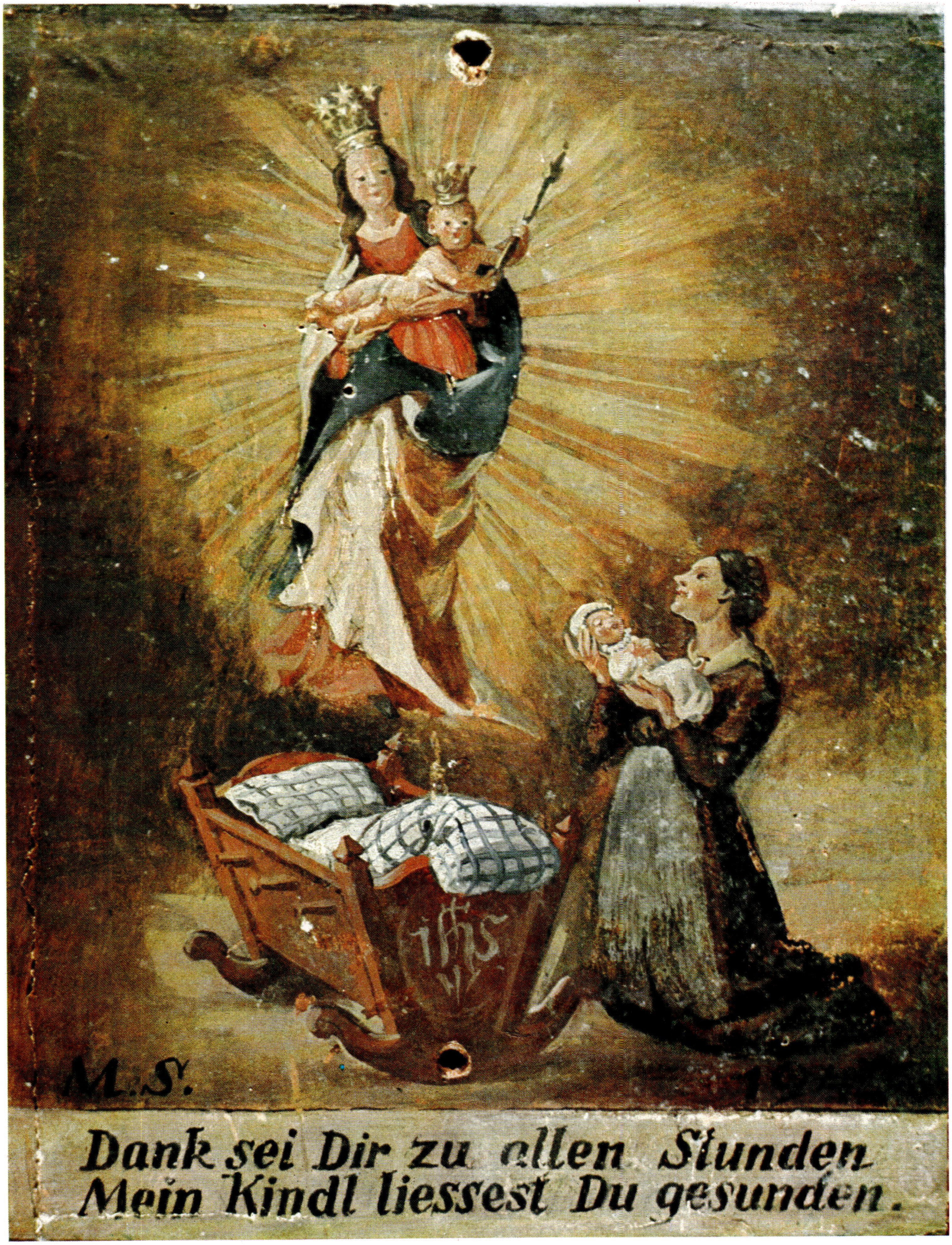
IHS
M. S.
19
Dank sei Dir zu allen Stunden
Mein Kindl liessest Du gesunden.

rollen ihr Schaukeln nachahmen. Die Psychopathologie bezeichnet diese Bewegungen als Jaktationen und ordnet sie, der unaufhörlichen Gleichförmigkeit halber, den Stereotypien zu. Sie meint, darin könne sich zuweilen ein Mangel menschlicher Anteilnahme am Leben des Kindes verraten — eines Kindes, darf man hinzufügen, das in der wiegenlosen Welt der technischen Zivilisation lebt.
Übrigens flocht das Volk einen Kranz abergläubischer Vorstellungen um das Wiegenkind. Zum Schutz vor Hexen und bösen Geistern wurde in das Fußbrett oft das Monogramm Christi eingeschnitten: IHS, das viele Ausdeutungen gefunden hat, darunter die lateinische: »Jesus Hominum Salvator« oder in deutscher Lesart »Jesus Heiland Seligmacher«. An seiner Statt brachte man manchmal ein Pentagramm an, den Drudenfuß, einen fünfeckigen Stern.
Man darf, hieß es im Volksglauben, eine leere Wiege nicht schaukeln, sonst findet das Kind keinen Schlaf mehr. Will man dem Kinde nicht schaden, darf man auch kein anderes in die Wiege legen, und wenn man das Neugeborene zum ersten Male darin bettet, so soll man es nicht auf die linke Seite legen, sonst wird es linkshändig, und in den ersten sechs Wochen muß man die Wiege immer zum Sonnenlicht richten, sonst schielt das Kind. Wenn man ein Brot darunter legt, leidet das Kind später nie Not.
Die Wiege war ein Symbol der Fruchtbarkeit. In der Kirche von Schildthurn in Niederbayern soll früher eine silberne Wiege gestanden haben, und unfruchtbare Frauen, die sie schwenkten, durften getrost auf Kindersegen hoffen.

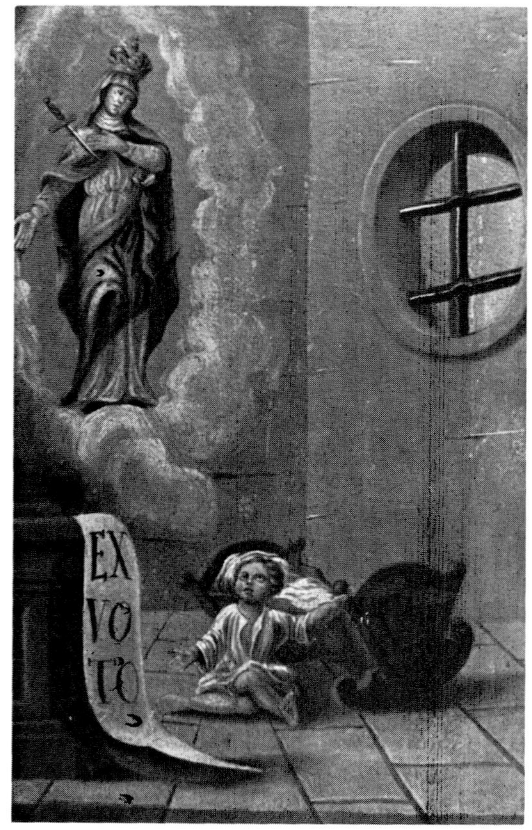

*Ein Kind ist, offenbar ohne Schaden zu erleiden, aus der Wiege gestürzt.
Votivtafel aus der Wallfahrtskirche Maria Steinbach in Schwaben. 18. Jahrhundert.*

Kindtaufe

Seitdem Johannes der Täufer die Bußfertigen in das heilige Wasser des Jordans getaucht hatte, war die Taufe den Gläubigen zur festen Vorstellung geworden. Mit dem 4. Jahrhundert wurde sie, auch als Kindertaufe, zum Ritus, der den Wechsel der Zeiten überstand.
In katholischen Gegenden wird der Säugling früh, innerhalb der ersten Lebenstage zur Kirche getragen, früher oft ohne Rücksicht auf Wind und Wetter. An manchen Orten galt die Regel, einem ungetauften Kind nicht die Brust zu reichen, weil es sonst, wie die Volksmeinung behauptete, gefräßig wurde. Daher dürften viele Neugeborene in ihren ersten Lebenstagen ohne Nahrung geblieben sein.
Ursprünglich wurde das vollständig entkleidete Kind ganz oder mit dem Oberkörper in das Taufbecken getaucht. Zur Zeit der Reformation schwand dieser Brauch, man übergoß das Kind, während Exorzismus, Gebet und Glaubensbekenntnis gesprochen wurden, nur noch mit dem geweihten Wasser. Dann schob man ihm das Salz der Weisheit in den Mund, salbte es und legte ihm das weiße Taufkleid an. Zeitweilig bestand in Erinnerung an die Heilung des Taubstummen (Markus 7, 32) auch die priesterliche

*Rechts:
Sturz aus der Wiege: »Mathiasen tewtschenschreiber aus dem Eysenperckwerckh ist ain khind bey ainem Jar alt, ab ainer hohen gwandttruhen aus ainer wiegen auf seinen Rückh gefallenn das khain lebn an dem khindt gesehen ist worden ainer stund lanng. hat dy muter sasselb khind verhaissen gen Altenedting mit dem almusen ze bringen, bey XXXII meill wegs weit. Ist das khind durch das fürbitten Marie zu Im selbs khumen, und gesund wordenn ...«
Mirakelbild im Umgang der Gnadenkapelle Altötting. Um 1520.*

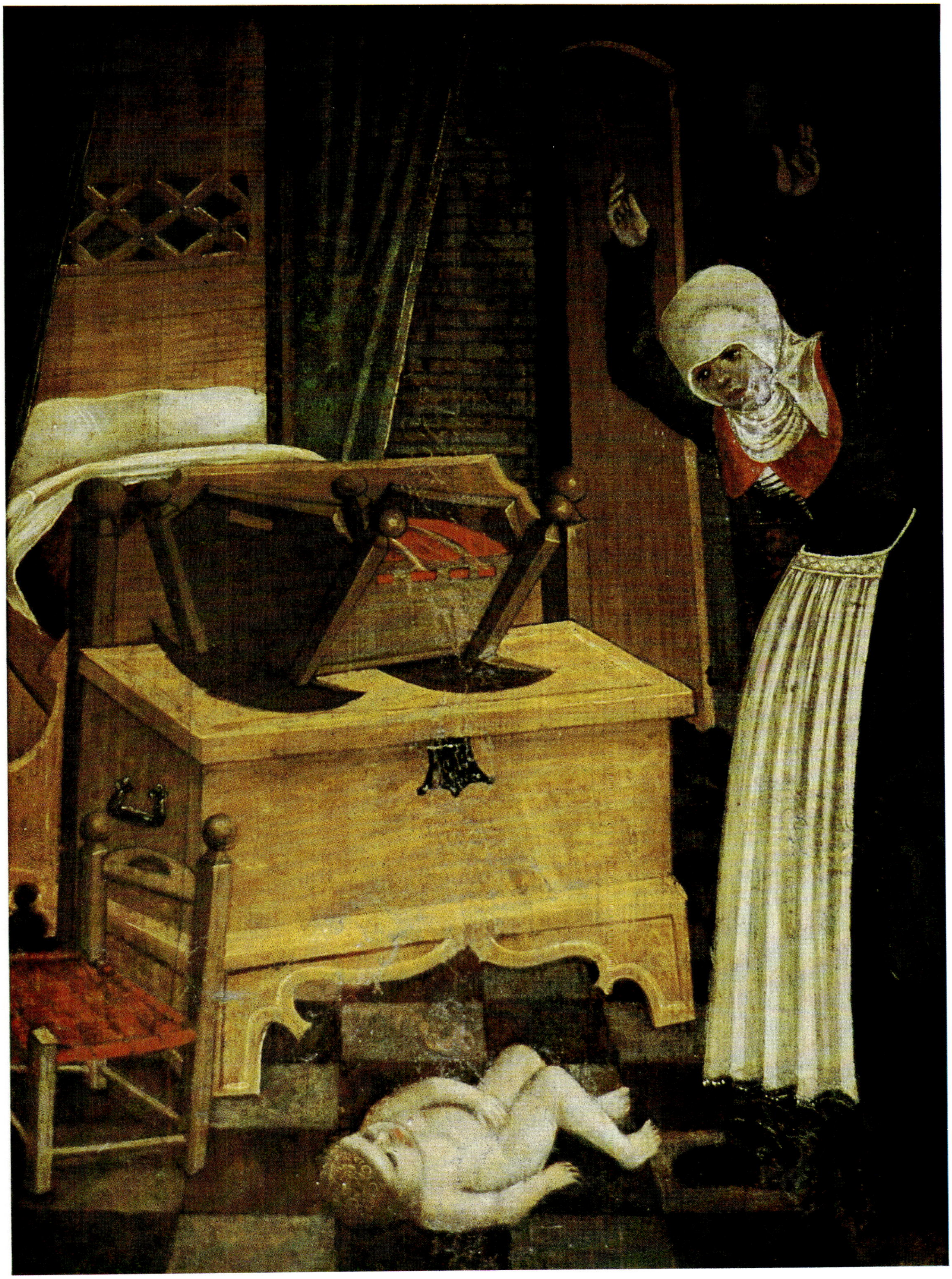

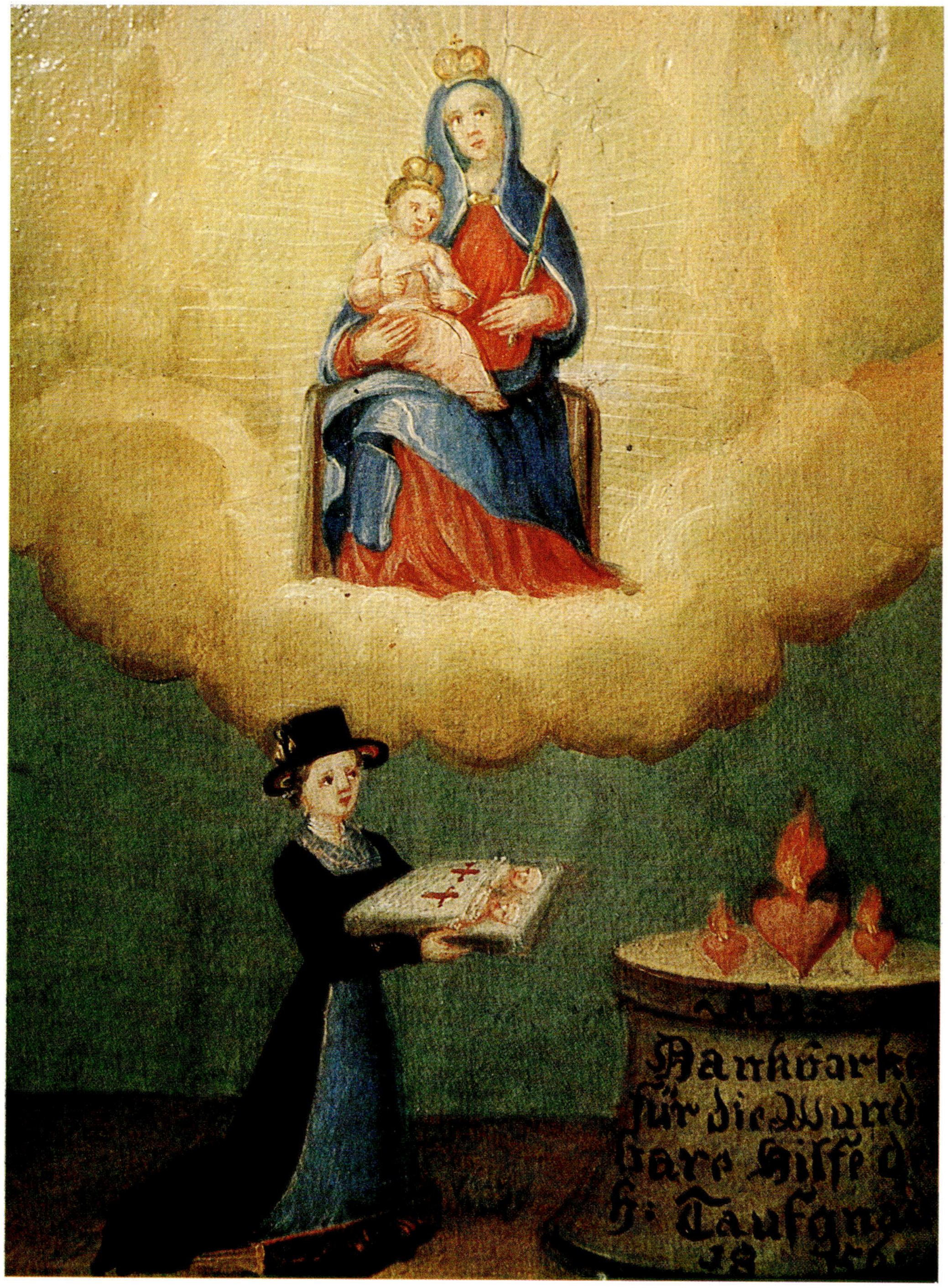

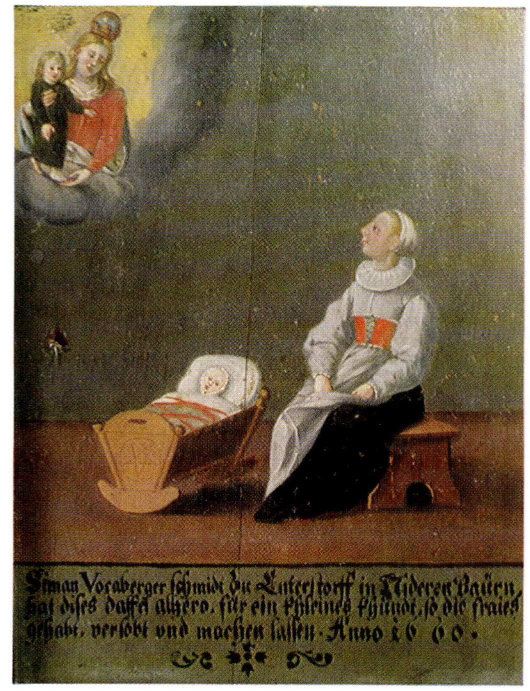

Eine Mutter wacht bei ihrem kranken Kind. Das Fußbrett der Wiege trägt ein Pentagramm. »Simon Voraberger schmidt Zu Enterstorff in Nideren Baürn hat dises daffel alhero für ein khleines khindt, so die fraies gehabt, verlobt und machen lassen. Anno 1660.« Votivtafel aus dem Stadtmuseum Regensburg.

Links:
Eine Mutter, die Zwillinge gebar und rasch wieder verlor, dankt dafür, daß die Kinder noch rechtzeitig getauft werden konnten. Votivtafel aus der Wallfahrtskirche Maria Kirchenthal am Lofer in Österreich. 1856.

Gepflogenheit, Nase und Ohren des Kindes mit Speichel zu bestreichen und das »Hephata«, das »Öffne-Dich«, zu sprechen.
Mit der Taufe verbanden sich allerlei Volksbräuche. Man mußte dem Täufling ein Geldstück einbinden, auf daß er im späteren Leben nicht verarmte. Der Pate schenkte ihm einen Löffel, damit er manierlich das Essen erlernte, nicht geiferte und kein armer Schlucker wurde.
Im geweihten Taufwasser schlummerte Gottes Segen. Man durfte es mit nach Hause nehmen, um die Wohnung, die Felder oder die Weingärten zu besprengen. Außerdem enthielt es geheimnisvolle Heilkräfte. Unfruchtbare tranken es, und stummen Kindern schenkte es die Sprache. Daher flößte man es auch verstockten Sündern ein, die auf der Folter nicht beken-

Rechts:
Nottaufe eines neugeborenen Kindes. Es wird durch die Fürbitte der seligen Margaretha Ebner und die Wirkung des heiligen Taufwassers gerettet: »In dem (Jar) 1661 verlobte Eufhemia Andreae Leyhenß, wagner handtwerkhs zue dorff Mödingen hausfrauw, Ihr kindt hieher und mit namen also als MARGRETHAM nennen zueta(u)fe da mam soliches vorhero zwostundt gleich nacher der geburdt in den Badt für todt umgezogen wan es solte das Leben Erlangen (worau)ff es sich gleich Rührte und wurde also wider auf . . . nun (zum) anderenmahl in dem wasser der H. Tauff gebohrn.« Mirakelbild aus der Klosterkirche Maria Medingen in Schwaben. 17. Jahrhundert.

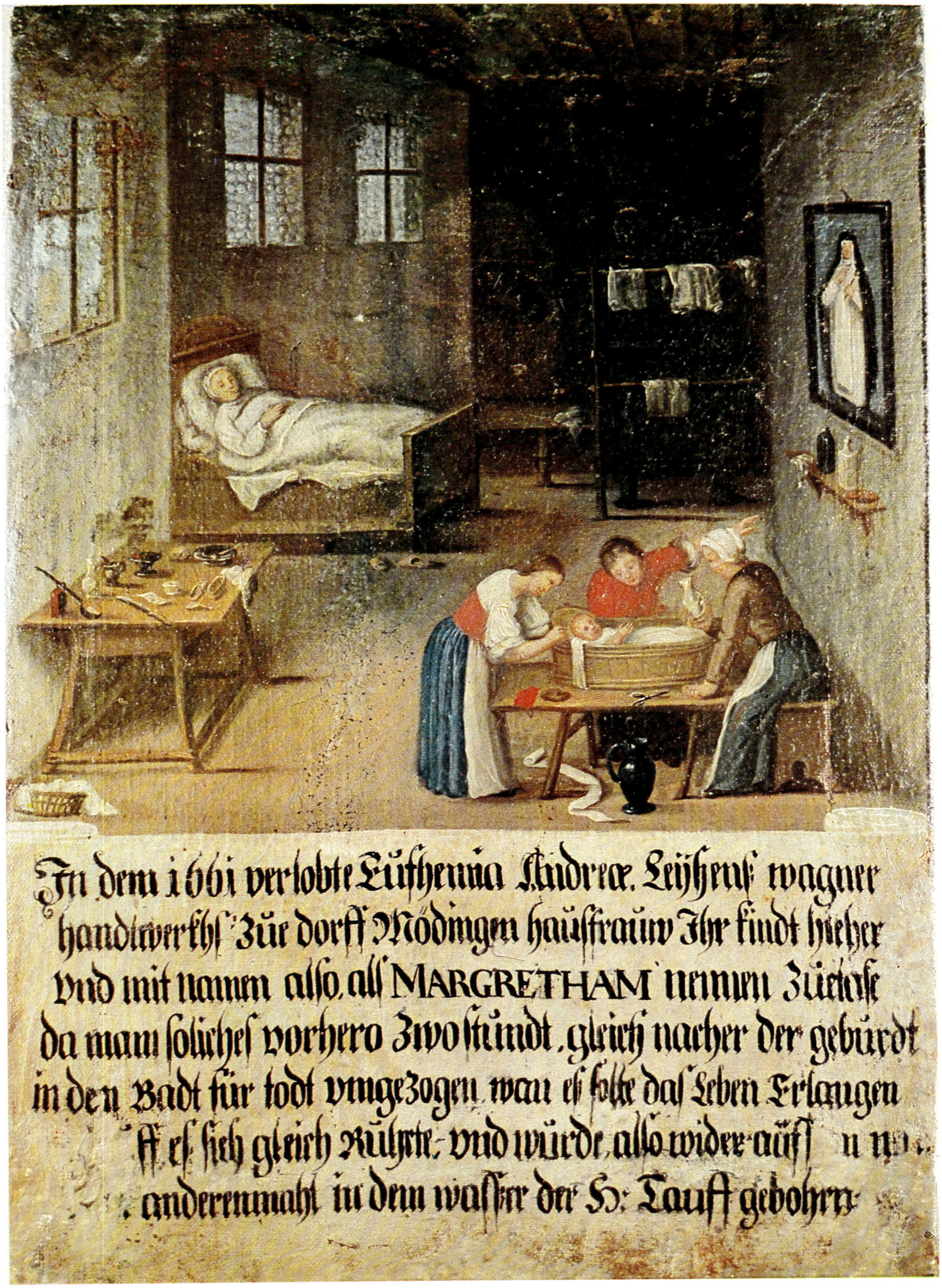
In dem 1661 verlobte Eüfhemia Andreae. Leÿhens wagner
handtwerkhs Züe dorff Mödingen haüsfraüw Ihr kindt hieher
vnd mit namen also als MARGRETHAM nennen Züelasse
da man soliches vorhero Zwo stündt. gleich nacher der gebürdt
in den Badt für todt vmgezogen. wan es solte das Leben Erlangen
ist es sich gleich Rührte. vnd würde also wider aüff
anderenmahl in dem wasser der H: Tauft gebohren

nen wollten und hoffte, es würde ihnen die Zunge lösen und sie zum Bekenntnis gefügig machen.
Seit dem 18. Jahrhundert übten die Ärzte mehr oder minder heftige Kritik am Taufmodus. Sie bemängelten, mit welcher Leichtfertigkeit ein kleines Kind der Kälte ausgesetzt wurde. Einmal waren es die langen Kirchwege, die selbst bei Schnee und Eis zu Fuß zurückgelegt wurden, und zweitens war es das kalte Wasser, mit dem man das Kind in der eisigen Kirche übergoß. Der Schweizer Arzt Rau hielt diese Unterkühlung für so gefahrvoll, daß er sie unter die vermeidbaren Todesursachen bei jungen Kindern einstufte.
Aber für die Eltern war die Taufe von hoher Bedeutung. Sie entschied über das jenseitige Schicksal des Kindes. Blieb es ungetauft, konnte es nicht der ewigen Seligkeit teilhaftig werden. Eltern, denen ein Kind verstarb, bevor es das Sakrament der Taufe empfing, blieben daher in qualvoller Unruhe über sein Seelenheil. Ihre Sorge wurde beschwichtigt, wenn es gelang, das vor vollendeter Geburt im Mutterleib sterbende Kind zu taufen. Im Jahre 1766 beschrieb der Brixener Arzt Parolini, wie man mit Hilfe eines zweiklappigen Spekulums und einer Mutterspritze die Nottaufe oder, wie er es nannte, die Intrauterintaufe vollziehen könnte. Sie zählte lange zu den Verrichtungen, mit denen die ärztliche Geburtshilfe der Religion entgegenkam. Elias von Siebold erwähnt sie noch im 19. Jahrhundert als Aufgabe der Hebammen, die sich allerdings davon überzeugen müssen, daß der in die Scheide vorgelagerte Teil dem kindlichen Körper und nicht dem Mutterkuchen oder der Nabelschnur angehört, ehe sie ihn taufend mit Wasser benetzen.
Der Name, den das Kind in der Taufe empfing, blieb bis zum Mittelalter sein einziger Name. Ursprünglich riefen sich alle beim Vornamen. Zwar begannen im 11. Jahrhundert die vornehmen Familien, sich nach ihren Burgen und die städtischen Geschlechter, sich nach ihren Hausnamen zu bezeichnen. Aber die einfachen Leute beließen es beim Rufnamen, und noch 1453 bewarben sich laut Frankfurter Ratsprotokoll zwei Knechte als Stadtsoldaten, »die nit namens han«. Als man schließlich ohne Zunamen nicht mehr auskam, blieb an vielen der Beiname hängen, den ihnen ihre spottlustigen Mitbürger gegeben hatten, wegen ihres Aussehens, etwa der Haarfarbe, die braun, rot oder schwarz sein konnte, wegen ihres Charakters, der weise oder böse erschien, oder wegen ihres Verhaltens, wie es Namen wie Bauernfeind oder Suffus bezeugen.

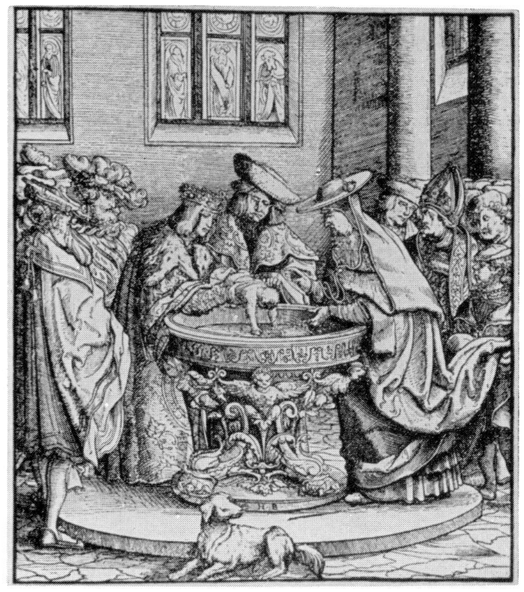

Taufe Maximilians im Jahre 1459. Holzschnitt von Hans Burgkmair aus dem »Weißkunig«.

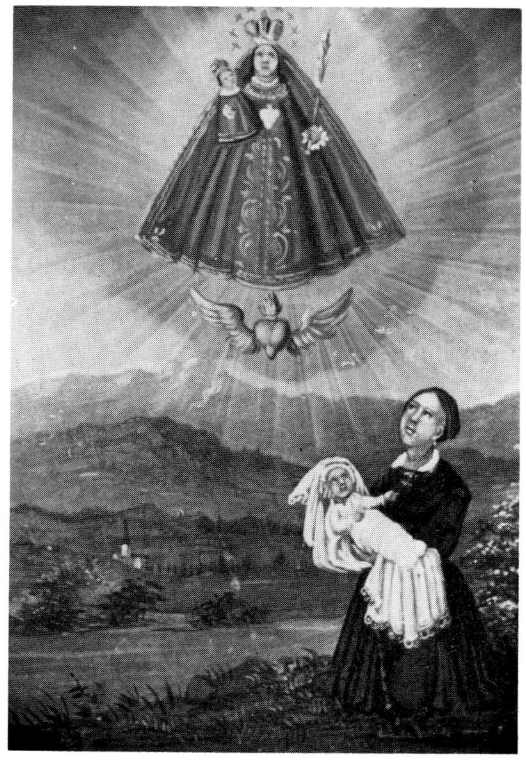

Ein Wickelkind wird, mit einem Taufschleier geschmückt, zur Kindtaufe gebracht. Seit dem Ende des 18. Jahrhunderts warnten die Ärzte, junge Kinder bei Wind und Wetter in die Kirche zu tragen. Votivtafel aus der Wallfahrtskirche Weihenlinden in Oberbayern.

Von Schutzengeln

Jedes Kind hat seinen Schutzengel. Diese fromme Gewißheit entspringt altem Volksglauben.
Die Kirche hat diesen Glauben zwar nie durch ein feierliches Bekenntnis bekräftigt, aber sie duldete ihn und stützte sich dabei auf den Spruch des Psalmisten: »Denn Er hat Seinen Engeln befohlen über dir, daß sie dich

Rechts: Der Schutzengel rettet ein Kind vor dem Sturz in den Abgrund. Votivtafel aus der Pfarrkirche Amras in Tirol. 1944.

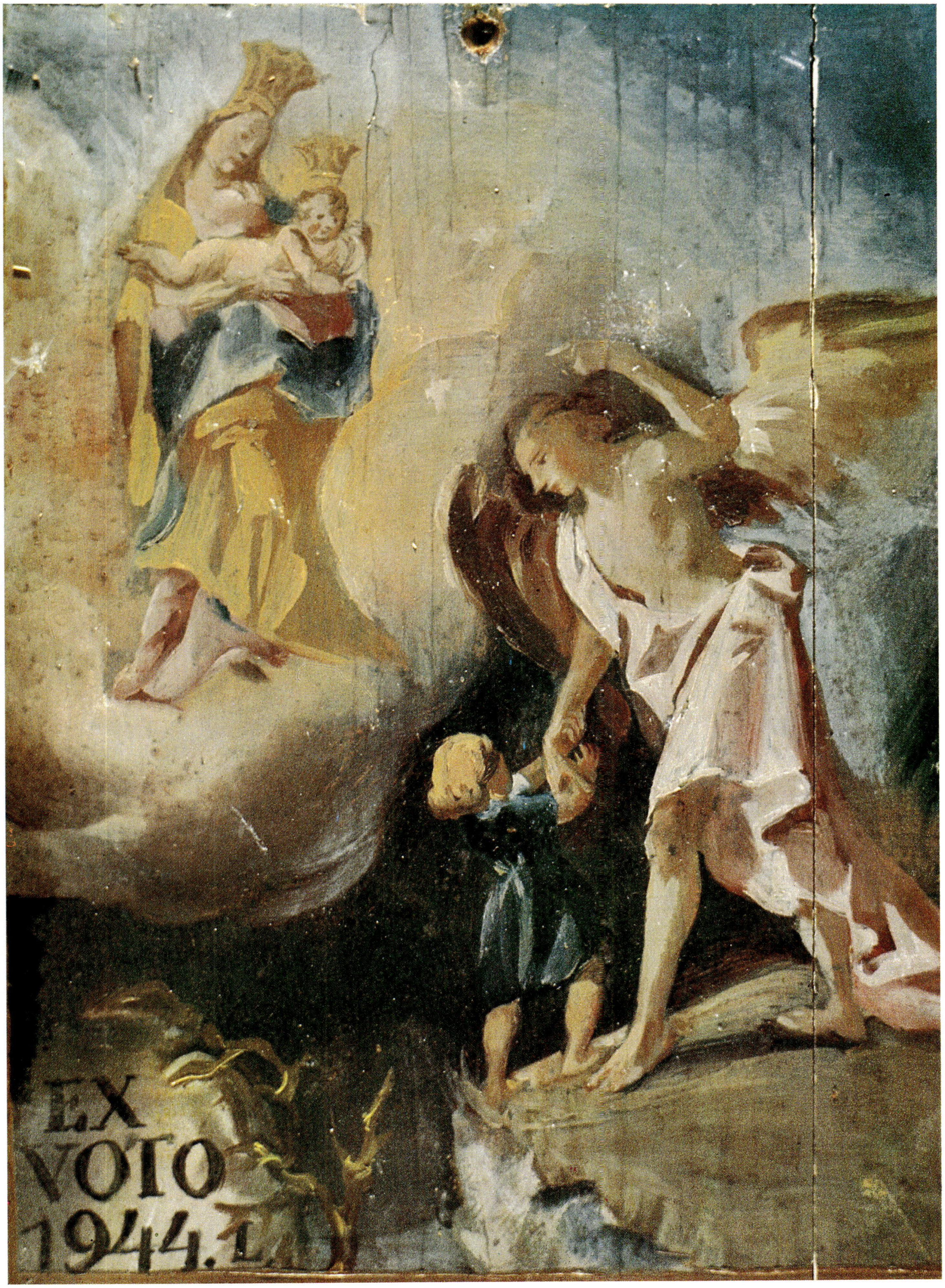
EX
VOTO
1944. L.

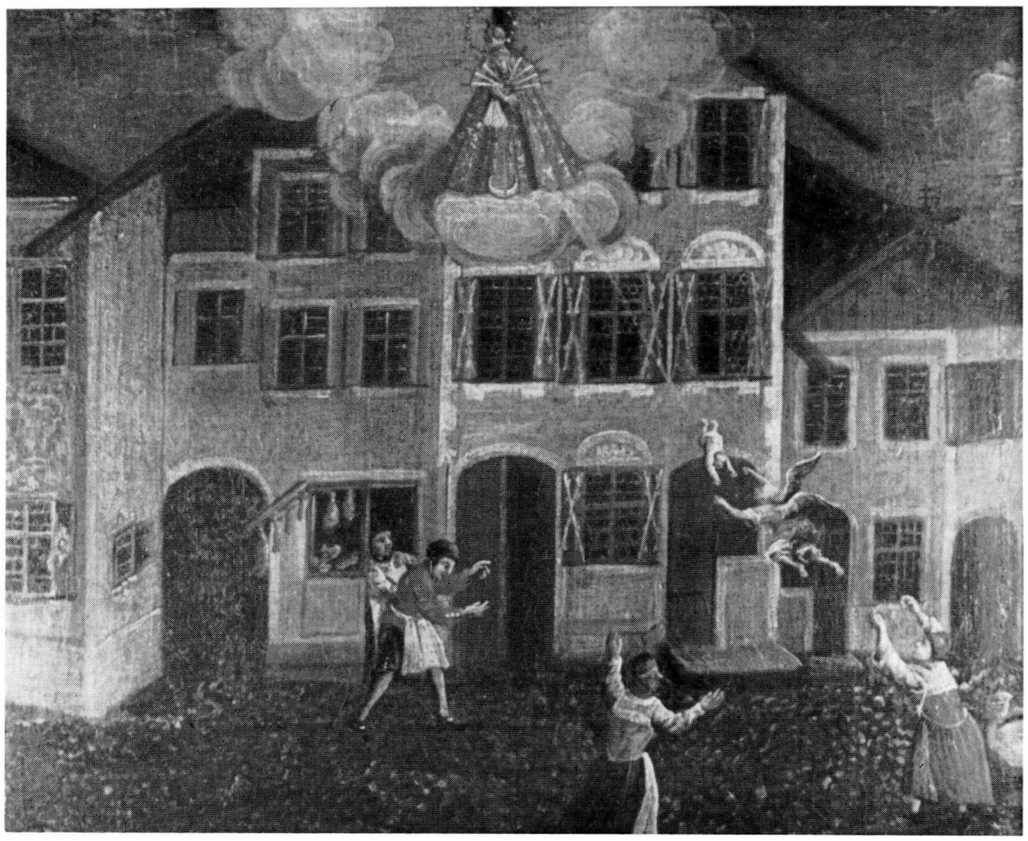

Im Jahre 1766 stürzte ein fünfjähriger Knabe über eine steinerne Fensterbrüstung in die Tiefe und blieb unverletzt. Daß ihm ein Schutzengel beigestanden haben mußte, macht dieses Mirakelbild deutlich. Es zeigt, wie der Engel das Kind in der Luft auffängt. Er wird es dann sanft zur Erde gleiten lassen.
Mirakelbild aus der Pfarrkirche Murnau in Oberbayern.

behüten auf allen deinen Wegen.« (Psalm 91, 11). Und Christus sagte von den Kindern, ihre Engel im Himmel würden allezeit das Angesicht Gottes sehen (Matth. 18, 10).

Das durfte man auslegen, als sei jedem Menschen ein bestimmter Engel zu eigen, der über ihm wacht und ihm in allen Gefahren beisteht. Daher bestand für die Kirche kein Grund, dem Volksglauben zu widersprechen, zumal die Existenz von Engeln unbestritten war. Denn die Heilige Schrift berichtet immer wieder von ihnen.

Engel sind die Boten Gottes, körperlos und dennoch von unbeschreiblicher Schönheit. Dem Menschen sind sie gewöhnlich unsichtbar, aber das Auge des Herrn ruht mit Wohlgefallen auf ihnen. Sie tragen lange schimmernde Gewänder, auf ihrem Scheitel glänzt das Licht, und von ihrer Gestalt geht ein Leuchten aus, das noch jeden blendete, dem es vergönnt war, sie zu schauen. »Fürchtet euch nicht!« sind daher die ersten Worte, die der Engel den Menschen zuruft, denen er erscheint.

Heere von Engeln bevölkern die Weite des Himmels. Die um 500 erschienene Schrift des Dionysius Areopagita teilt sie in Ordnungen ein, wie man Truppen gliedert. Aus ihrer Mitte ragen die sieben Erzengel hervor. Unter ihnen steht Gabriel zur Rechten Gottes als Engel der Verkündigung und Botschafter des Herrn. Ariel, zur Linken des göttlichen Thrones, lenkt die Myriaden der Sterne und führt die Seelen der Toten zum Himmel empor. Den Krankheiten und den bösen Geistern, die den Menschen bedrohen, wehrt Raphael. Über sie alle aber gebietet Michael, der höchste der Engelsfürsten, abgebildet im schimmernden Harnisch als der Engel des Lichts, der die Geister der Finsternis mit Luzifer an ihrer Spitze in den Schlund der Hölle zurückschleudern wird, wenn der Jüngste Tag kommt.

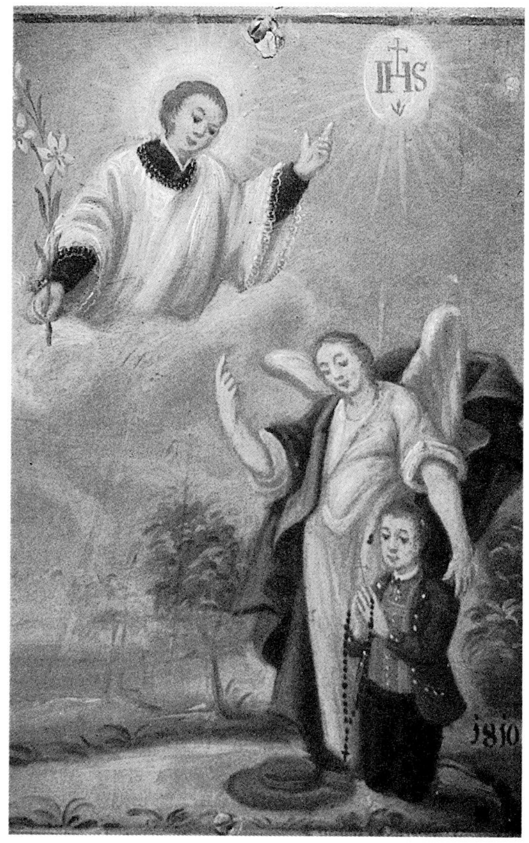

Diese Tafel macht den stufenweisen Weg deutlich, auf dem Fürbitte und Gebet zum Himmel gelangen: neben dem betenden Knaben steht sein Schutzengel, der auf ihn hernieder sieht und zugleich auf den in den Wolken thronenden heiligen Antonius weist. Auch dieser blickt auf die irdische Szene herab und deutet auf das Monogramm Christi, das leuchtend in höheren Sphären erscheint.
Wallfahrtskirche Maria Trens in Südtirol. 1810.

Rechts:
Der Schutzengel fängt ein stürzendes Kind auf. Votivtafel der Wallfahrtskirche Maria Trens in Südtirol. 1766.

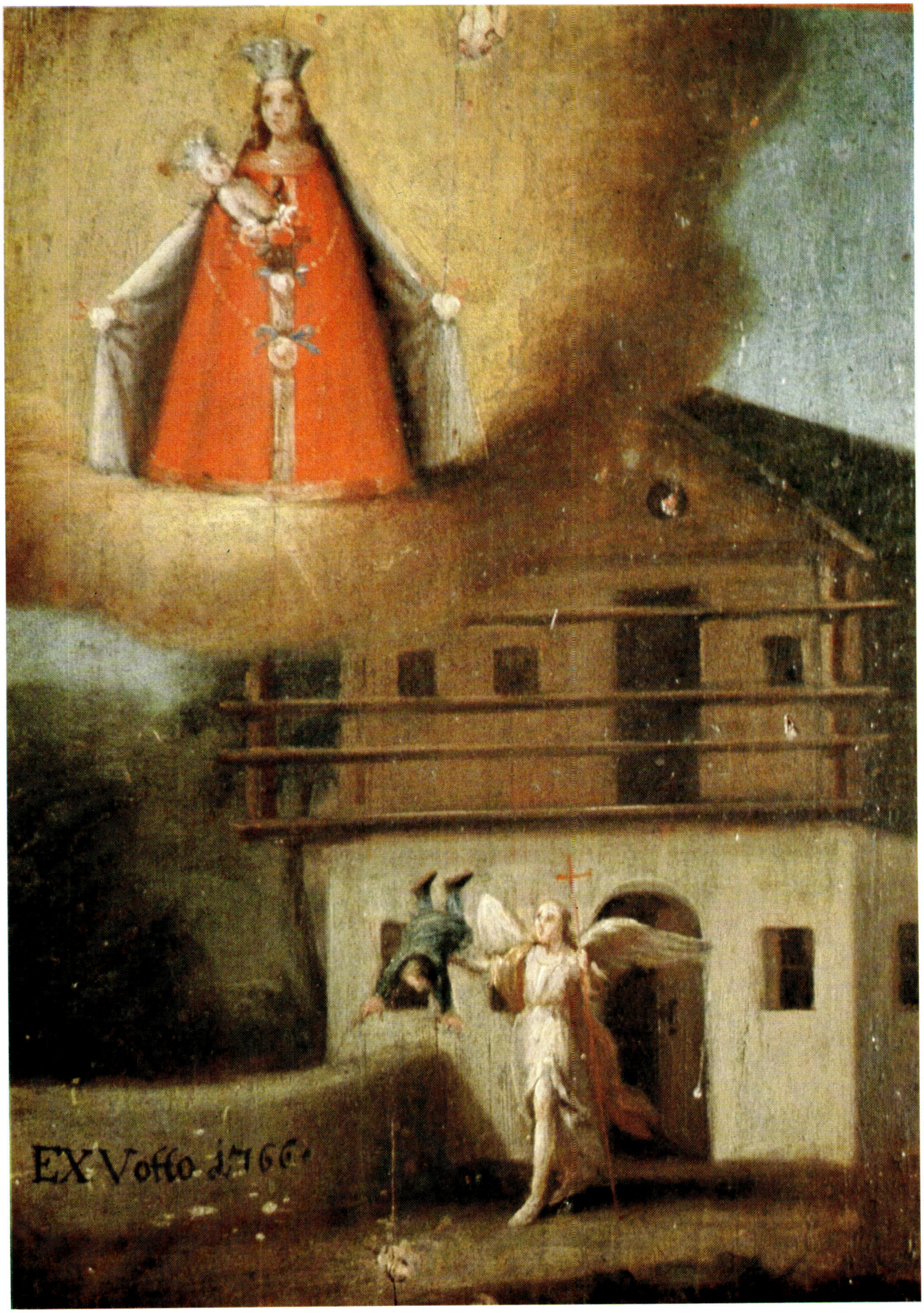
EX Votto 1766

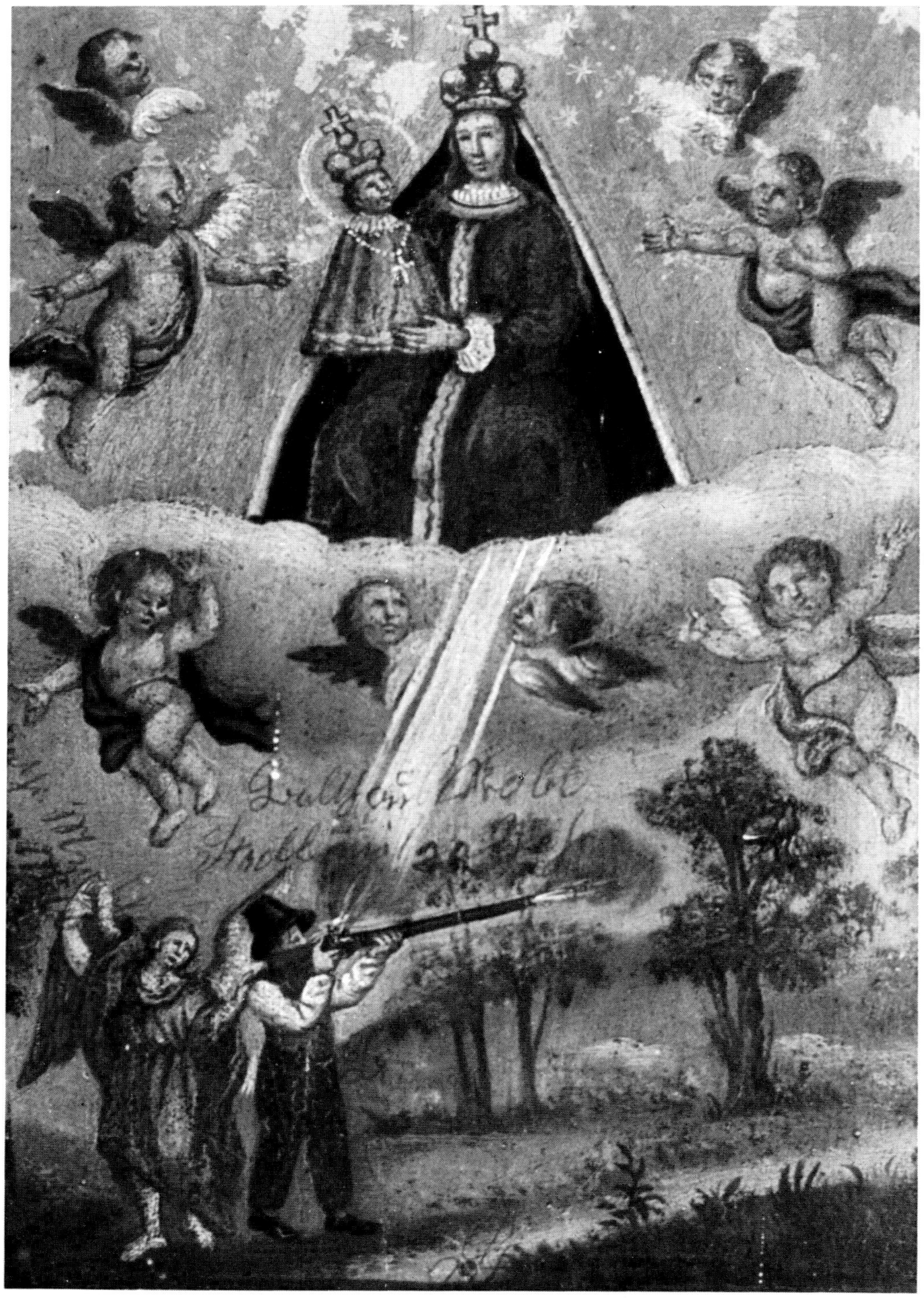

Der Schutzengel begleitet nicht nur die Kinder, er ist dem Menschen sein Leben lang zur Seite. Dieser alte Volksglaube wird auch auf einer Votivtafel verdeutlicht: dem Jäger, der einen Auerhahn erlegen will, schlägt ein Feuerstrahl aus dem Gewehrschloß entgegen. Dennoch fügt ihm der unglückliche Schuß keinen Schaden zu, denn der Engel ist bei ihm.
Wallfahrtskapelle Heiligwasser in Österreich. 1853.

Rechts:
Des Kindes Schutzengel leitet das mütterliche Gebet zum Märtyrerkind Andreas von Rinn. Votivtafel aus der Wallfahrtskapelle auf dem Judenstein in Tirol. 1819.

Dem Menschen muß es früh eine Notwendigkeit gewesen sein, an Schutzgeister, die Geschöpfe menschlicher Hoffnung, zu glauben. Fast alle Völker kennen sie. Den Christen bewahren die Schutzengel vor den Gefahren der Welt, sie sind ihm von Anbeginn des Lebens beigegeben und weichen bei Tag und Nacht nicht von ihm. Gott selbst hat sie ausgewählt, daß sie, wie Luther übersetzt, »dich auf den Händen tragen und dein Fuß nicht an einen Stein stoßet«.
Sobald der Mensch ins Leben tritt, ist der Engel bei ihm. Er bleibt unsichtbar, aber seine Stimme ist in uns, und jeder kann sie hören. Unschuldige Kinder erblicken ihn zuweilen im Schlaf, dann lächeln sie. Er geleitet das Kind überall. Stürzt es, so fällt es in seine Arme. Tut es ein Unrecht, dann

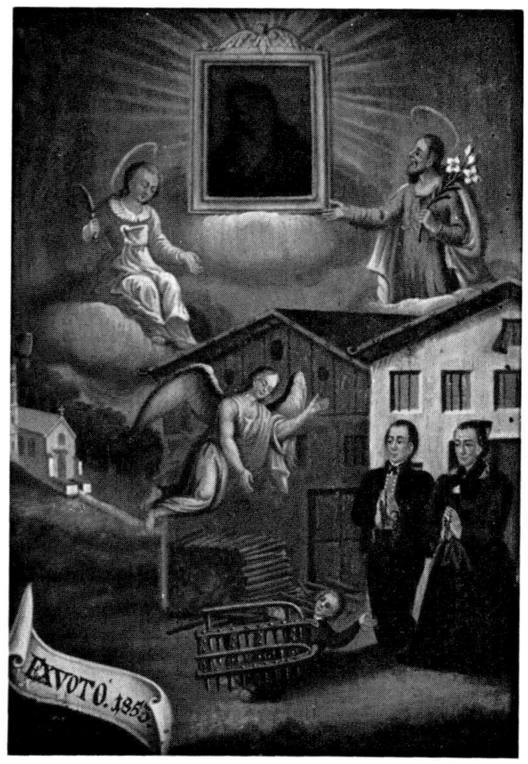

Der Schutzengel rettet einen verunglückten Knaben. In der Mitte das Bild der Muttergottes von Absam, rechts der heilige Joseph, links das Kind Anderl von Rinn.
Wallfahrtskapelle auf dem Judenstein in Tirol. 1853.

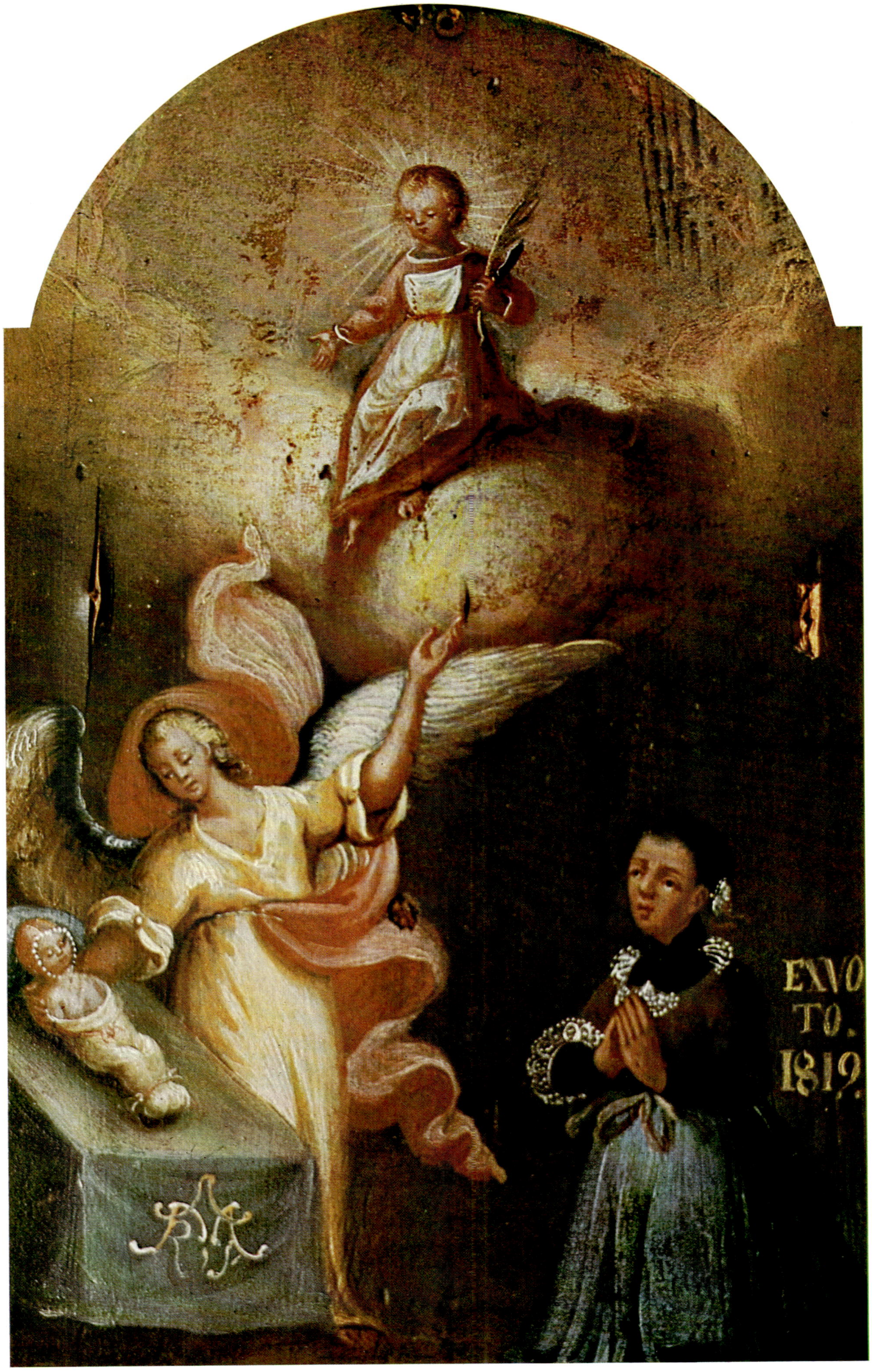
EXVO
TO.
1819.

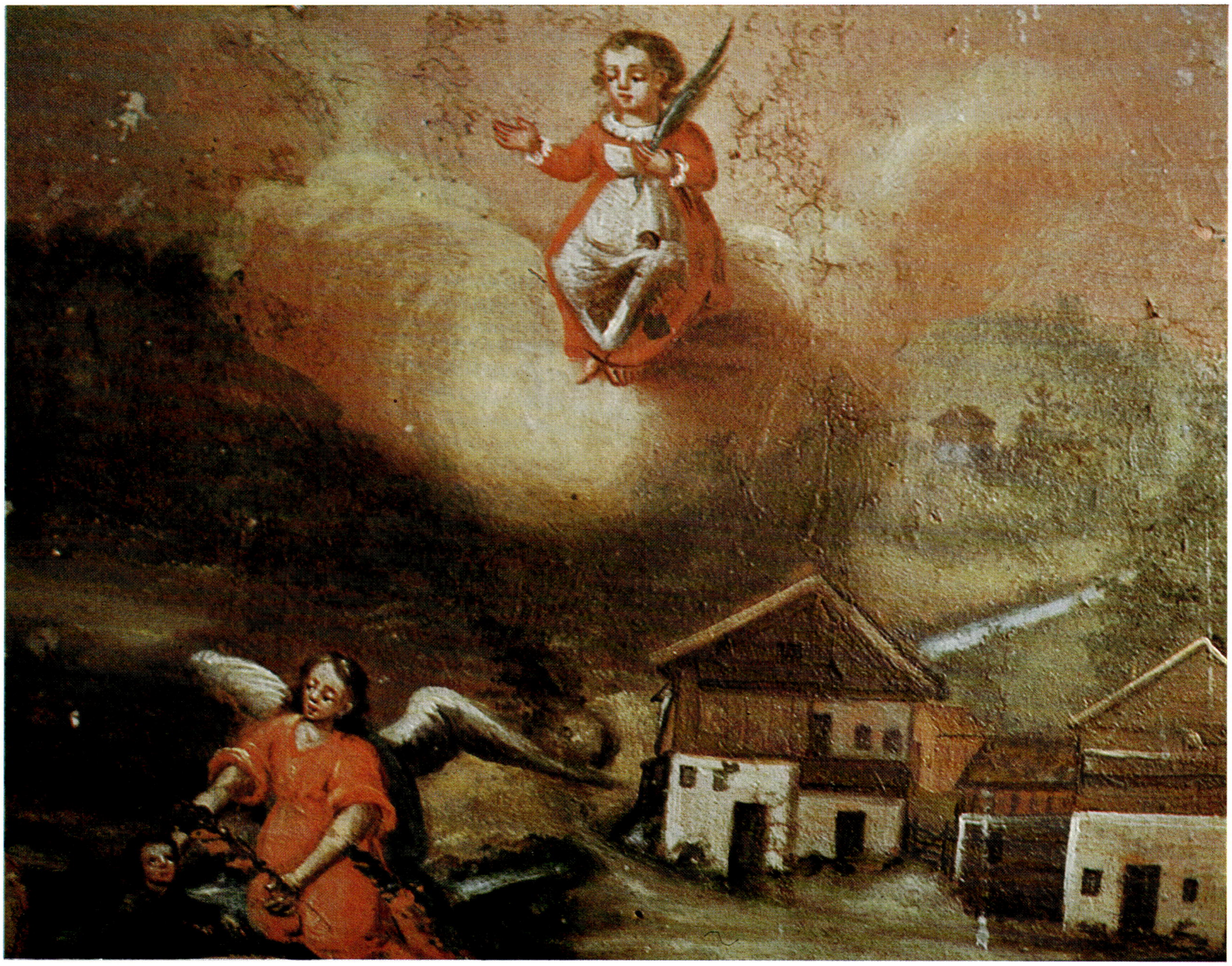

weint er. Er kann auch strafen. Das kindliche Gebet trägt er zu Gott empor und kehrt mit göttlicher Weisung wieder hernieder.
Vom Glauben an den Schutzengel zeugen viele Votivtafeln. Immer ist es der mächtige Bote des Herrn, den sie abbilden, der einen Hauch jener Unheimlichkeit trägt, die Gottes Allmacht auch verbreitet, und nicht eines der niedlichen Englein, die das Barock um die Wolkengebirge der Heiligen flattern läßt. Auf manchen Tafeln fängt der Engel ein stürzendes Kind auf, zuweilen rettet er es im Fluge. Er steht dem Kinde in Krankheiten bei und lenkt seine Gebete zum Himmel oder zu den Heiligen. Eines der schönsten Zeugnisse für den Engelsglauben ist das alte Nachtgebet der Kinder:

Abends wenn ich schlafen geh, vierzehn Englein bei mir stehn . . .

Der Schutzengel rettet ein Kind, das in den Bach gefallen ist, vor dem Ertrinken. Votivtafel aus der Kapelle auf dem Judenstein in Tirol. 1816.

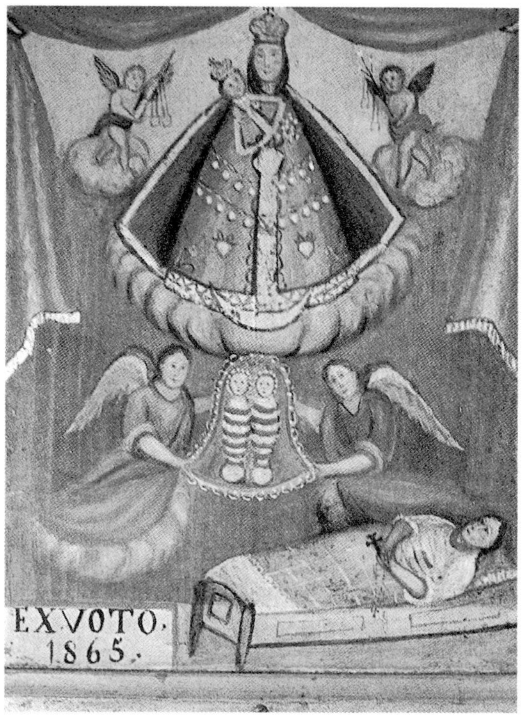

Tod im Kindbett nach einer Zwillingsgeburt. Aber die Kinder haben die schwere Geburt überlebt und werden von ihren Engeln behütet. Wallfahrtskirche Maria Trens in Südtirol. 1865.

Der Schutzengel behütet den Menschen aber nicht nur in der Kindheit, er bleibt ihm ein ganzes Leben lang zur Seite. Denn: das Leben ist eine lange Pilgerfahrt zu den himmlischen Gefilden, schrieb Thomas von Aquin, und die Menschen sind schwach und unbeständig. Aber der Engel ist stark und geleitet ihn durch alle Fährnisse bis zur Todesstunde. Dann steht er zu Häupten des Sterbenden und wehrt dem Teufel, der das Sündenregister aufschlägt, indem er das Buch vorweist, das die guten Werke verzeichnet. Mit des Menschen unsterblicher Seele fährt er hinauf vor Gottes Richterstuhl und geht mit ihr ein in die ewige Seligkeit.

Die Bildersprache der Votivmalerei macht auf diese anmutige Weise die helfenden Kräfte sichtbar, die in der Welt sind und zu denen auch die Medizin gehört. Auch die Medizin bietet dem Kinde ihren Schutz. Sie tut es mit naturwissenschaftlichen Mitteln. Sie kontrolliert das kindliche Immunsystem und mißt daran die natürliche Widerstandskraft des Kindes. Durch Vitamine bewahrt sie den Säugling vor Mangelerscheinungen. Mit Schutzimpfungen macht sie ihn gegen Infektionskrankheiten gefeit, und in Deutschland kennt sie das System der Vorsorge, nämlich sich anbahnende Schäden durch Früherkennung so rechtzeitig aufzudecken, daß ihre nachteiligen Folgen die kindliche Entwicklung nicht oder nicht stärker beeinflussen. Ich habe dieses Programm angeregt und ausgearbeitet und ihm viel Zeit meines Lebens gewidmet.

Die moderne Kinderheilkunde ist eine faszinierende Wissenschaft. Sie wird immer neue und bessere Möglichkeiten finden, um das Kind in seiner körperlichen und geistigen Entwicklung vor Schäden zu behüten. Sie wird die Grenzen unseres Wissens ständig weiter hinausschieben. Aber sie wird auch immer auf Grenzen stoßen — auf Grenzen, hinter denen das Reich der Schutzengel beginnt.

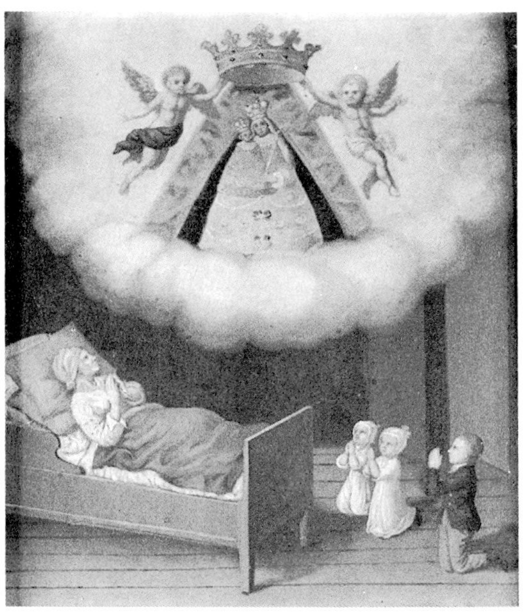

Drei Kinder, die vielleicht schon Halbwaisen sind, flehen um das Leben ihrer kranken Mutter. Wallfahrtskirche Maria Schutz am Semmering in Österreich. 1839.

Das Kind am Sterbelager

Ursprünglich weiß das Kind nichts vom Tode. Seine ersten Lebensjahre verbringt es heiter und unbefangen, voller Freude an der Welt, die es umgibt. Wer die natürliche Fröhlichkeit junger Kinder tagtäglich erlebt, dem dürfte es schwerfallen, den düsteren Lehren der Psychologie zu folgen und zu glauben, das Kind käme mit Widerwillen auf die Welt, es sträube sich, die dunkle Höhle des Mutterleibes zu verlassen, und der Schrei, unter dem es seine Lungen zum ersten Atemzug entfaltet, sei ein Schrei des Protests, ausgelöst von archaischen Ängsten.

Das Kleinkind ist eins mit der Welt, das Leben ist ihm ein Spiel. Spielend lernt es, spielend erobert es einen immer größeren Lebenskreis. Es weiß nichts von Dauer und nichts vom Sterben, es kennt keine Todesfurcht. Die Gewißheit, daß wir mitten im Leben vom Tode umfangen sind, ist ihm noch vorenthalten.

Erst wenn es einmal an einem Sterbelager stand, empfindet es die Ver-

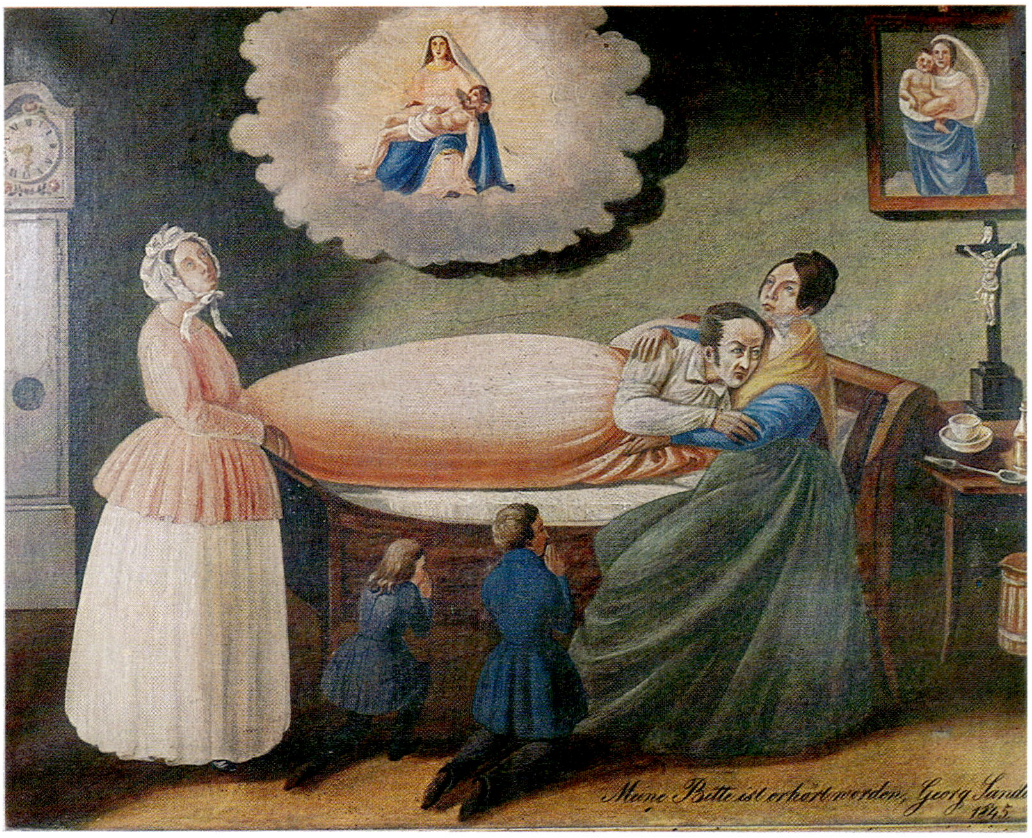

Lebensgefährliche Erkrankung eines Familienvaters.
Votivbild aus der Wallfahrtskirche Maria im Sande in Dettelbach in Franken. 1845.

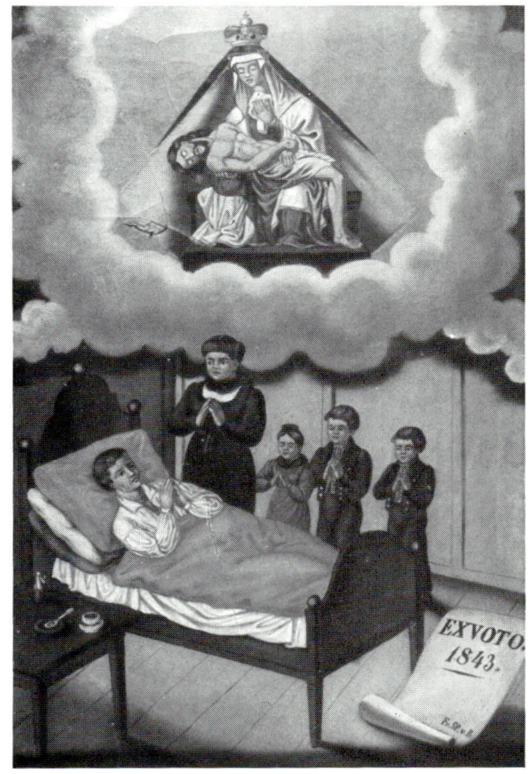

Die Familie bittet um das Leben des gefährlich erkrankten Vaters.
Votivtafel aus der Pfarrkirche Fischen im Allgäu. 1843.

gänglichkeit. Kleinere Kinder vergessen auch dieses Erlebnis bald, größere können lange darunter leiden. Soweit sie dann den Tod fürchten lernen, gilt diese Furcht weniger dem Verlust des eigenen Lebens als eher dem der geliebten Eltern.

Viele Votivtafeln zeigen diese Begegnung des Kindes mit dem Tode. Meistens liegt die Mutter auf dem Sterbebett, seltener der Vater. Gewiß hängt diese offensichtliche Häufung weiblicher Todesfälle in der Blüte des Lebens mit dem ungleich härteren Los zusammen, das der Frau im Familienleben zufiel. Wie im rohen und sinnenfreudigen Mittelalter ließ der Mann auch in den folgenden Jahrhunderten seiner Natur freien Lauf und gönnte der Frau wenig Schonung. Daß sie ihm zwölf oder mehr Kinder gebar, von denen freilich viele starben, blieb keine Seltenheit. Und da jedes Kindbett die Gefahr mütterlichen Sterbens heraufbeschwor, war in Friedenszeiten, wenn kein Krieg die Zahl der Männer dezimierte, innerhalb der Familie der Tod der Mutter häufiger als der des Vaters. Daher war auch die Wahrscheinlichkeit groß, daß Kinder vorzeitig zur Waise oder zur Halbwaise wurden. Ältere Geschwister konnten dann früh in die Verantwortung hineinwachsen, weil sie Sorge für die jüngeren übernehmen mußten.

Die Maler bilden die Kinder am Sterbebett meistens in betender Haltung ab, als würden sie sich gefaßt in das Unabänderliche fügen. Auf einem Bild, das ich in der Wallfahrtskirche Maria Brünnl in Wemding fand, ist die Szene wahrhaftiger dargestellt: die Kinder lassen ihrem Schmerz und ihren Tränen freien Lauf.

Wenn der Tod eines Kranken herannahte, rief man den Priester, der dem Sterbenden die Beichte abnahm und die Kommunion erteilte. Er gab ihm die Letzte Ölung, die letzte Wegzehrung, und reichte ihm das Kruzifix zum

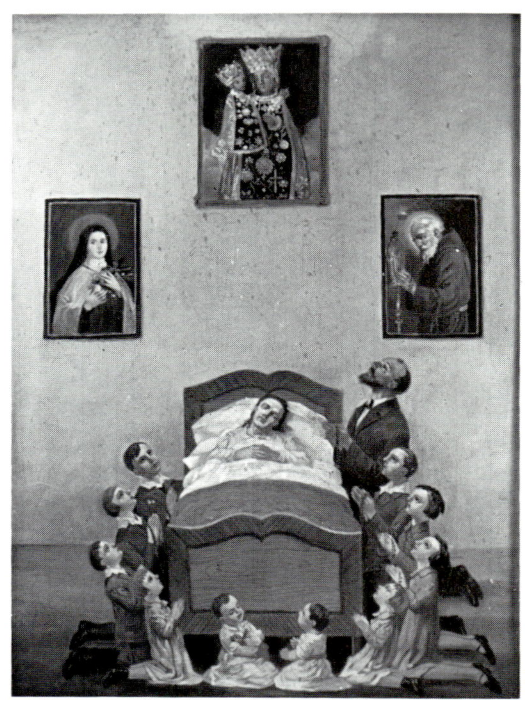

Tod der Mutter.
Votivtafel aus der Gnadenkapelle in Altötting. 1935.

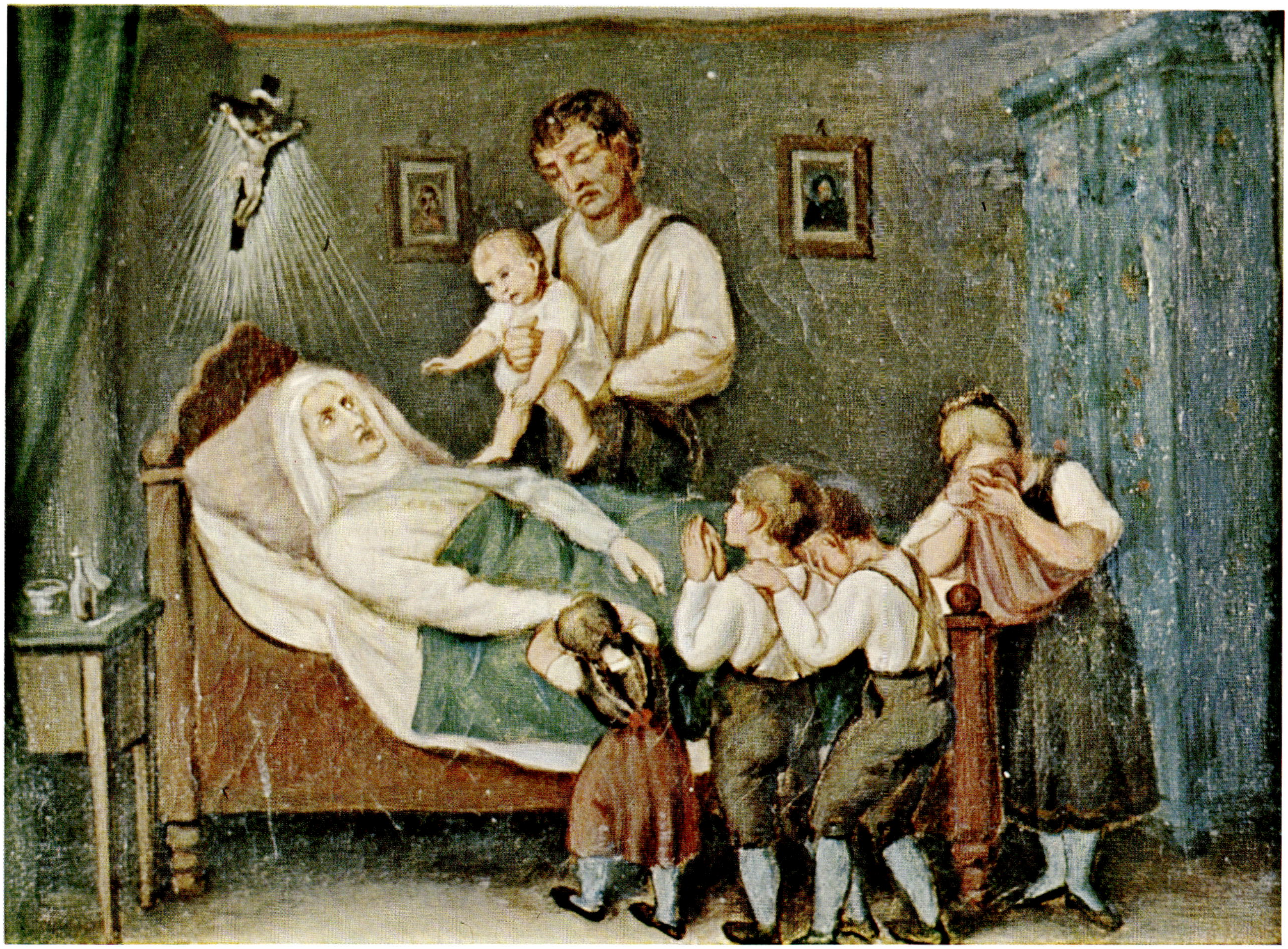

Eine Mutter liegt auf dem Sterbebette. Schmerz und Trauer der Kinder werden auf ergreifende Weise dargestellt.
Votivtafel aus der Wallfahrtskirche Maria Brünnl in Wemding in Schwaben.

Kuß. In den versagenden Händen hielt der Sterbende eine brennende Kerze bis zuletzt, mancherorts trank er auch die Johannisminne. Das war der Abschiedstrank, ein Schluck Wein, der am Tage Johannes des Evangelisten, am 27. Dezember, geweiht war. Manchmal wurde in den letzten Minuten auch die Totenglocke geläutet, im Hause vielleicht auch eine Benediktusschelle, um andringende Dämonen zu vertreiben.
Starb eine Frau in Kindsnöten oder im Wochenbett, dann mußte man ihr auf dem Totenlager feste Schuhe anziehen. Denn vor ihr lagen weite und beschwerliche Wege. Sie wird, so glaubte das Volk, sechs Wochen lang Nacht für Nacht wiederkehren und ihr Kind besuchen, um es zu warten und zu stillen. Vor dem Begräbnis muß man ihr das Kind noch einmal ans Herz legen, sonst findet sie im Grabe keine Ruhe. In der Wochenstube sollte die Lagerstatt der Toten allabendlich noch sechs Wochen hindurch zubereitet und die Wiege an das verlassene Bett geschoben werden, damit sie ihr Kind betrachten konnte. Niemand störte sie dabei. Denn sie sollte allein sein, wenn sie um Mitternacht das Kind in ihren Tränen badete.

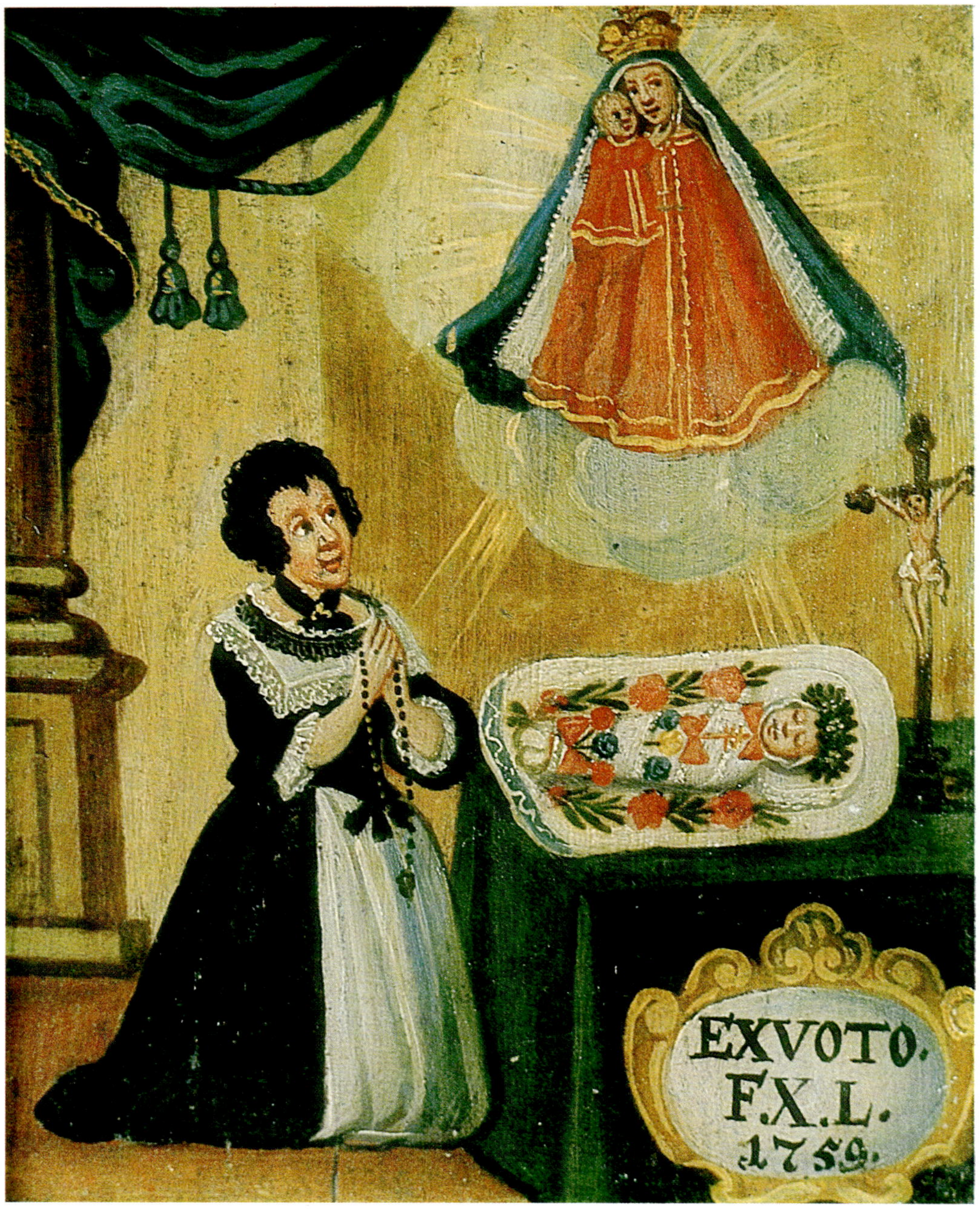

Oft wurden tote Säuglinge reich mit Blumen geschmückt, bevor man sie ins Grab legte. Votivtafel aus der Wallfahrtskapelle Maria Gern bei Berchtesgaden. 1759.

Der Tod des Kindes

Kinder sterben zu sehen, ist bitter. Manche nimmt der Tod wieder aus der Welt, weil ihr Körper entstellt und nicht für ein längeres und gesundes Leben geschaffen ist. Unbegreiflich erscheint aber das Sterben eines kräftigen und wohlgebildeten Kindes, und unbegreiflich erscheint auch die Gleichgültigkeit, mit der die Natur es preisgibt.
Säuglinge können ganz plötzlich sterben, sie können aber auch lange in einem Zustand zwischen Leben und Tod verharren, ehe ihr Lebenslicht allmählich erlischt. Ältere Kinder, die auf ein hoffnungsloses Krankenlager

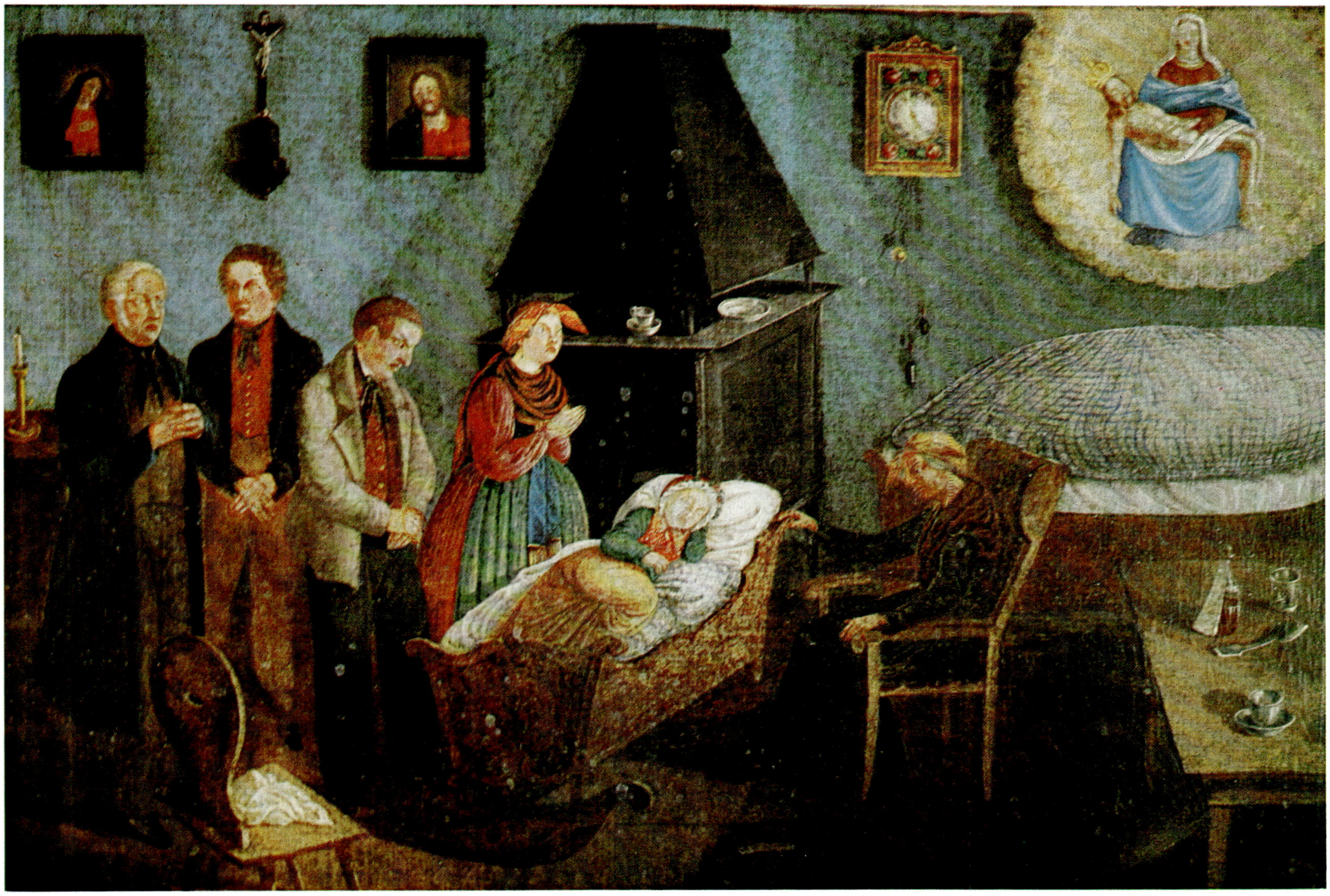

Tod eines Kindes.
Votivtafel aus der Wallfahrtskirche zum Käppele bei Würzburg.

geworfen wurden, sehen dem Tod meistens geduldig und standhaft entgegen, als fürchteten sie gar nicht, die kostbare Gegenwart zu verlieren.
Es gibt eine Krankheit, der vornehmlich junge Mädchen an der Schwelle zur Entwicklungsphase verfallen können: die Magersucht oder, in fachlichem Terminus ausgedrückt, die Anorexia nervosa. Mit ihr überfällt das Kind ein unbezähmbares Verlangen, sich der leiblichen Reifung zu verweigern und statt dessen hinzuschwinden, um in den Proportionen des kindlichen Körpers zu verharren. Manchmal ist diese Krankheit von einer verzehrenden Todessehnsucht begleitet, und dann erlebt der Arzt, erleben auch die fassungslosen Angehörigen, wie sich das Kind unbeirrbar dem Todesengel ausliefert.
Viele alte Lehrbücher beschreiben die Mors subita, den plötzlichen Tod, der den Ärzten besonders rätselhaft ist. Ihm erliegen meistens reichlich ernährte und scheinbar kräftige Kinder. Da bei ihnen auch stets eine ziemlich große Thymus gefunden wurde, nannte man diesen Sekundentod früher fälschlich den Thymustod. Gewiß hat dieses unerklärliche Sterben einen ganz natürlichen Grund. Weil er dem klinischen Blick aber ebenso verborgen bleibt wie dem Mikroskop des Pathologen, weil das Ereignis außer-

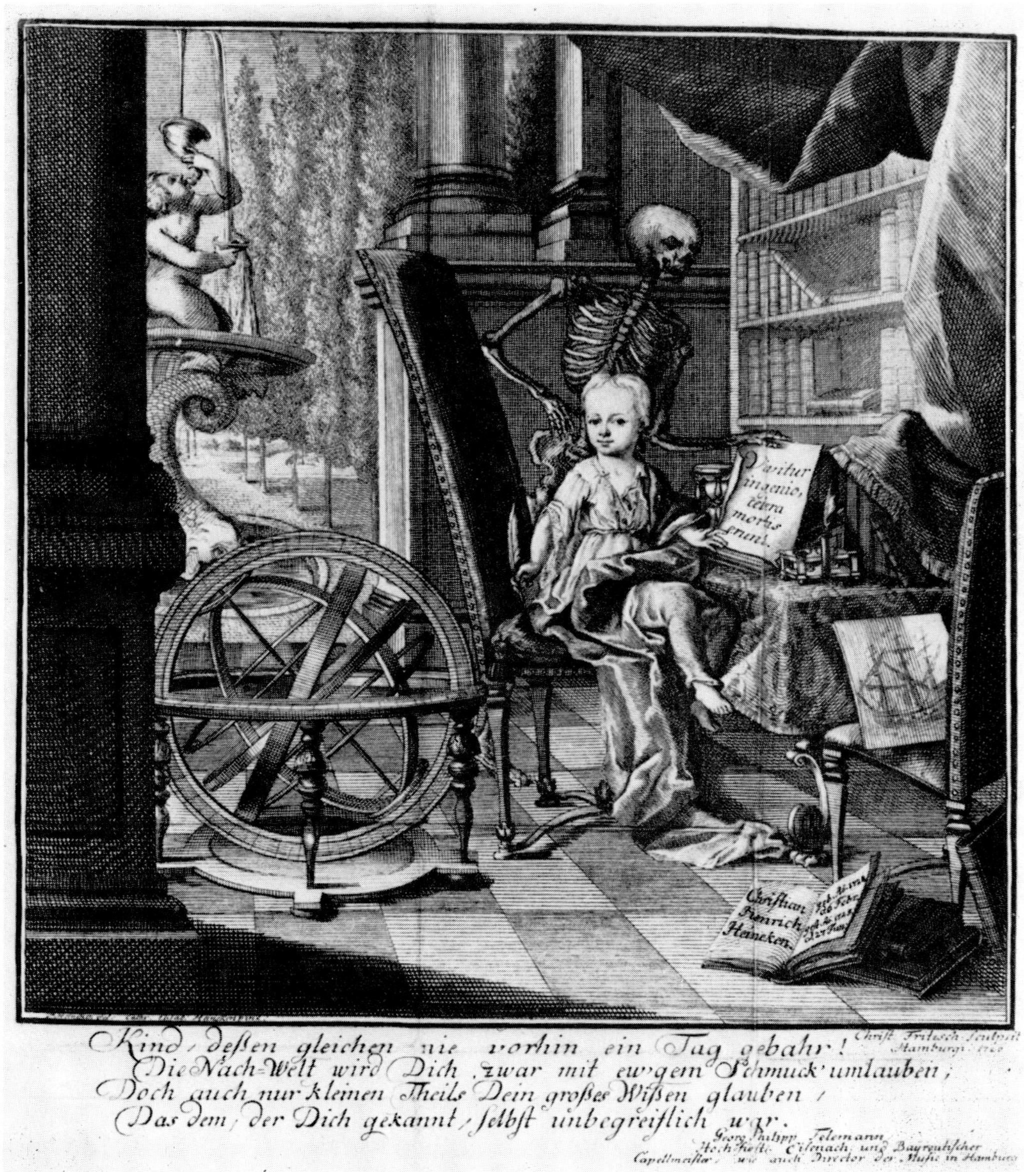

Allegorie auf Leben und Tod des Lübecker Wunderkindes. Titelkupfer aus der Schrift v. Seelens: »Merkwürdiges Ehrengedächtnis von dem Christlöblichen Leben und Tode des weyland klugen und gelehrten Kindes Christian Henrich Heineken.« Der Vers lautet:

Kind, deßen gleichen nie
vorhin ein Tag gebahr!
Die Nach-Welt wird Dich zwar
mit ew'gem Schmuck' umlauben;
Doch auch nur kleinen Theils
Dein großes Wißen glauben,
Das dem, der Dich gekannt,
selbst unbegreiflich war.

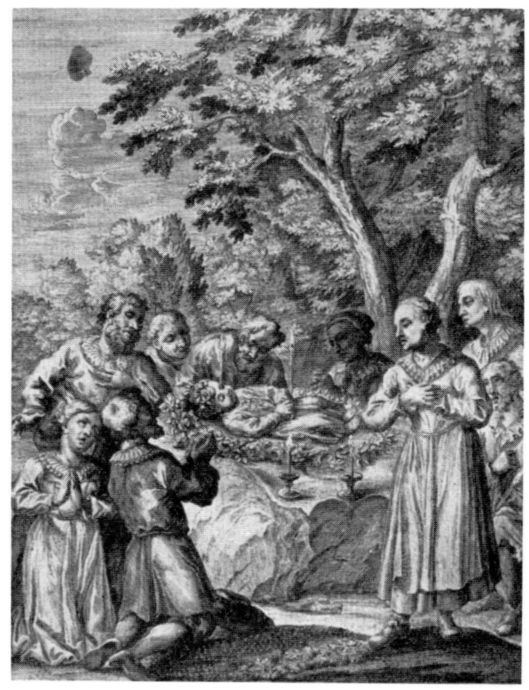

Der tote, mit Blumen umkränzte Andreas von Rinn auf dem Felsen, auf dem er ermordet wurde. Dieser Kupferstich stammt aus dem 1724 zu Augsburg erschienenen Buch des Ignaz Zach, in dem die Marter des Kindes beschrieben wird. Später nahm ein Maler dieses Bild als Vorlage für eine Votivtafel.

Rechts:
»Ex voto Francisci Antoni Schöpfer«, lautet die Inschrift zu dieser Votivtafel, die 1739 offenbar beim Tode eines Kindes gestiftet wurde und die das Märtyrerkind Andreas von Rinn darstellt.
Tiroler Landesmuseum für Volkskunde. Innsbruck.

dem so plötzlich aus scheinbarem Wohlbefinden auftritt, gewinnt es eine so rätselvolle und schreckliche Dramatik.
Das Volk glaubte, schon ein unglückliches Geburtsdatum könnte die Ursache eines vorzeitigen Todes sein. Kinder, die am 1. April zur Welt kommen, dem Tag, als der Verräter Judas geboren wurde, müssen früh sterben. Nicht besser ist es um die bestellt, die am 1. August erscheinen, weil an diesem Tage der Teufel aus dem Himmel in die Tiefe der Hölle hinabgestürzt wurde. Und auch der 1. Dezember, der Tag, an dem Sodom und Gomorrha in Schutt und Asche sanken, ist ein Unglücksdatum.
Bis auf den heutigen Tag hat sich auch die Meinung erhalten, auffallend klugen Kindern sei nur ein kurzes Leben beschieden. Frühzeitige Klugheit war ebenso gefährlich wie eine Krankheit, und das Schicksal mancher Wunderkinder scheint die Wahrheit dieses Satzes zu bestätigen. Das berühmteste von allen, Christian Henrich Heineken, das 1721 geboren wurde, mit vierzehn Monaten die biblische und mit zweieinhalb Jahren die Weltgeschichte und achttausend lateinische Wörter im Kopf hatte, starb im Alter von vier Jahren und vier Monaten. Der Medikus Johann Storch führt

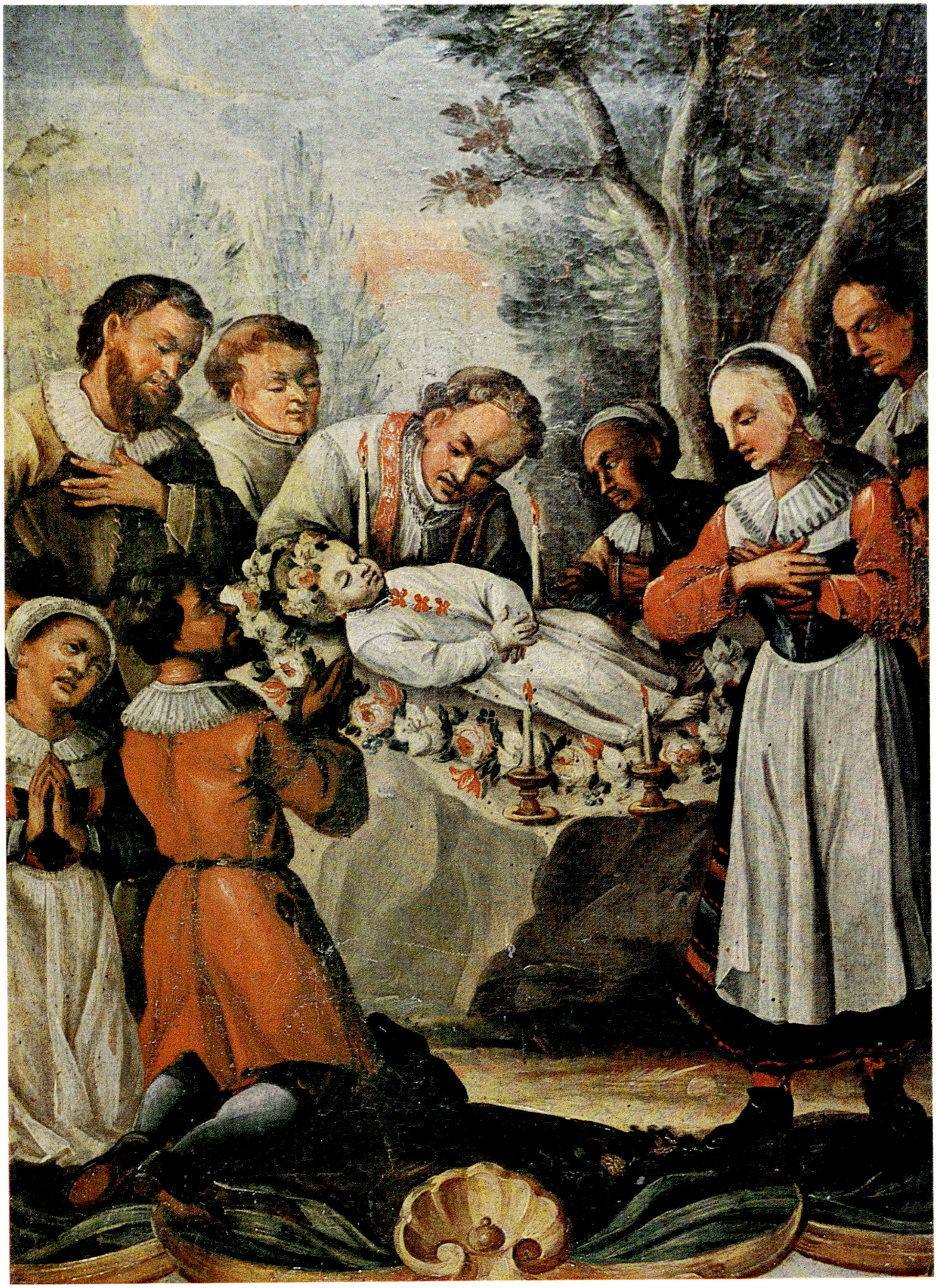

in einem Lehrbuch über Kinderkrankheiten noch weitere Beispiele von frühkindlicher Hochbegabung und verfrühtem Sterben an und meint, dem jungen Leibe werde durch die hohe Geistestätigkeit so viel Lebenskraft entzogen, daß der vorzeitige Tod unvermeidlich sei.
In den Augen des Volkes hatte der Tod seine Vorboten. Er trat nicht sogleich in das Haus, er umkreiste es erst, und wenn er in der Nacht über die Felder oder durch den Garten geschritten war, hinterließ er seine Spur an Pflanzen und Kräutern. Die Blätter, die sein Fuß gestreift hatte, waren weiß geworden, wie wenn sie ausgebleicht wären. Bei seinem Nahen erlosch die Kerze im Haus, die Uhr blieb stehen, oder ein Bild stürzte von der Wand. Im Gebälk begann der Holzwurm zu klopfen. Die Krähen flogen vor das Fenster, und nachts schrie das Käuzchen. Die Klagemutter ruft, sagten die Leute dann. Wenn aber im Krankenzimmer der Hund aufheulte, stand der Tod vor der Tür.
Toten Kindern mußte man Geld in den Sarg legen, damit sie den Fährlohn entrichten konnten und heil über das große Wasser kamen. Den Kleinen zog man das Taufkleid an, die Größeren kleidete man in ein Totenhemd. Manchmal malte man in dem stillen, bleichen Gesicht die Wangen rot. Wie auch auf den Votivtafeln erkennbar, legte man eine »Totenbinde« um den jungen Leib, eine bunte Kette von Blumen. Diese Tafeln stiftete man zum Dank für eine glückselige Sterbestunde, für den sanften Tod ohne Angst und Qual und in der Hoffnung auf die ewige Seligkeit.
Dazu konnte das Kind aber nur gelangen, wenn es getauft war oder zumindest die Nottaufe erhalten hatte. Wurde es früher vom Tod überrascht, war ihm die Seligkeit nicht gewiß. Manchmal befreite ein barmherziger Mesner die Angehörigen von dieser Sorge und vollzog nachträglich die Nottaufe. Das durfte er aber nur tun, wenn das Kind noch ein Lebenszeichen von sich gab, wenn es etwa das Bein anzog, das sein schnipsender Finger berührt hatte.
Blieb ein Kind ungetauft, mußte es unter der Dachtraufe, an der Kirchenmauer, begraben werden. Die Gelehrten sagten, alle toten Kinder seien Engel und kämen in den Himmel. Aber die Kirche schwieg dazu, und deshalb zweifelte das Volk. Viele fürchteten, die kleinen heidnischen Seelen müßten nun im Gefolge des wilden Jägers durch die Nacht brausen oder Frau Holle auf unsteter Wanderung begleiten.
Manche sagten auch, die Irrlichter, die über den Sümpfen tanzen und den nächtlichen Wanderer ins tödliche Moor locken, sind die Seelen der ungetauften Kinder.

Die Kleidung des Kindes

Wäre der Hang des Menschen zur Abwechslung, wäre aber auch seine Eitelkeit nicht so groß, gäbe es den schnellen Wandel in der Mode nicht.
Auch die Art, wie man früher Kinder anzog, folgte allen diesen modischen Launen. Denn eine besondere Kinderkleidung gab es eigentlich nicht. In Zeiten, die die kindliche Leibesübung nicht kannten, wurden Kinder wie Er-

Vornehme Familie. Die verstorbenen Söhne bleiben im Andenken der Eltern lebendig und werden auch mit in das Bild aufgenommen. Ihre Kleidung entspricht der Erwachsenenmode.
Votivtafel aus der Wallfahrtskirche Herrgottsruh bei Friedberg in Schwaben. 1734.

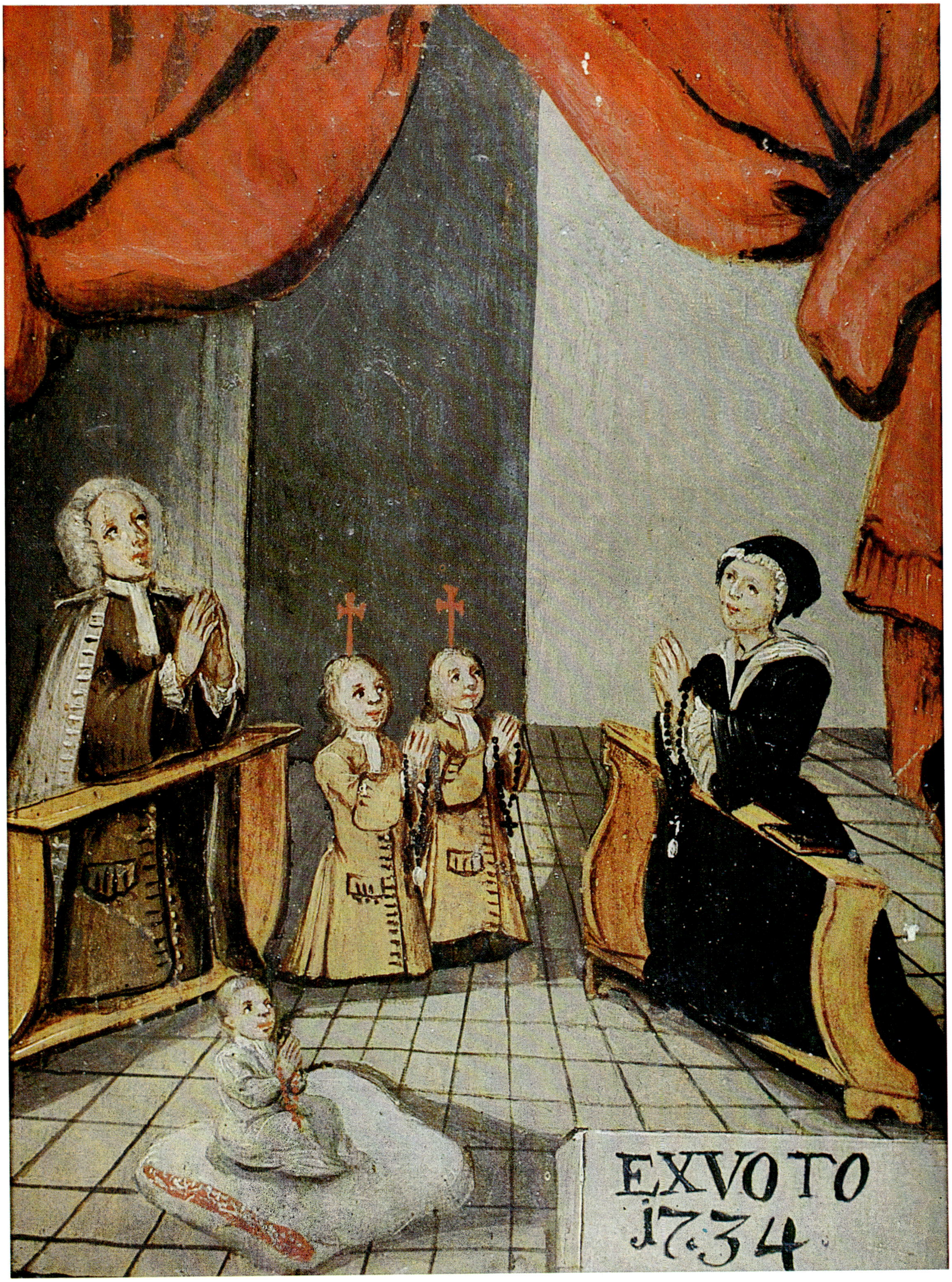
EXVOTO
1734

wachsene gekleidet und in Kostüme gezwängt, die ihren Leib schnürten und fesselten und ihren natürlichen Bewegungsdrang hemmten.
Im Mittelalter konnten sich die Menschen Putz und prächtige Gewänder leisten, denn der lebhafte Handel, der vor allem die Städte reich und mächtig machte, hatte zu einem allgemeinen Wohlstand geführt. Selbst die einfachen Landleute trieben den Luxus so weit, daß sich die Obrigkeiten genötigt sahen, Trachtenvorschriften zu erlassen, um die Verschwendung einzudämmen.
Im 16. Jahrhundert wurde die spanische Mode beliebt. Die Mäntel und Jakken, die reich mit feinem Pelzwerk oder mindestens mit Schafpelz verbrämt waren, verschwanden nun. An die Stelle der weiten ledernen Hosen trat die kurze Pluderhose, die den Oberschenkel nur noch zur Hälfte bedeckte. Die großen Kappen wurden durch den steifen Hut ersetzt. Über dem Wams oder dem »Gänsbauch«, dem vorstehenden ausgestopften Koller, lag ein kurzes capeförmiges Mäntelchen und darüber eine steife Halskrause. Die Frauen kleideten sich in Zindel, feinstes indisches Leinen, und trugen Leibchen, an die sich der weite faltige Rock mit langer Schleppe heftete. Obwohl es an Leder nicht mangelte, trugen die einfachen Leute weiterhin ihre Holzschuhe, und das war bei dem Zustand der Gassen auch vorteilhafter.
Im 17. Jahrhundert, als der Dreißigjährige Krieg vorüber war, wählten die Männer kollerartige Wämser und bauschige Kniehosen, die an den Schenkeln mit einer prächtigen Schleife gebunden wurden. Ihre Mäntel reichten wieder bis zur Wade. Danach kam der Justaucorps auf, der taillierte, sich glockenförmig öffnende Überrock, der fast bis zum Knie ging, an den Ärmeln mächtige Aufschläge besaß und reich mit Tressen geschmückt war. Darunter sahen die Reingravenhosen hervor, gefältelte Spitzenhöschen, die später den Kniehosen weichen mußten. Die Damen schnürten die Taille und schlüpften in Krinolinen. Bei allen diesen Bekleidungsgewohnheiten waren die Deutschen, meinte Johann Agricola, die Affen der anderen Völker, wie sie es heute, bleibt einzufügen, in ihren Sprachgewohnheiten sind. Dieser ganze Zierat verschwand plötzlich mit der Französischen Revolution, mit der eine ziemlich vernünftige lockere, antiken Vorbildern nachgeahmte Kleidung aufkam. Leider dauerte diese Epoche nicht lange. Mit dem Biedermeier war schon wieder alles vergessen. Statt der Krinoline tauchte das Korsett auf, es begleitete die Frauen bis ins 20. Jahrhundert. Alle diese Gewohnheiten, die den Erwachsenen soviel Vergnügen bereiteten, mußten die Kinder erdulden. Zeitweilig wurden sie in faltenreiche Kleider gehüllt, die mit Besatz und Schleifen überladen und oft aus so schwerem Stoff gefertigt waren, daß sie hart daran zu tragen hatten. Dann wieder preßte man ihren Leib zusammen, und besonders den Mädchen legte man die Schnürbrust aus steifem Fischbein oder Leder an, die von den Achseln bis zum Unterleib reichte und mit Bändern fest zugebunden wurde. Sie sollten dadurch eine schöne Taille bekommen, aber sie wurden eigentlich nur zu starrer Haltung und gezierter Bewegung gezwungen.
Nicht allein die Kleidung, auch die Frisur der Kinder wurde der Erwachsenenmode angepaßt. Wer sein Kind gut pflegen wollte, hatte ihm schon immer regelmäßig das Haupt gewaschen und das Haar gekämmt, wie Geiler von Kaysersberg um 1500 gepredigt hatte. Mochte sich das Kind auch sträuben, mochte es auch weinen: »Die Mutter zeiget ihm die Lüs und

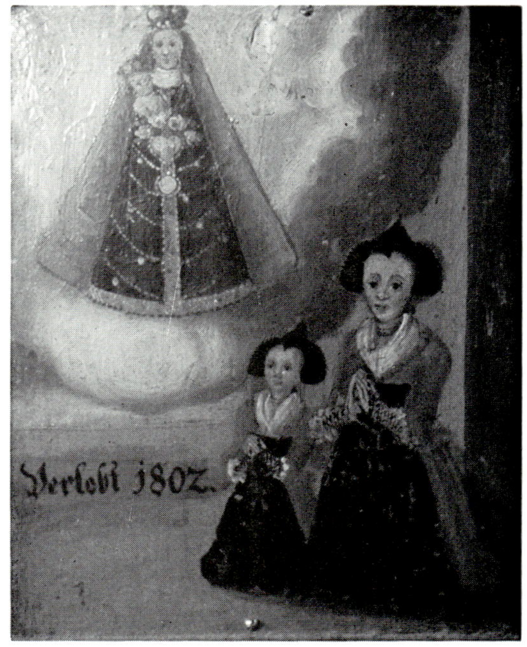

Auf dieser Votivtafel aus der Wallfahrtskirche Maria Trens in Südtirol werden Mutter und Tochter in gleicher Kleidung dargestellt. 1802.

Rechts:
Eine ländliche Familie im Sonntagsstaat. Auch die Landkinder wurden wie Erwachsene gekleidet.
Votivtafel aus der Pfarrkirche Fischen im Allgäu. 1839.

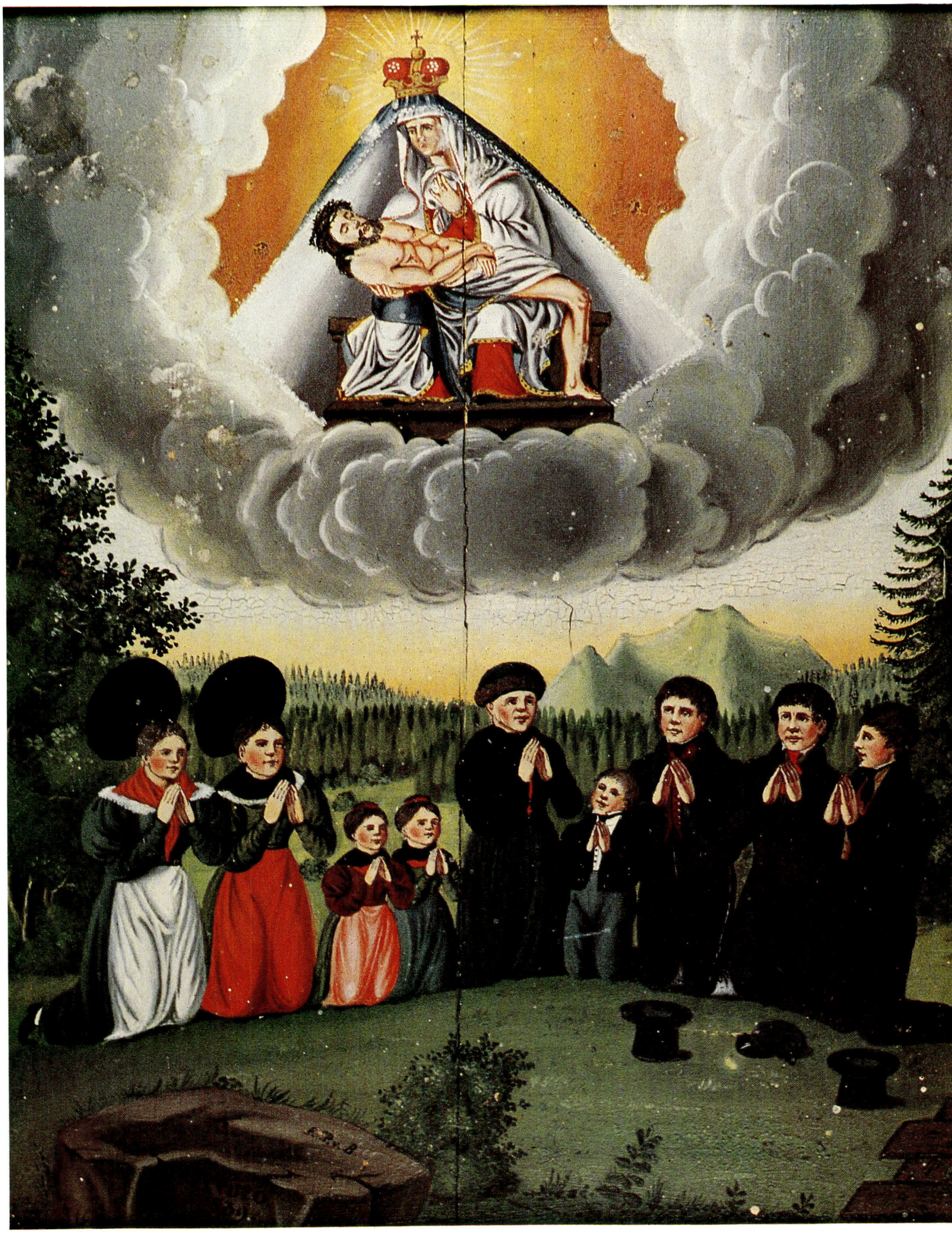

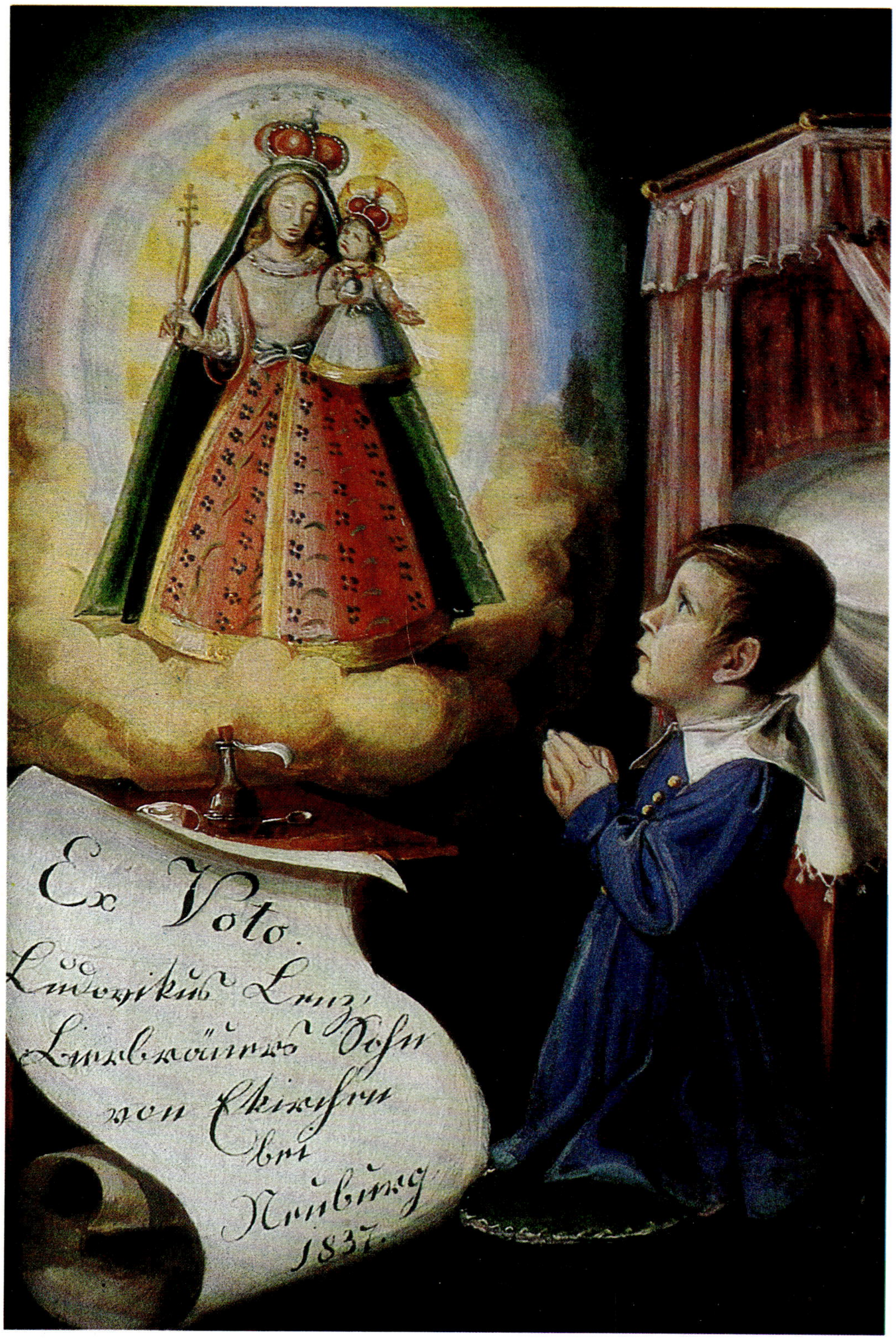

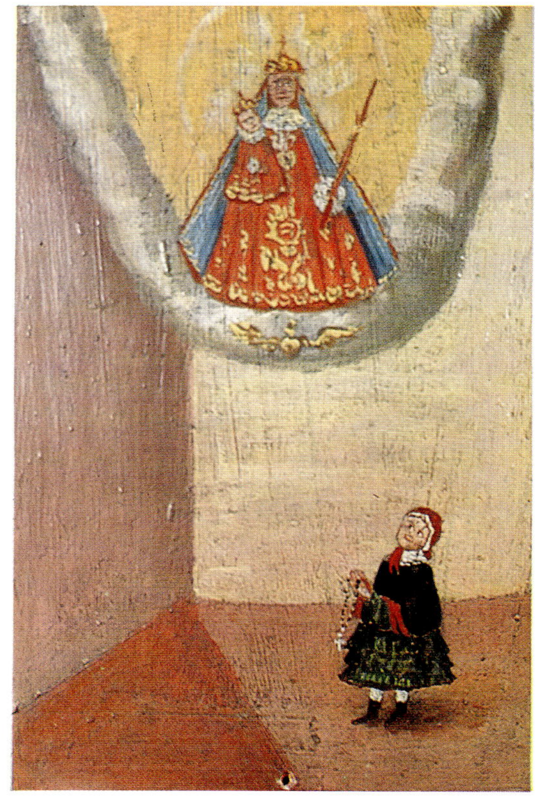

Das in einen schweren faltenreichen Rock gekleidete Kind wirkt wie eine kleine Erwachsene. Vielleicht ist es ein Waisenkind, denn es erscheint ganz allein im Bild.
Votivtafel aus der Wallfahrtskirche Weihenlinden in Oberbayern. Aus dem 18. Jahrhundert.

Links:
Knabe in kittelartigem blauem Samtkleid. Votivtafel aus der Wallfahrtskirche Maria Brünnl in Wemding in Schwaben. 1837.

spricht: ›lassestu sie nit herabthun, so tragen sie dich in den Wald‹, und also machet sie, daß es sich lidet gedultiglich.« Später, als selbst die Männer ihr Haar mit Eiweiß steiften und in der Sonne bleichten, als sie es kräuseln und färben ließen, zum Zopf flochten, Papilloten anlegten und es einpuderten, als die Frauen sich riesige Perücken aufsetzten oder ihr Haar zu gewaltigen Toupets auftürmten, mußten die Kinder die gleichen Prozeduren ertragen.

Kleider machen Leute, sagt das Sprichwort, und Karl Julius Weber ergänzt es mit der Bemerkung, die Wirkung der Kleider auf den Geist würde durch Uniformen und Kutten und selbst durch die Livree bewiesen. Warum sollte das bei Kindern anders sein? Waren das überhaupt noch Kinder, die in taillierten Wämsern und Reifröcken daherkamen? Die Schnürbrust wurde ihnen zur Qual, die aufgezwungene Kleidung nahm ihnen den ursprünglichen Liebreiz und alle ihre Unbefangenheit, sie zerstörte die schöne Harmonie der natürlichen Bewegung.
Die Landkinder trugen Volkstrachten, trugen sich also ungleich vernünftiger, besonders die Knaben in ihrem Wams, an das die Hose mit Nesteln oder Gürteln befestigt wurde. Aber auch die Mädchen mußten, wenngleich nicht geschnürt, in langen Röcken einhergehen.
So wurde denn im Grunde erst im 20. Jahrhundert dem Kinde eine Bekleidung geschenkt, die seinen hygienischen Bedürfnissen und seinem Bewegungsdrang gerecht wird, in der es sich natürlich und wie ein Kind benehmen darf.

Kinderarbeit

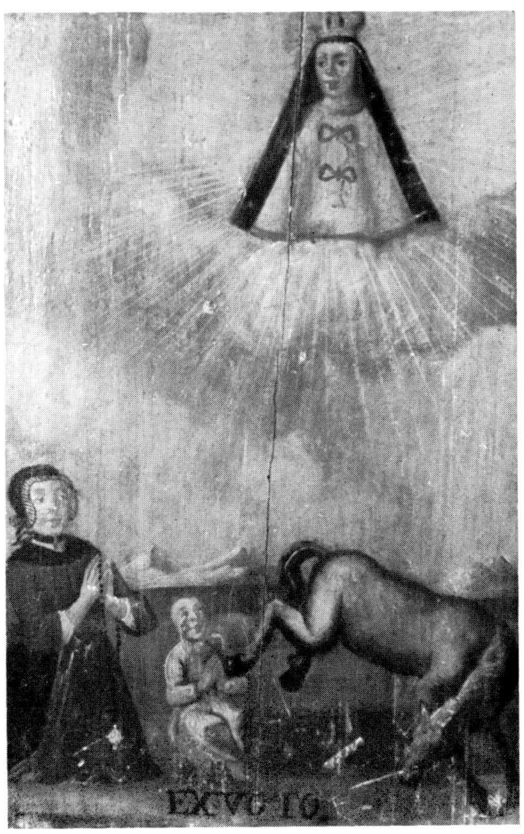

Unfälle wie diese Verletzung durch einen Hufschlag stießen den Hütekindern leicht zu. Handlab in Niederbayern.

Die ersten sieben Jahre des Lebens sind die Jahre der Kindheit. So schrieb es das römische Recht vor, und viele der Völker, die Rom seinem Weltreich einverleibt hatte, pflichteten dieser Ansicht bei. Auch bei den germanischen Stämmen galt die Regel, daß der Mensch sieben, höchstens zehn Jahre lang ein Kind war. Noch im späten Mittelalter blieben die Kinder bis zum siebten Jahr den Frauen anvertraut. An den Höfen durften sie erst in diesem Alter am Tisch des Vaters sitzen, und noch im 17. Jahrhundert findet man in den Schriften zur Kindererziehung den Hinweis, man dürfe sie nicht früher an harte Arbeit gewöhnen, weil sie dann nicht mehr wachsen und klein bleiben würden.
Hatten sie dieses Alter erreicht, mußten viele Landkinder als Lehrbub oder Hütejunge, als Haus- oder Kindermädchen arbeiten. Stadtkinder durften auch die Schulen besuchen, die in den aufblühenden Gemeinden zunehmend auch für diejenigen Knaben eingerichtet wurden, die einen weltlichen Beruf ergreifen wollten.
An der Schulpforte endete die schöne Kindheit, der Lehrer führte ein strenges Regiment. Er schwang die Rute oder den Haselstock selbst bei nichtigem Anlaß, sparte nicht mit Maulschellen, Kopfnüssen und Nasenstübern und war auch freigiebig mit Haarrupfen und Ohrumdrehen. Neben der körperlichen Züchtigung kannte er andere demütigende Strafen: die kleinen Malefikanten mußten am Pranger stehen, auf Erbsen knien oder eine Eselskappe aufsetzen.
Man mag in Thomas Platters Biographie über die Abenteuer der fahrenden Schüler nachlesen, die in irgendeine Stadt zum Unterricht gingen, dann aber bettelnd und stehlend durch das Land streunten. Dabei führte ein

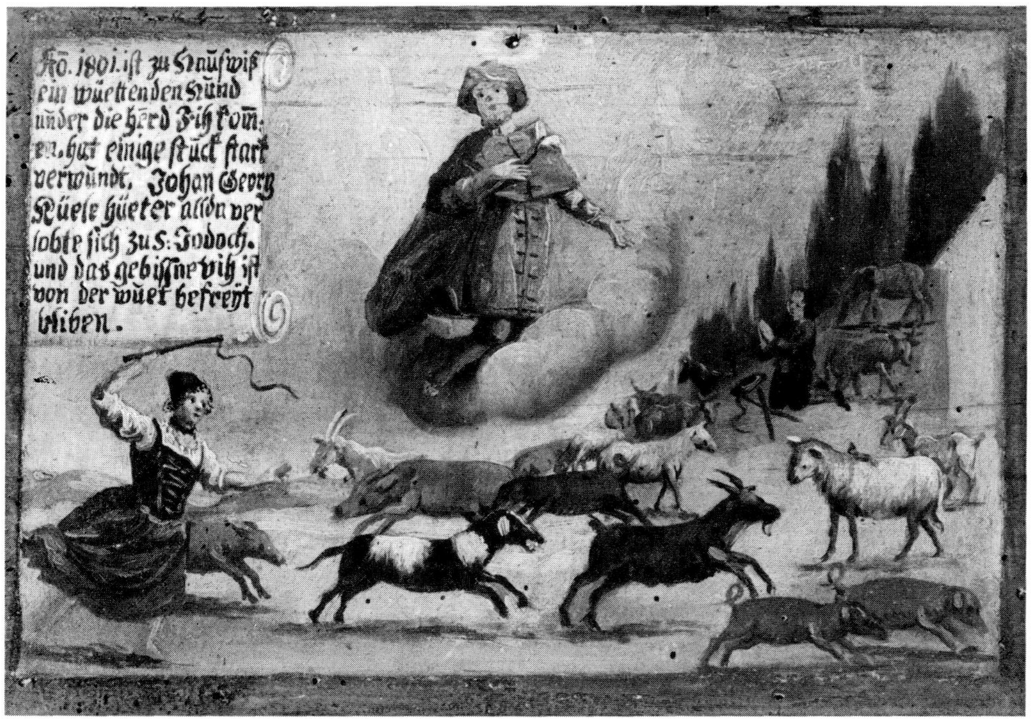

Ein tollwütiger Hund ist in eine Viehherde geraten: »Anno 1801 ist zu Hauswiß ein wuettenden Hund under die herd Fih kommen, hat einige stück stark verwundt. Johan Georg Küele, hueter allda verlobte sich zu S. Jodoch und das gebissne vih ist von der wuet befreyt bliben.« St. Jodokus, ein bretonischer Einsiedler, galt als Schutzpatron der Haustiere. Votivtafel aus Haunwies. Sie befindet sich in der Sammlung Kriss des Bayerischen Nationalmuseums in München.

Rechts:
Das Kind als Hütejunge. »Paulus Stöeckhl bey der vorau zu orth hat sich alhero verlobt umb willen Eines stuedt Pfert welliches Iber 2 Stundt in einem 3 Claffter dieffen wasser mörgl grueben geschwumen. 1684.« Neben der Madonna der heilige Bartholomäus, der Zunftpatron der Gerber.
Votivtafel aus Freising. Privatbesitz.

älterer Schüler die jungen, almosensammelnden »Schützen« an — der ABC-Schütz erinnert noch an den Ausdruck.
Viele Kinder mußten neben der Schule in Feld und Garten harte Arbeit leisten, sie mußten die Geißen oder die Gänse hüten, das Vieh treiben oder in der Werkstatt helfen. Mädchen mußten sich im Haushalt nützlich machen, Wolle spinnen und Tuch weben. Mit vierzehn wurden manche schon verheiratet. Fand sich kein Mann, gab man sie in ein Kloster, in späteren Zeiten auch in ein Beginenhaus.
Item, notiert 1359 der Stadtschreiber Tilemann in der Limburger Chronik, in diesen Zeiten, da sang und pfiff man ein Lied:

Gott geb ihm ein verdorben Jahr,
der mich machte zu einer Nonnen
und mir den schwarzen Mantel gab,
den weißen Rock darunter.
Soll ich ein Nonn gewerden
sonder meinen Willen,
so will ich einem Knaben jung
seinen Kummer stillen.
Und stillt er mir den meinen nit,
daran mag er verderben.

Knaben verließen die Schule spätestens, wenn sie vierzehn Jahre zählten. Manche schrieben sich dann in die Universitätslisten ein. Handwerker gaben ihre Söhne gewöhnlich in eine Lehre. Allerdings mußte die Zunft, die sorgsam über die Nachwuchszahlen entschied, einverstanden sein. Der Junge wurde vor dem Zunftmeister im Beisein mehrerer geschworener Meister feierlich eingeschrieben. Dabei wurde das Lehrgeld festgesetzt, das

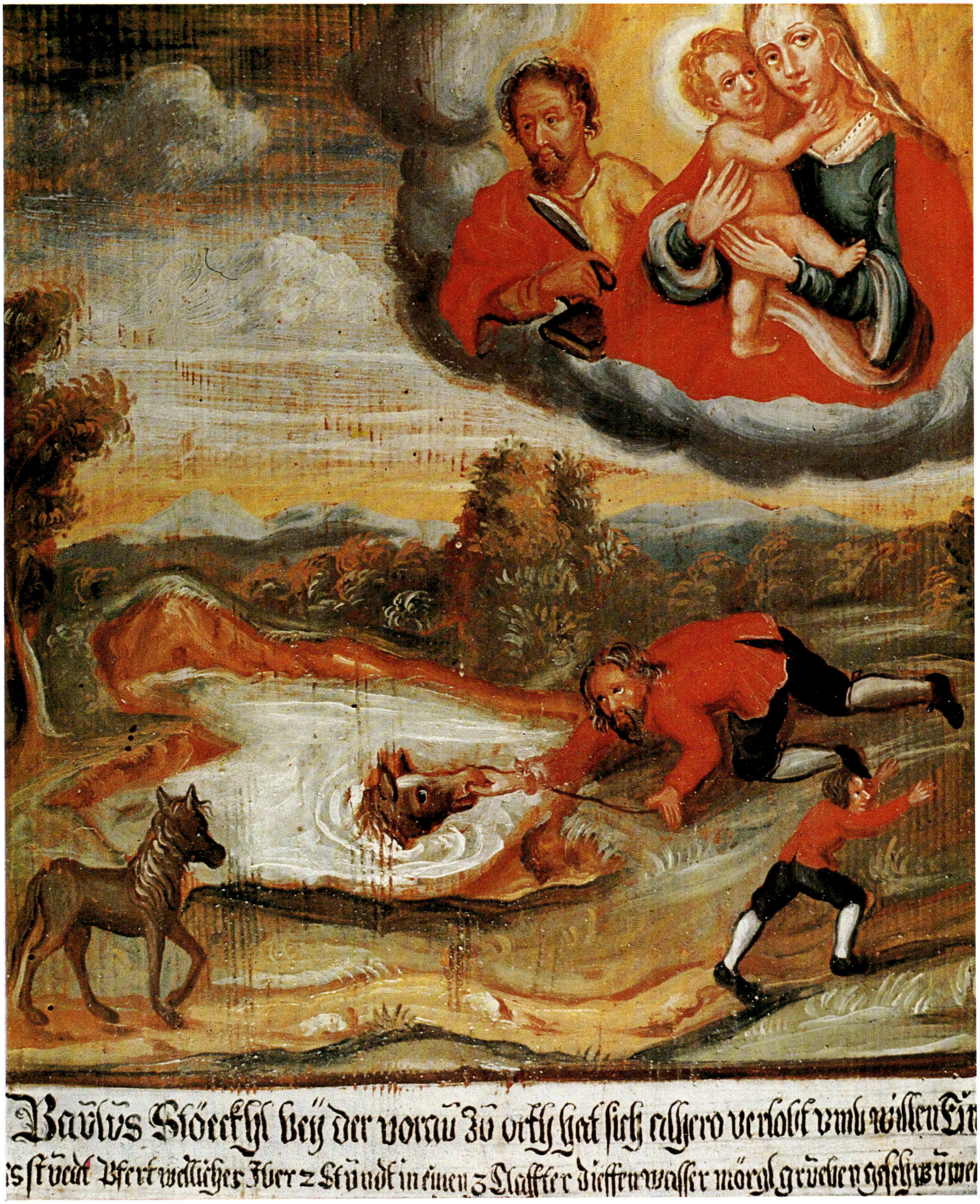
Bavlus Stöeckhl bey der vorau zu orth hat sich alhero verlobt umb willen
s stuckh Pfert welliches Iber 2 Stundt in einen 3 Klaffter dieffen wasser mörgl grueben geschwu

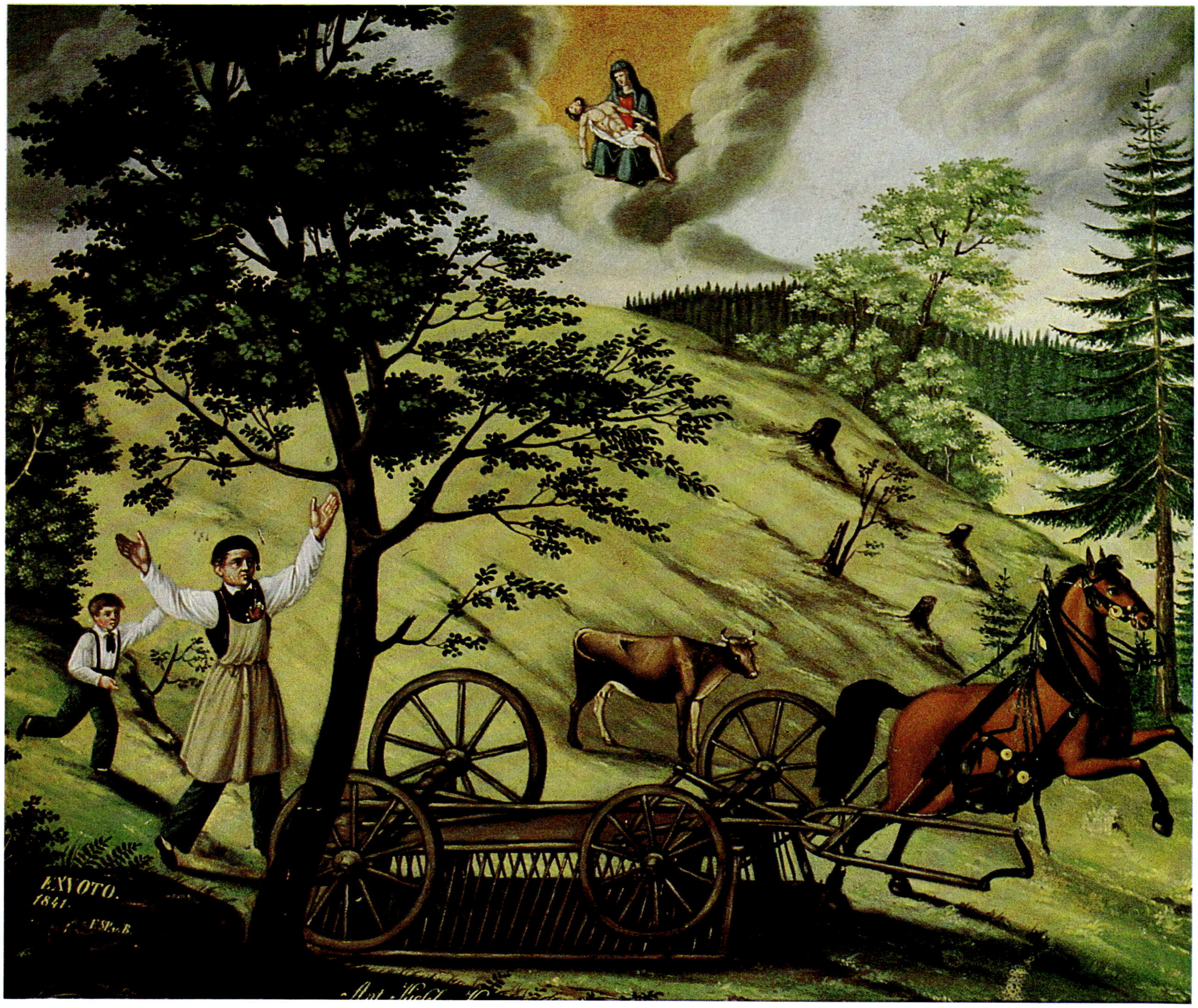

für ihn bezahlt werden mußte, aber auch ein Bürgegeld, damit der Lehrling seinem Meister nicht entlaufen konnte. In der Höhe entsprach es der Summe, die der Meister hinterlegen mußte und auf die der Lehrbub ein Anrecht erhielt, wenn er unter harter Züchtigung oder Mißhandlung Schaden genommen hatte.
Ging der Junge nicht beim eigenen Vater in die Lehre, zog er für drei und mehr Jahre in das Haus des Lehrherrn, erhielt dort Speise, Trank und Schlafstatt und war ganz dem Verständnis des Meisters, der Güte der Meisterin und der Freundlichkeit der Gesellen ausgeliefert. Von ihnen hing es ab, ob er zufrieden oder nur in Kummer und Drangsal leben konnte.
Meister Johannes Dietz, der bekannte Chirurgus, erinnert sich seiner Lehr-

Bei der Landarbeit waren Kinder auch manchen Gefahren ausgesetzt, wie diese Votivtafel aus der Pfarrkirche Fischen im Allgäu zeigt. 1841.

Rechts:
Ein wütender Stier stößt Mutter und Kind zu Boden.
Votivtafel der Wallfahrtskirche Sammerei in Niederbayern. 1800.

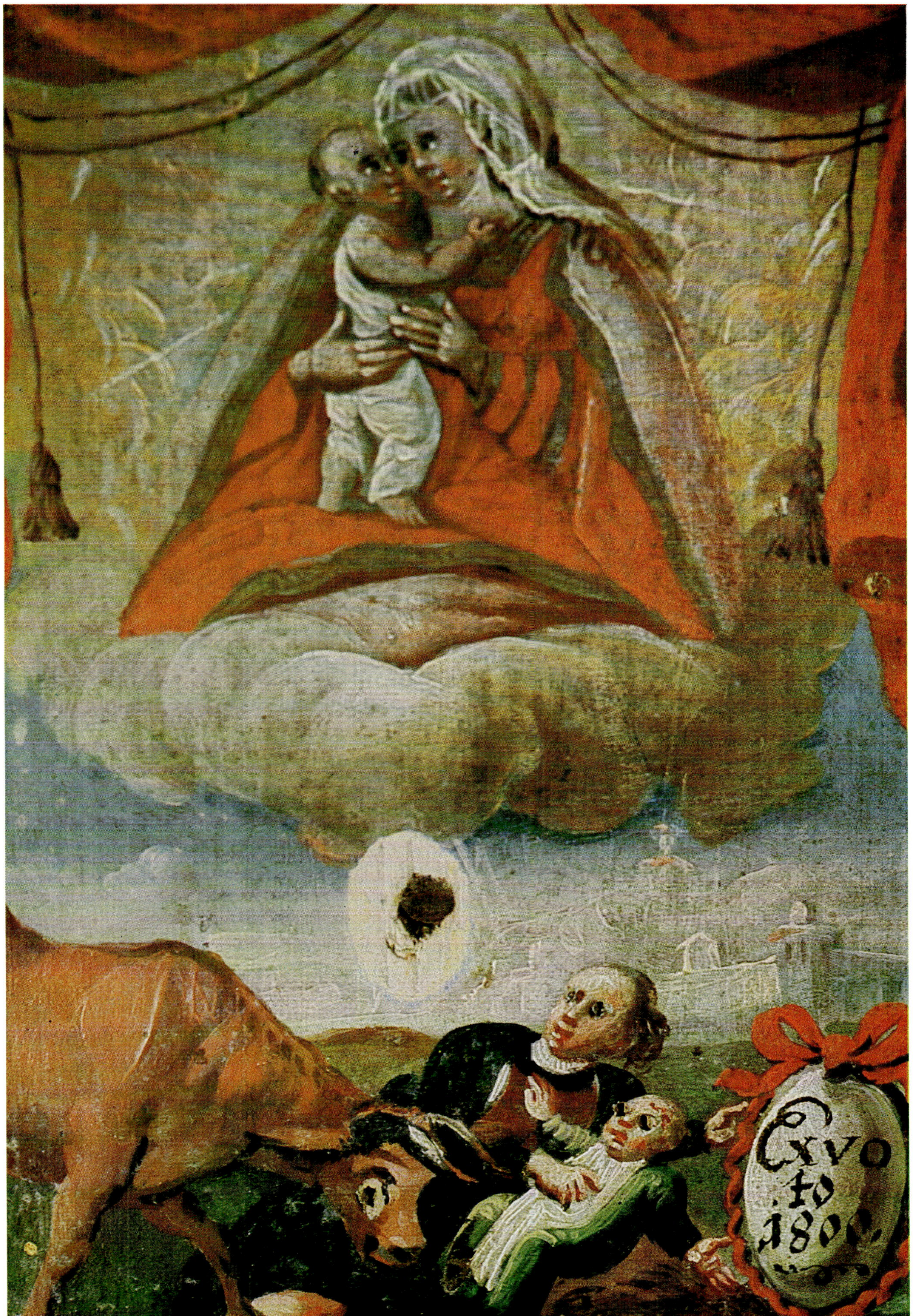
Exvo
to
1800

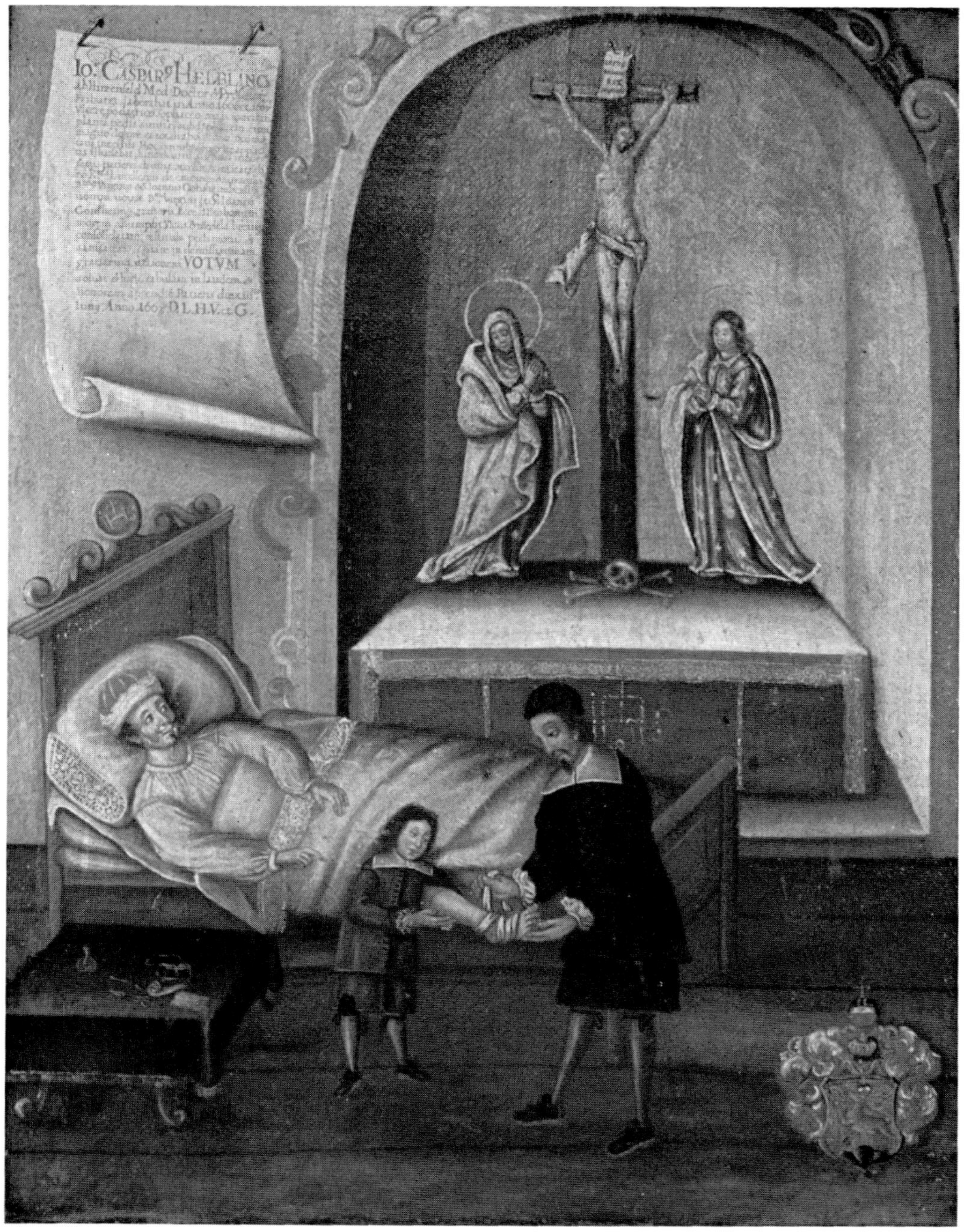

Im Mittelpunkt des Votivbildes, das der Medizinprofessor Helbling im Jahre 1667 stiftete, steht der Wundarzt mit seinem Lehrbuben. Die aus dem Lateinischen übertragene Inschrift lautet: »Johannes Casparius Helbling aus Hirzenfeld, Doktor der Medizin und Professor in Freiburg, litt in den Jahren 1666 und 1667 an einem gichtigen, dunklen bösartigen Geschwür an der Sohle des linken (im Bilde rechten!) Fußes mit heftigen Schmerzen in der Großzehe und völligem Verlust der Gehfähigkeit. Dieses Geschwür trotzte allen herkömmlichen Mitteln. Daher vermutete der Kranke, es müsse eine überirdische Macht im Spiel sein und wandte sich Gott zu. Angeregt vom Buch des ehrwürdigen Lucellus über die Lobpreisungen und Wundertaten der glückseligen Jungfrau und des heiligen Johannes von Consheim (Kientzheim), legte er der glückseligen Jungfrau und dem heiligen Johannes aus dem lieblichen Consheim ein Gelübde ab. Und siehe da, sofort nahm das Geschwür einen gutartigen Verlauf, und die Heilung gab in kurzer Zeit dem Fuß dauerhafte Beweglichkeit und Gesundheit zurück. Daher erfüllte der Kranke, um ehrfürchtigsten Dank abzustatten, sein Gelübde und hängte diese Tafel zu Lob und Ehre auf am 13. Juni 1667. Gott sei Lob, Ehre, Kraft und Ruhm.«
Wallfahrtskapelle Notre-Dame des Pleurs in Kientzheim im Elsaß.

zeit, in der er morgens mit einem Stückchen Brot und einem Trunk Wasser abgespeist wurde: »Mit dem Barbieren ging es anfangs schwer her, maßen ich einsmals einen Bauern ins Kinn geschnitten und darüber eine Maulschelle bekam, daß ich wohl vier Wochen taub davon gewesen.« Der Meister prügelte ihn mit dem Ochsenziemer, und der Sechzehnjährige fürchtete ihn so sehr, daß er einmal aus Angst vor Strafe auf das Dach flüchtete und trotz allen Zuredens die Nacht hindurch hinter der Feuermauer sitzen blieb.

Damals straften auch die Eltern ihre Kinder hart und schlugen sie oft. Es gibt berühmte Zeugnisse: Luther wurde von seinem Vater einmal so roh verprügelt, daß er davonlief, und auch die Mutter züchtigte ihn bei einer Gelegenheit bis aufs Blut. Gottfried Seume erzählt fast vierhundert Jahre später, wie er als Kind von seinem Vater irrtümlich des Diebstahls bezichtigt und bis zur Grausamkeit mißhandelt wurde. Auf das Geschrei der Mut-

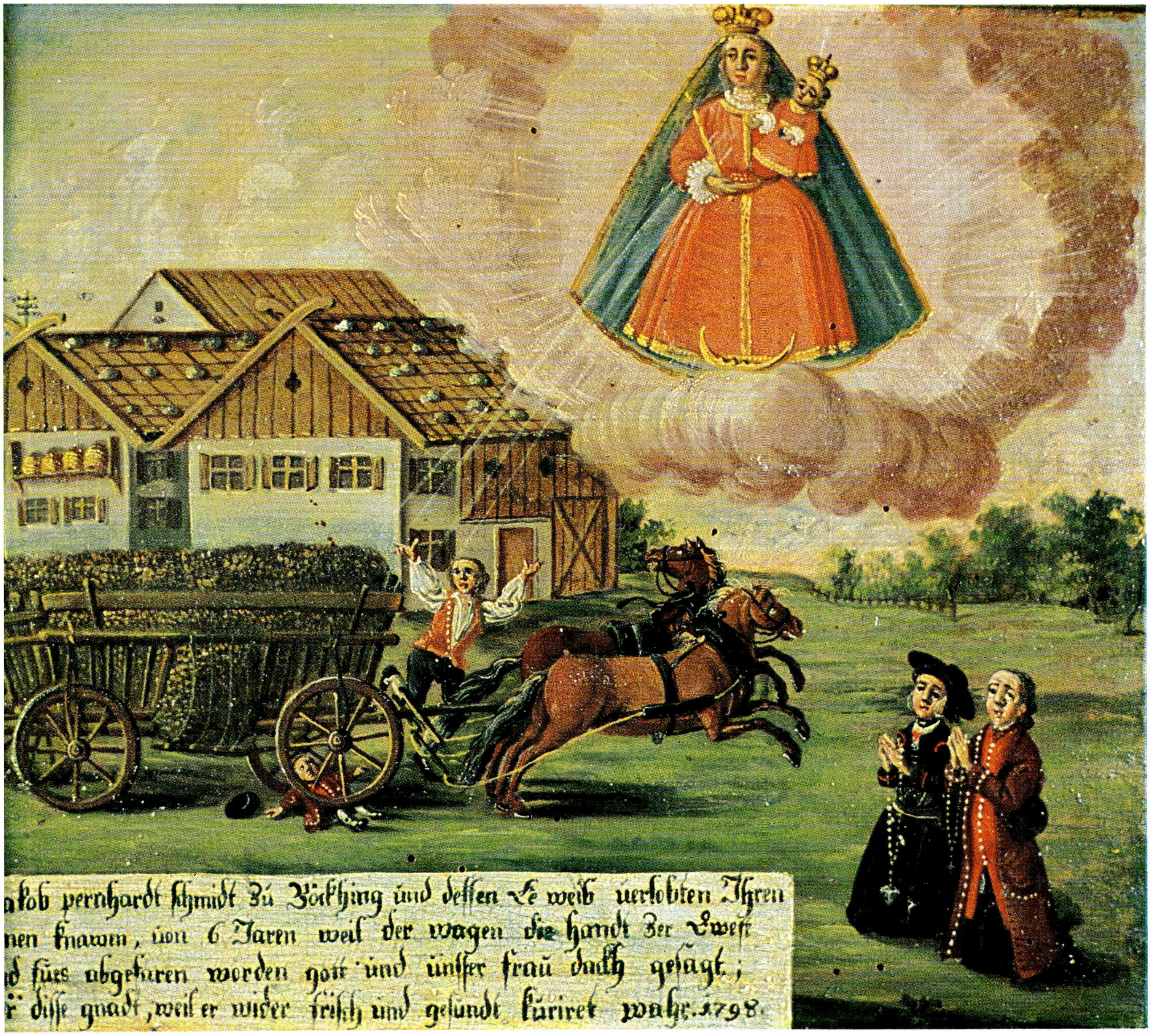

Ein Kind wird von einem Leiterwagen, dessen Pferde durchgehen, überfahren. »Jakob pernhardt schmidt Zu Böckhing und dessen Eeweib verlobten Ihren einen knawen von 6 Jaren weil der wagen die handt Zer Qwest und fues abgefaren worden gott und unsser frau da(n)ckh gesagt; für disse gnadt, weil er wider frisch und gesundt kuriret wahr. 1798.« Votivtafel in der Pfarrkirche von Aufkirchen am Starnberger See.

ter liefen Hausleute und Nachbarn hinzu und rissen den Knaben aus den Händen des Wütenden.
Einmal im Jahr durften auch die Kinder, wenigstens in Süddeutschland, die Rute schwingen. Am Tag der Unschuldigen Kindlein, dem 28. Dezember, der zum Gedenken an den bethleheminischen Kindermord begangen wurde, zogen sie von Haus zu Haus, schlugen die Erwachsenen mit Besenreisern und heimsten, gewissermaßen als Ablöse, Geld oder Äpfel und Nüsse, Mandeln und Pfefferkuchen ein.

In den guten alten Zeiten wurden die Kinder mit einer Härte auf das Leben vorbereitet, die wir uns heute nicht mehr vorstellen mögen. Wenn ihr Schicksal auch weit erträglicher sein mochte als das der Kinder von Bergleuten im England des 18. und 19. Jahrhunderts, so war es doch oft ein bitteres Los, das ihnen beschieden war. Denn ihre Kindheit war kurz, wie etwa bei den »Schwabenkindern«, die Jahr für Jahr aus den armen Gegenden Tirols in Scharen und zu Fuß auf die Märkte der Bodenseegegend gebracht, dort von Bauern besichtigt und für einen Sommer als Hütekinder gemietet wurden. Zum Lohn erhielten manche nur »ein leinens Kleitle und ein wenig Gelt«, ehe sie mit den Herbststürmen wieder den Rückweg über die Alpenpässe antraten. Aber sie waren wenigstens verköstigt worden und ihren armen Eltern, die selbst nichts zu beißen hatten, nicht zur Last gefallen. Erst 1914 erlosch dieser Brauch.
So schnell den Kindern der Zauber der frühen Jahre verflogen sein mag — vor dem Müßiggang und dem Lebensüberdruß, dem heute nicht selten Jugendliche verfallen, blieben sie bewahrt.
Ich möchte zu diesem Kapitel auch eine Votivtafel abbilden, die ein bekannter Arzt gestiftet hat: Johann Caspar Helbling, Medizinprofessor zu Freiburg im Breisgau. In den Jahren 1666 und 1667 litt er an einer gichtigen Erkrankung, die ihm so heftige Schmerzen im Bein bereitete, daß er nicht mehr gehen konnte. Der Wundarzt, der ihm zur Hilfe kommt, hat seinen Lehrling mitgebracht, einen Jungen, der alle niederen und verächtlichen Verrichtungen ausführen muß, die dieser Beruf auch verlangt. Möge sein Bild an alle die Kinder erinnern, die die Zeit der bitteren Lehrjahre durchlaufen mußten.

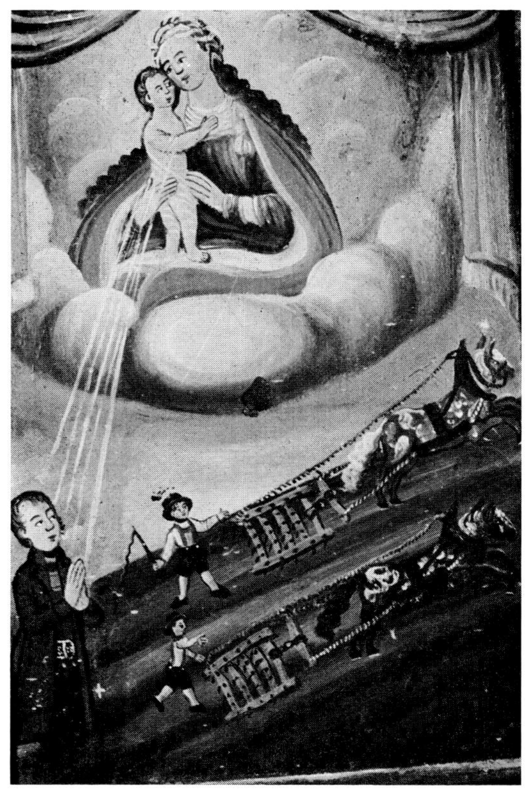

Die Arbeit auf dem Felde, der Umgang mit Pferden und landwirtschaftlichen Geräten schloß für Kinder viele Gefahren ein. Votivtafel der Wallfahrtskirche Sammerei in Niederbayern.

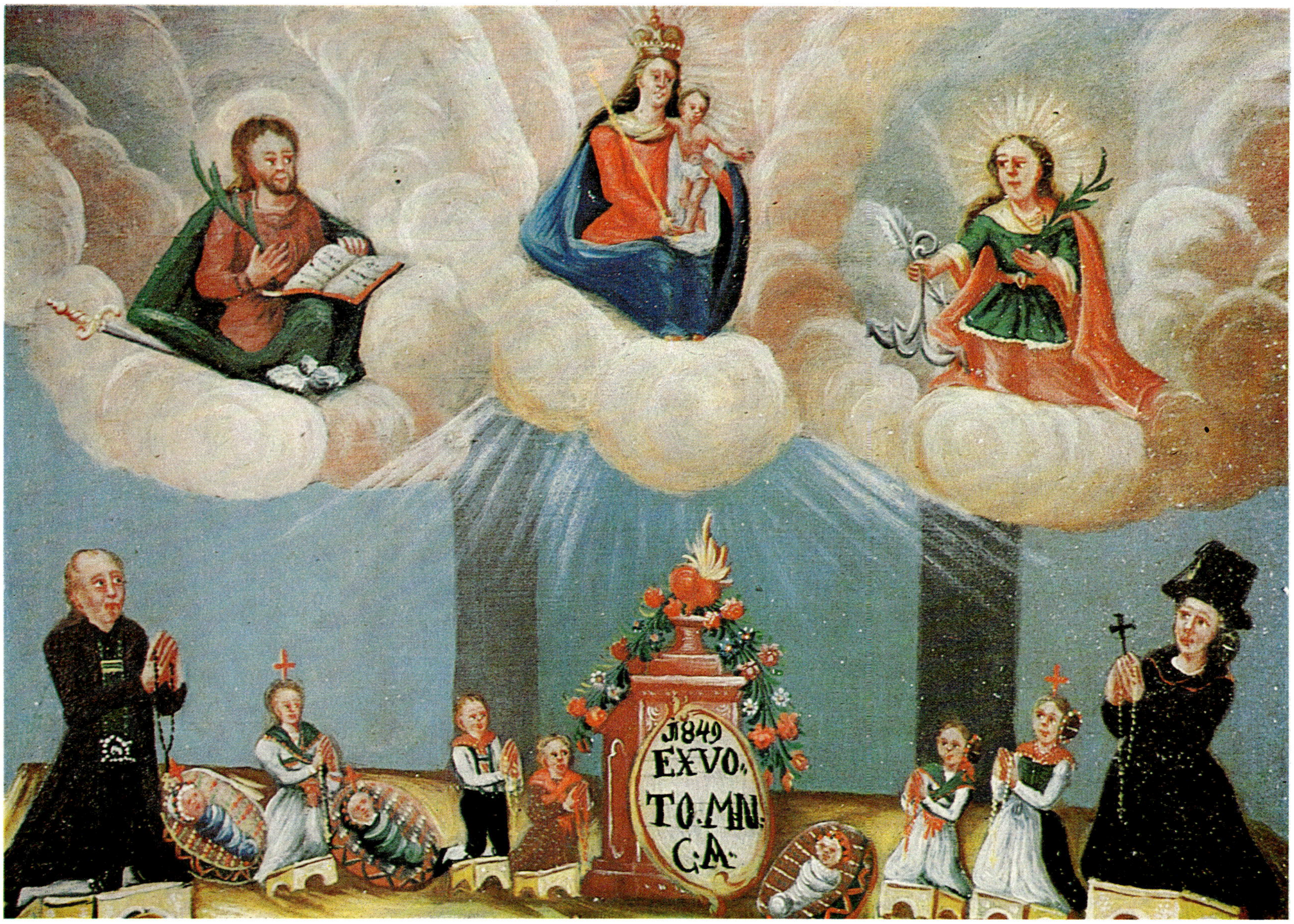

In vergangenen Zeiten griff der Tod häufiger als heute in das Schicksal der Familie ein. Dieses Bild zeigt an, daß die Mutter und vier der acht Kinder starben. Neben der Madonna links der heilige Apostel Matthias, der auch als Schutzpatron gegen die Blattern angerufen wurde, rechts die heilige Philomena, die besonders im 19. Jahrhundert als große Wundertäterin galt.
Votivtafel der Kirchangerkapelle in Kirchberg in Österreich. 1849.

DAS KIND IN DEN GEFAHREN DER WELT

Von der Kindersterblichkeit

Viele Votivtafeln überliefern uns Bilder vom großen Kindersterben. Sie zeigen weißgekleidete Wickelkinder, die das Totenkreuz tragen und zwischen ihren betend auf die Knie gesunkenen Eltern liegen, aneinandergereiht, eines wie das andere, eine liebliche Strecke des Todes.
Trotz der Ergebenheit, die aus den Bildern spricht, könnte das Elend dieses frühen Abschieds nicht eindringlicher dargestellt sein, und man fragt sich betroffen, warum diese Unschuldigen nicht leben durften. Aber so war

es nun einmal: vom reichen Kindersegen vergangener Jahrhunderte forderte der Tod gierig seinen Teil.
Weil aber viele Kinder starben, wurden auch viele geboren. »Der Tod ist ein Kunstgriff der Natur, viel Leben zu haben«, heißt es in einem Aufsatz des Tiefurter Journals, der aus dem Goethekreis kam.
Das ist freilich kein Trost, eher eine Art von Erklärung, die dem Philosophen genügen mag. Der Arzt darf sich damit nicht bescheiden, und die Mutter kann es nicht. Mochte sie in vergangenen Zeiten auch in vertrauterem Umgang mit dem Tode leben — der Verlust eines Kindes, das lange in ihrem Schoße geruht hatte, bereitete ihr immer wieder neues Leid und nach dem Schmerz eine neue Empfängnis. Und das bedeutete ein Leben voller Schwangerschaften und frühes Welken.
Dennoch scheint die Allgemeinheit die hohen Todesraten lange wie ein unabänderliches Verhängnis hingenommen zu haben. Erst um die Wende vom 18. zum 19. Jahrhundert rüttelten einige Gelehrte das öffentliche Gewissen wach.
»Eine Schlacht, in welcher tausend streitbare Personen für das Vaterland sterben, erreicht großes Aufsehen, und doch ist man gleichgültig und unbekümmert, wenn viele tausend Kinder alle Jahre von der Hand des Todes erwürgt werden«, schreibt Krünitz im Jahre 1790. Und kurz darauf sagt August Friedrich Hecker, es sei ein empörendes Vorurteil, mit dem man die hohe Kindersterblichkeit entschuldige, wenn man behaupte, die große Schwäche neugeborener Kinder liefere sie unvermeidlich dem Tode aus. Damit wird der Natur zur Last gelegt, was Menschen aus Trägheit und Nachlässigkeit versäumen. Und dann trösten sich Eltern, Anverwandte und Ärzte damit, »daß es ja nur ein Kind war«.
Über das Ausmaß dieses Sterbens gab es nur wenige Quellen, nicht sehr verläßliche Quellen obendrein. Denn ihre Zahlen stimmten nicht miteinander überein. Wahrscheinlich waren die Autoren auch weitgehend auf Vermutungen angewiesen. Die Hälfte aller Neugeborenen stirbt nach Hufeland (1798) vor dem dritten, nach Rousseau (1762) vor dem achten, nach Fleisch (1803) vor dem sechzehnten, nach Süssmilch (1765) vor dem zwanzigsten und nach Quételet (1832) vor dem fünfundzwanzigsten Lebensjahr.
Heute wird die Säuglingssterblichkeit durch die Zahl der im Kalenderjahr verstorbenen Kinder ausgedrückt, bezogen auf die Zahl derer, die im gleichen Zeitraum geboren wurden. Angaben, die dieser Ableitung entsprechen, liegen aus dem Jahre 1850 für Bayern vor. Dort betrug damals die Säuglingssterblichkeit rund 34 Prozent, d. h. rund ein Drittel aller neugeborenen Kinder starb bereits im ersten Lebensjahr.
Ein halbes Jahrhundert später war die Zahl beträchtlich gesunken. Sie betrug 1904 in Sachsen 24 Prozent, in Bayern 23 Prozent, in Österreich 20 Prozent und in Preußen 16 Prozent. Immer noch starben also von hundert Neugeborenen rund zwanzig im Lauf der ersten zwölf Monate ihres Lebens. 1978 betrug diese Sterblichkeitsziffer in Westdeutschland 1,5 Prozent.
In den frühen Statistiken über das Kindersterben treten schon Auffälligkeiten hervor, die auch heute noch bedeutsam sind: Der Sterblichkeitsgipfel fällt in die ersten Lebenswochen. Uneheliche Kinder sind weitaus häufiger dem Tode verfallen als eheliche, und im Jahresablauf fordern die

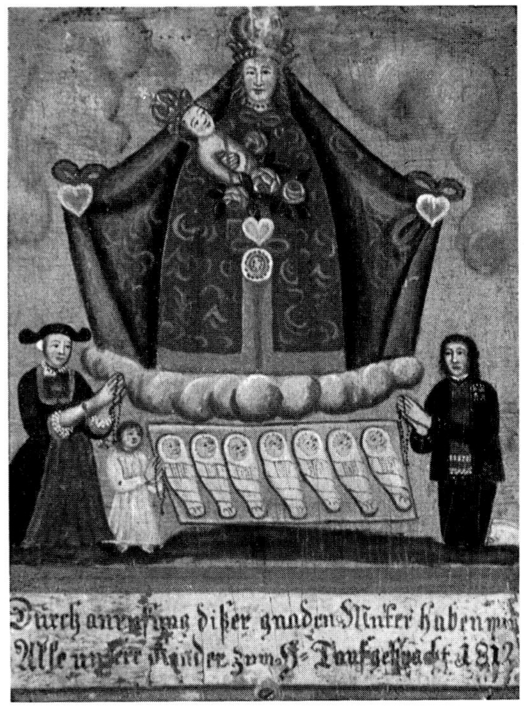

Das große Kindersterben wird auch durch diese Tafel illustriert. Durch die Gnade der Muttergottes von Trens, die hier als gütige Schutzmantelmadonna dargestellt wird, erhielten aber alle diese Neugeborenen noch den Taufsegen.
Wallfahrtskirche Maria Trens in Südtirol. 1812.

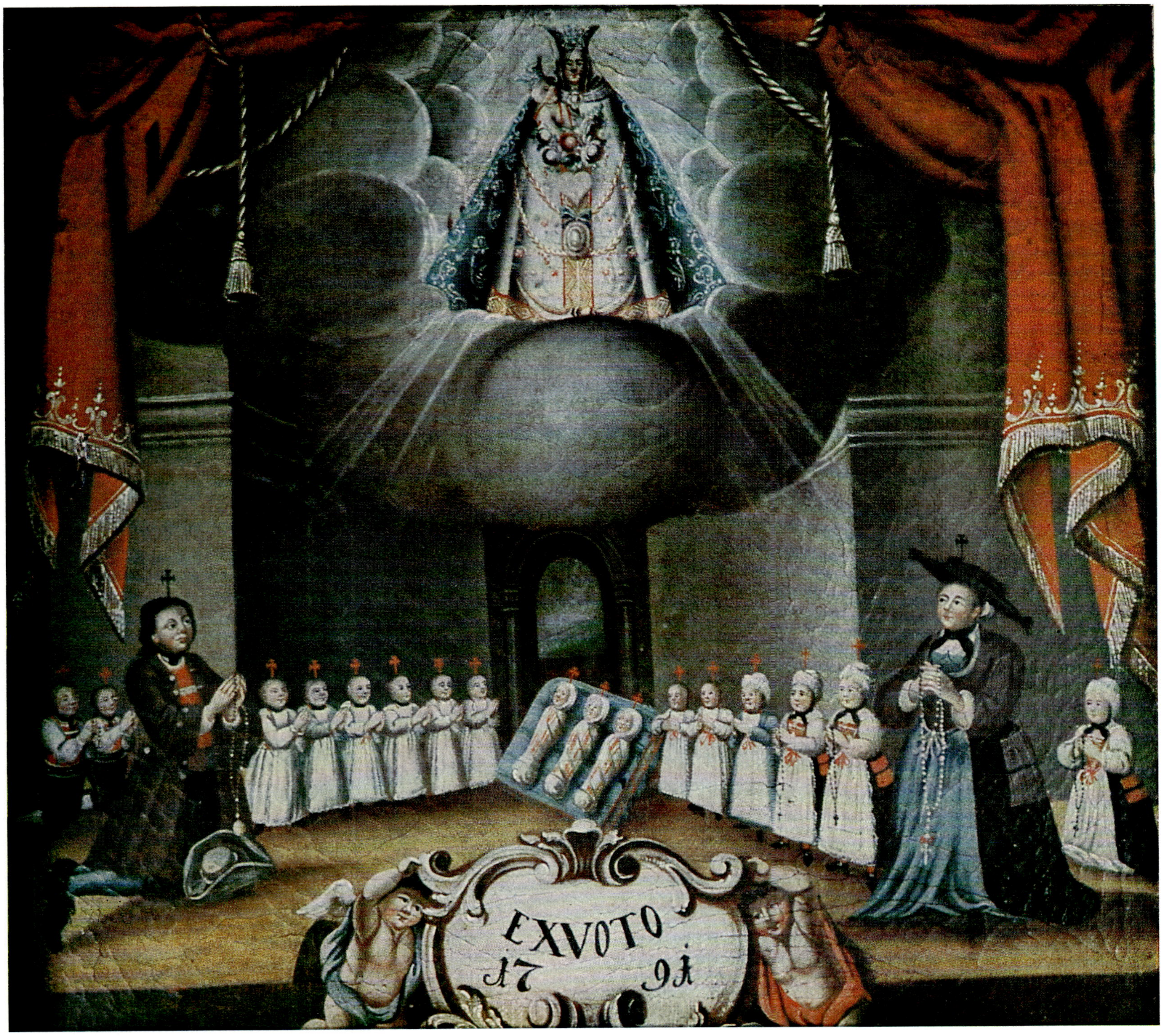

Vom Kinderreichtum und von der hohen Kindersterblichkeit zeugt diese Tafel: das Ehepaar hatte 17 Kinder, die alle vor ihren Eltern starben.
Votivtafel aus der Wallfahrtskirche Maria Trens in Südtirol. 1791.

heißen Monate, Juli und August, die meisten Todesopfer. Das letztere gilt heute allerdings nicht mehr.

Die Ärzte suchten die Schuld an dem vorzeitigen Kindstod zuerst, wahrscheinlich mit Recht, bei allen denen, die sich ein Urteil über Geburtsleitung und Kinderpflege anmaßten und doch nicht genügend Kenntnisse besaßen.

Lange Zeit wurde die Geburtshilfe nur von Hebammen geleistet. Viele von ihnen verleideten der Mutter das Stillen, weil sie behaupteten, es beschere ihr die Schwindsucht. Sie ernährten die Kinder mit zähem Milchbrei und

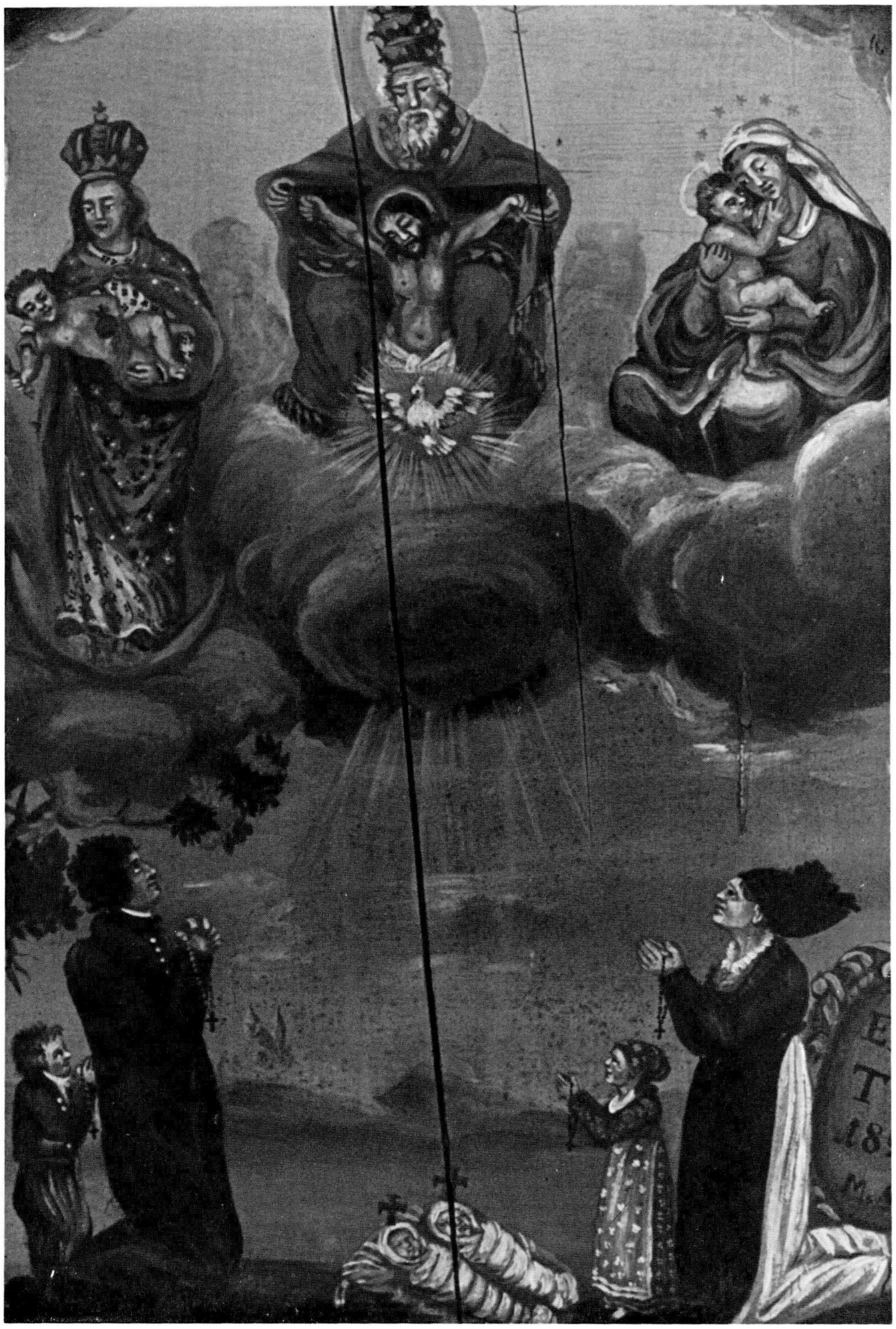

Überall findet man Tafeln, auf denen die Trauer über den Tod von Kindern zum Ausdruck kommt, die im Säuglingsalter starben. Wallfahrtskirche Sonntagsberg in Österreich. 1820.

Rechts:
Das schmerzliche Schicksal der bäuerlichen Familie: von sieben Kindern starben fünf. Votivtafel aus der Wallfahrtskirche Maria Kirchenthal am Lofer in Österreich. 1806.

gaben ihnen Eichelkaffee gegen den Durst. Schreiende Neugeborene wurden mit einem Schnuller besänftigt, der gekautes, mit Zucker vermischtes Brot enthielt und manchmal auch noch in Branntwein oder in einer Abkochung von Mohnköpfen getränkt war.
Viele Leute, besonders in den höheren Ständen, glaubten felsenfest, bei Kinderkrankheiten könnten die Ärzte nichts ausrichten. Aber sie ließen, wie Hecker beklagt, alte Weiber und Hebammen in die Kinderstube. Sie folgten dem Rat von Hirten und Scharfrichtern und liehen auch dem Apotheker ihr Ohr. Der war mit Brech- und Abführmitteln schnell bei der

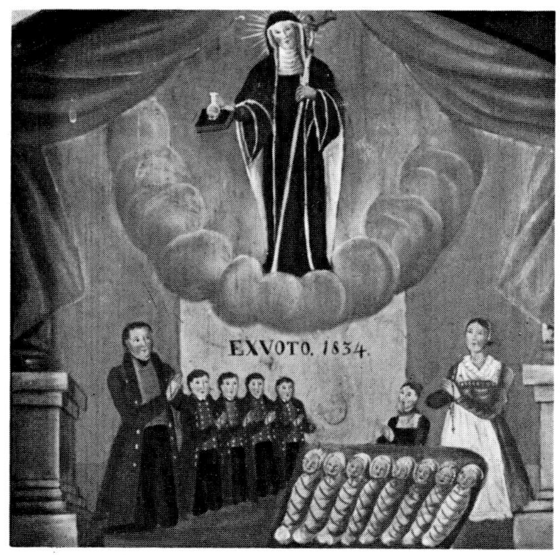

Aneinandergereiht liegen die im zarten Säuglingsalter verstorbenen Kinder einer Familie, die sich der heiligen Walburga zuwendet. Die Patronin zeigt ein Fläschchen mit dem wunderkräftigen Walburgisöl vor.
Votivtafel aus der Lambergkirche bei Cham. 1834.

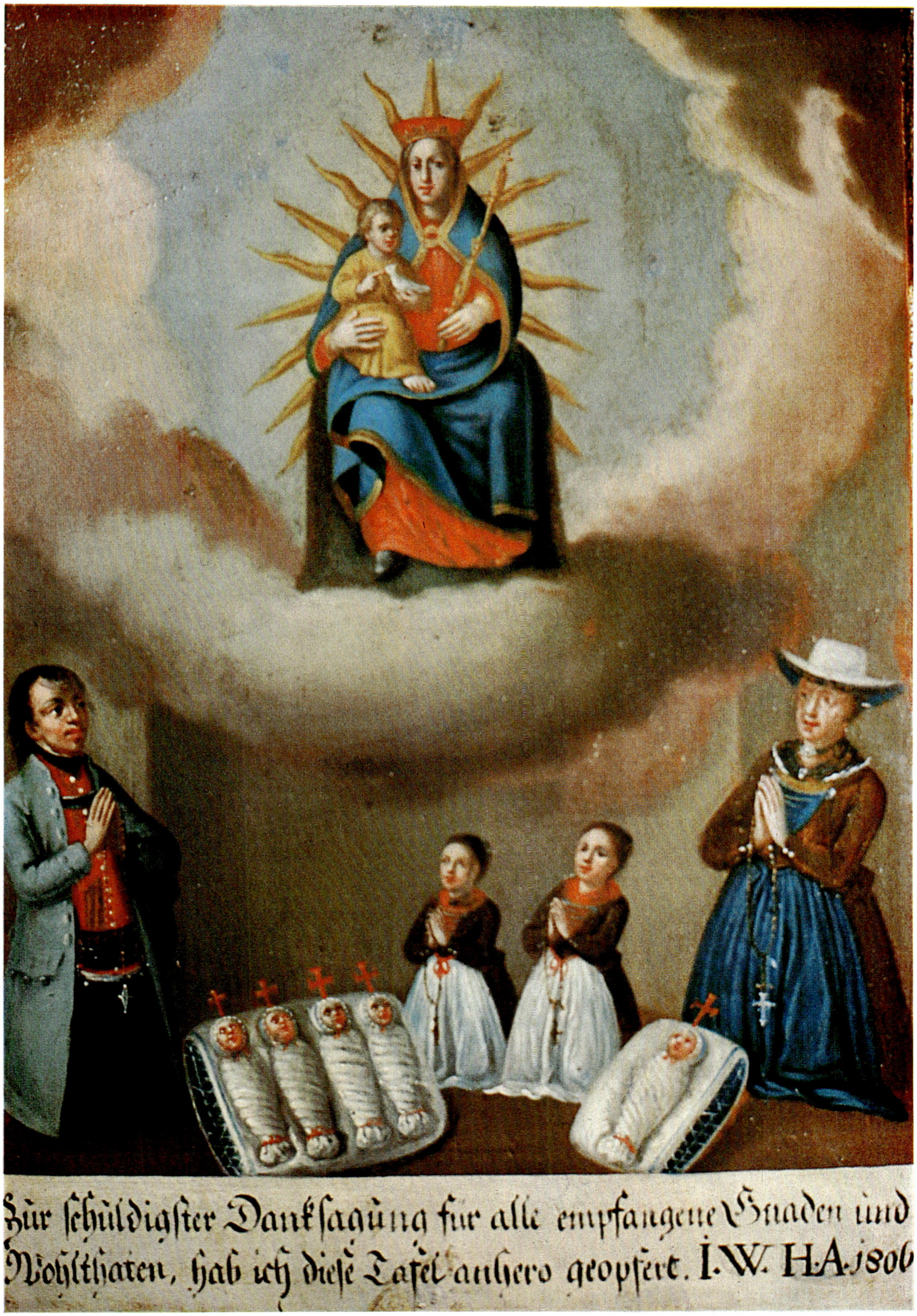
Zur schuldigster Danksagung für alle empfangene Gnaden und
Wohlthaten, hab ich diese Tafel anhero geopfert. I.W. H.A. 1806

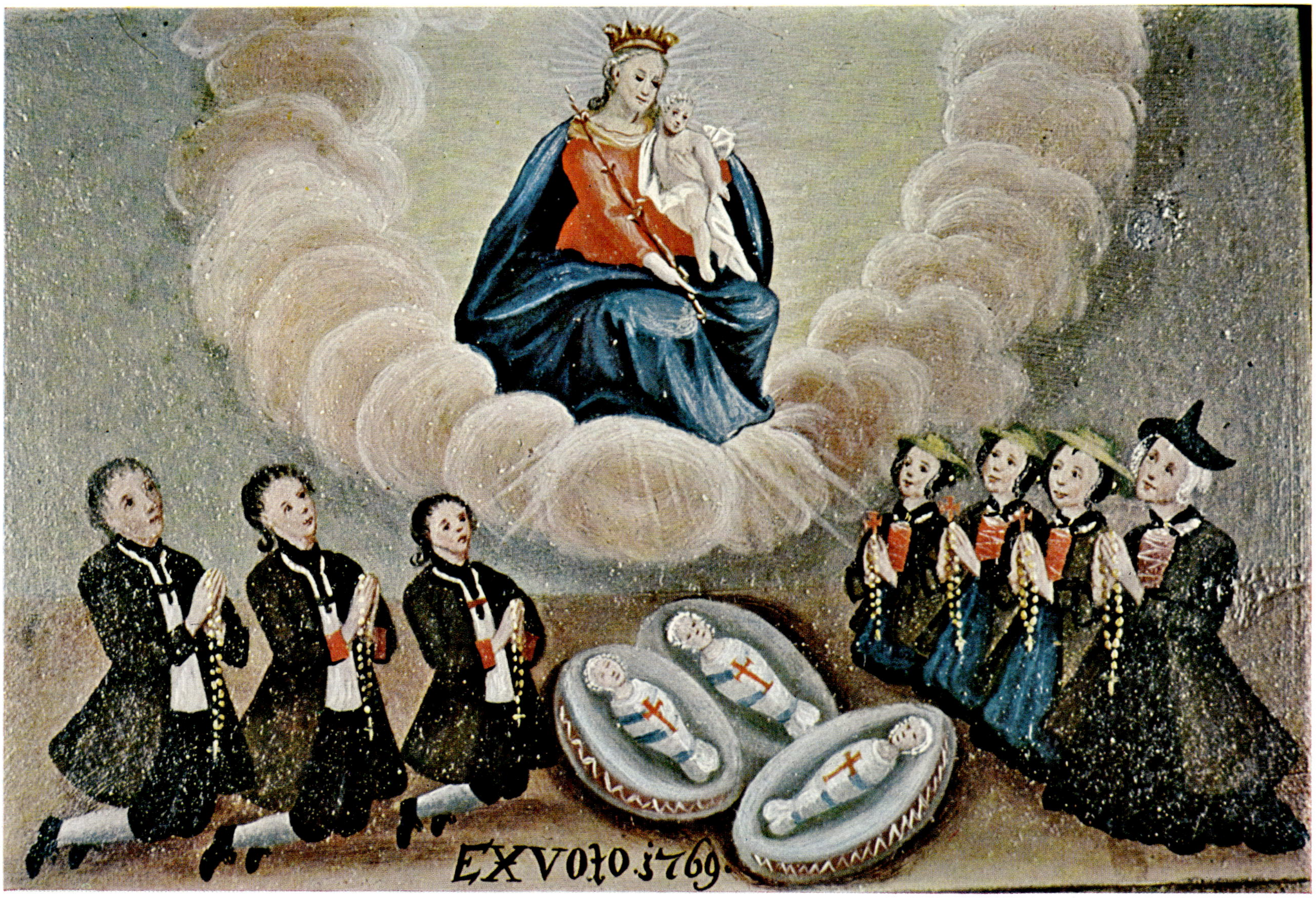

Diese Familie verlor sechs von acht Kindern. Drei Säuglinge tragen das rote Totenkreuz, und auch die drei größeren Mädchen zur Rechten halten es in ihren betend erhobenen Händen. Aber ihr Andenken wird getreulich bewahrt, die Lebenden nehmen die Toten mit in das Bild auf. Tiroler Landesmuseum für Volkskunde. Innsbruck. 1769.

Hand und gab auch gern Laudanum, womit manches Kind bald in ein Englein verwandelt wurde. Aber dann schrieb niemand der Arznei den Tod zu, sondern allein der kindlichen Schwäche, gegen die selbst das beste Mittel wirkungslos geblieben war.

Auch viele Ärzte betrachteten Kinderkrankheiten als Kleinigkeiten, die zu behandeln unter ihrer Würde lag. Sie fragten auch nicht lange, was dem Kinde fehlte. Sie ließen einfach eine Ader öffnen oder den Darm ausleeren. Normale Entwicklungsvorgänge, die das Kind durchlaufen mußte, hielten sie für eine Krankheit.

Unter den Todesursachen findet man häufig vermerkt: schweres Zahnen, Würmer oder Konvulsionen, auch der Jammer genannt. Wahrscheinlich starb aber das Gros der Säuglinge an der unzulänglichen Geburtshilfe und der mangelnden Hygiene in den Haushalten.

Die Säuglingssterblichkeit verringerte sich allmählich, als zu Beginn des 20. Jahrhunderts im Deutschen Reich Landesstellen für den Säuglingsschutz eingerichtet wurden und als sich eine wissenschaftliche Kinderheilkunde entwickelte.

Es sind mehr als hundert Jahre vergangen, seitdem ein praktischer Arzt in

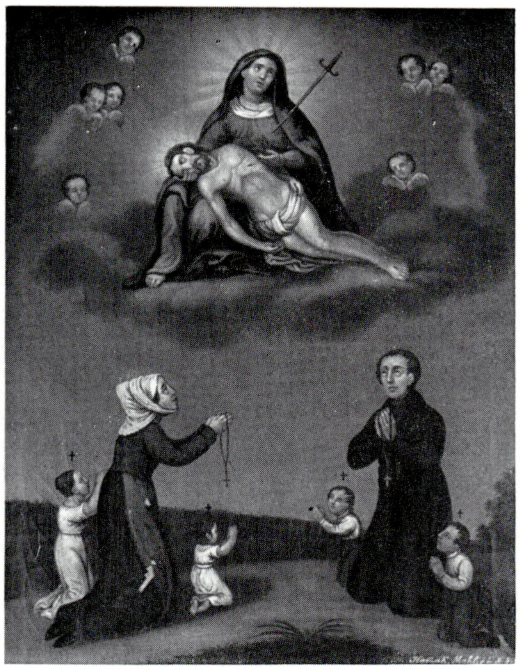

Ein Ehepaar verlor alle vier Kinder, die bereits dem Säuglingsalter entwachsen waren. Wallfahrtskirche Maria Taferl in Österreich. 1856.

München, Doktor Friedmann, eine Abhandlung über die Kindersterblichkeit schrieb und dazu bemerkte, wenn Wissenschaft und Kultur überhaupt dazu dienen könnten, den Menschen einsichtsvoller und glücklicher zu machen, so sei es dabei die besondere Aufgabe der Medizin, die Ursachen der körperlichen Übel zu finden und zu beseitigen. Auch ich meine, daß die Höhe der Säuglingssterblichkeit eines Volkes ein wichtiger kultureller Gradmesser ist und daß zu den großen Vorzügen unserer Zeit der Schutz des jungen Lebens gehört. Der unaufhörliche Jammer über den Verlust der »heilen« Welt müßte allein vor diesem Erfolg der Medizin leiser werden. Die alten Votivtafeln, die so viele tote Säuglinge abbilden, brauchten heute nicht mehr gestiftet zu werden.

Und noch etwas ist eingetreten, was auch Doktor Friedmann schon erkannt hatte: sinkt die Kindersterblichkeit, sinkt auch die Geburtenziffer. »Aber«, sagte er, »das Glück der Familie wird nicht nach der Häufigkeit der Geburten, sondern nach der Seltenheit frühzeitiger Todesfälle bemessen.«

Stürzende Kinder

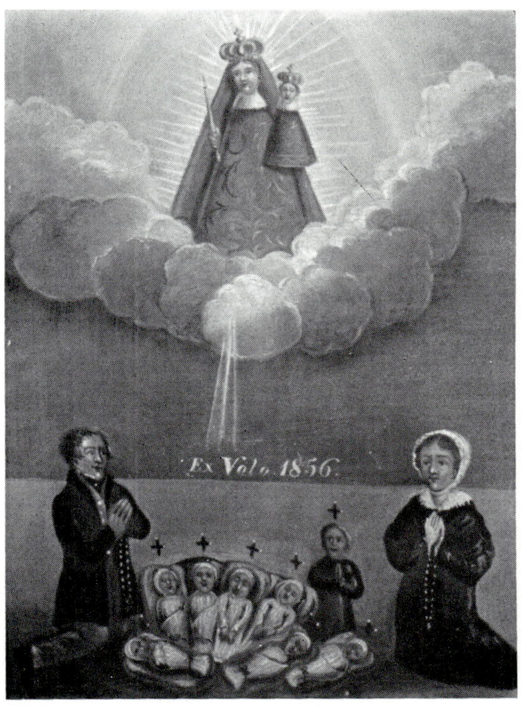

Ein Elternpaar beklagt den Tod von acht Kindern, sieben von ihnen starben im Säuglingsalter. Gnadenkapelle auf dem Schauenberg im Elsaß. 1856.

In Amras, am Stadtrand von Innsbruck, wird die Madonna als Himmelskönigin verehrt. Ihr Gnadenbild thront in der Pfarrkirche: prächtige Gewänder umhüllen den jungfräulichen Leib, ein goldener Mantel fällt von ihren Schultern herab, und eine Krone schmückt ihr Haupt.

Das Jesuskind in ihren Armen ist nur mit einer Windel bekleidet. Noch umklammern seine kleinen Hände das Szepter, das es einst über den Erd-

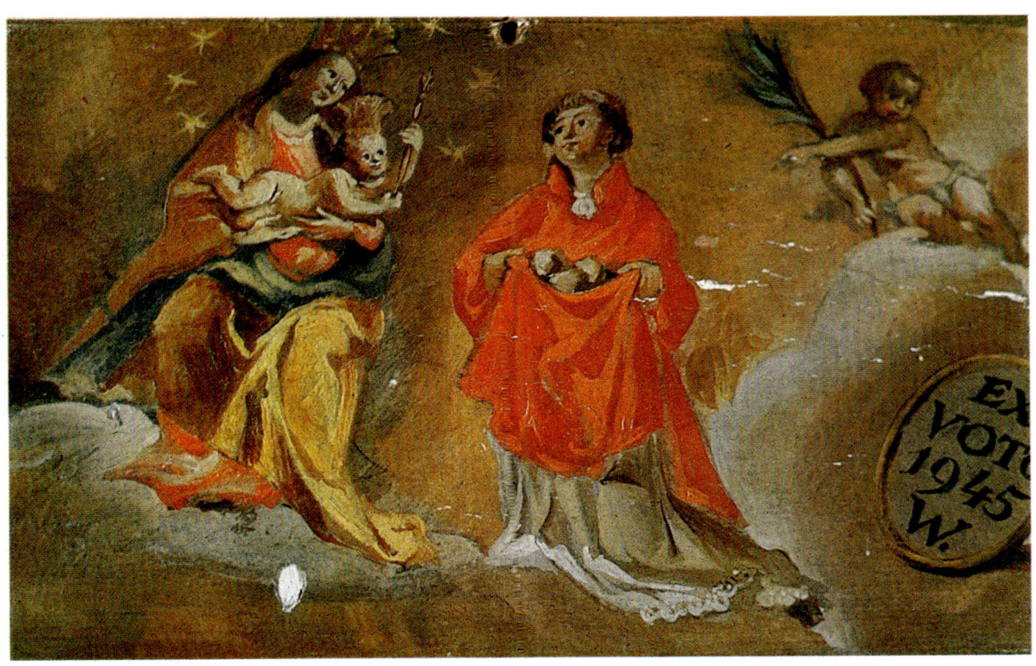

Rechts:
Als ob sie es aus der Luft aufgefangen hätte, hält die Himmelskönigin Maria das Jesuskind in ihren Händen. Neben ihr der heilige Nikolaus. Votivtafel aus Amras in Tirol. 1945.

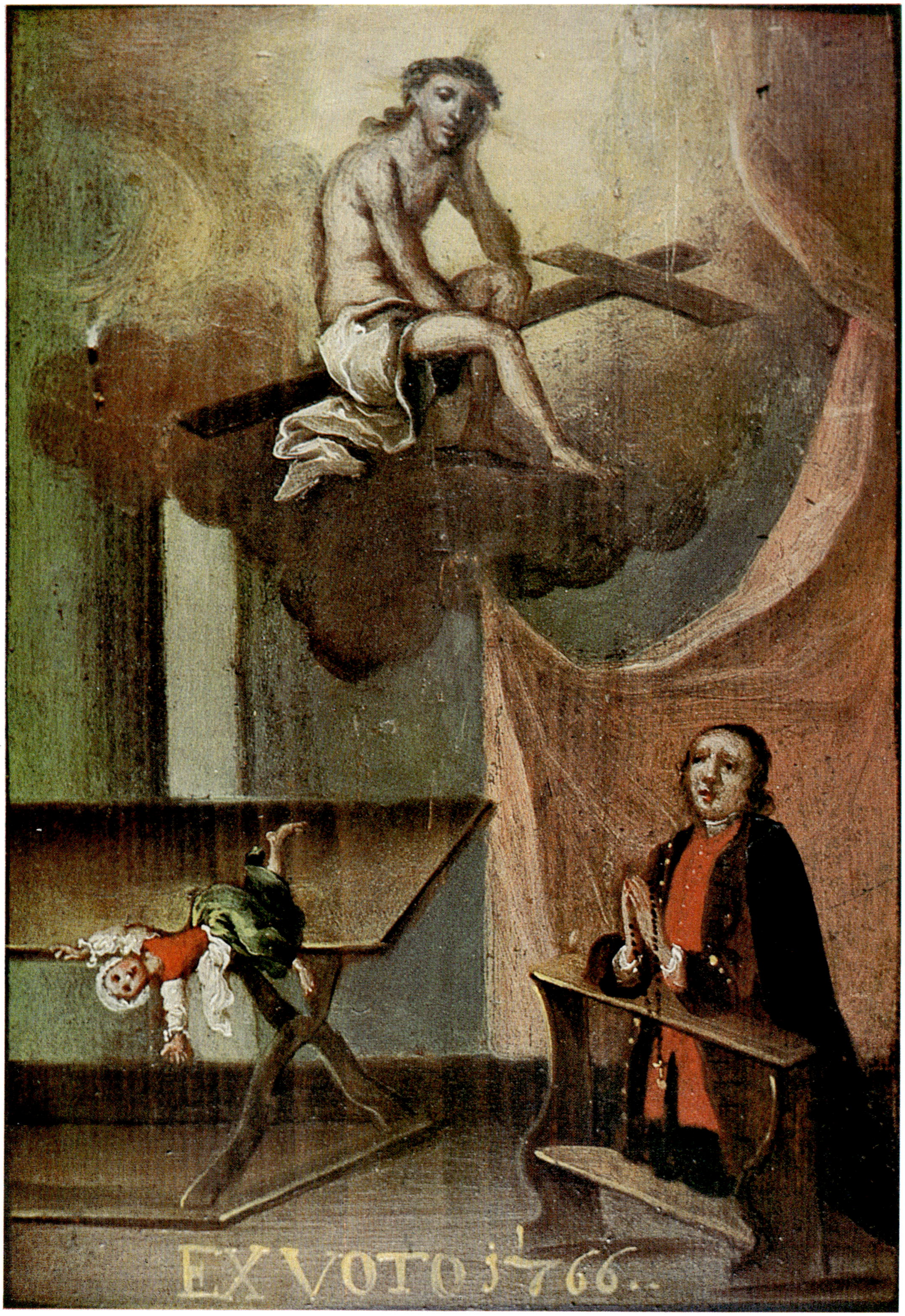
EX VOTO 1766..

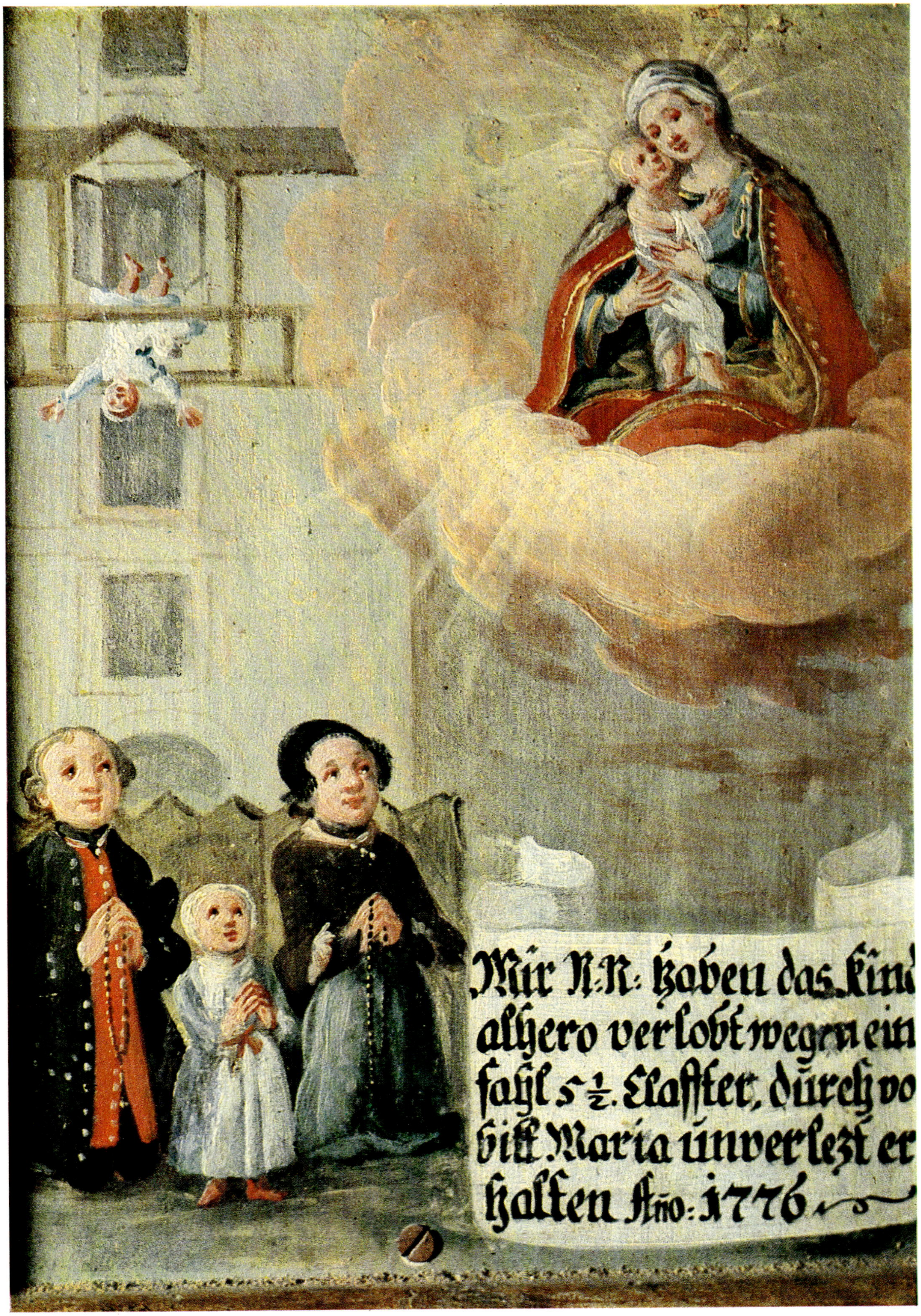
Wir N:N: haben das Kin
alhero verlobt wegen ein
fahl 5 1/2. Clafter, durch vo
bitt Maria unverlezt er
halten Ano: 1776

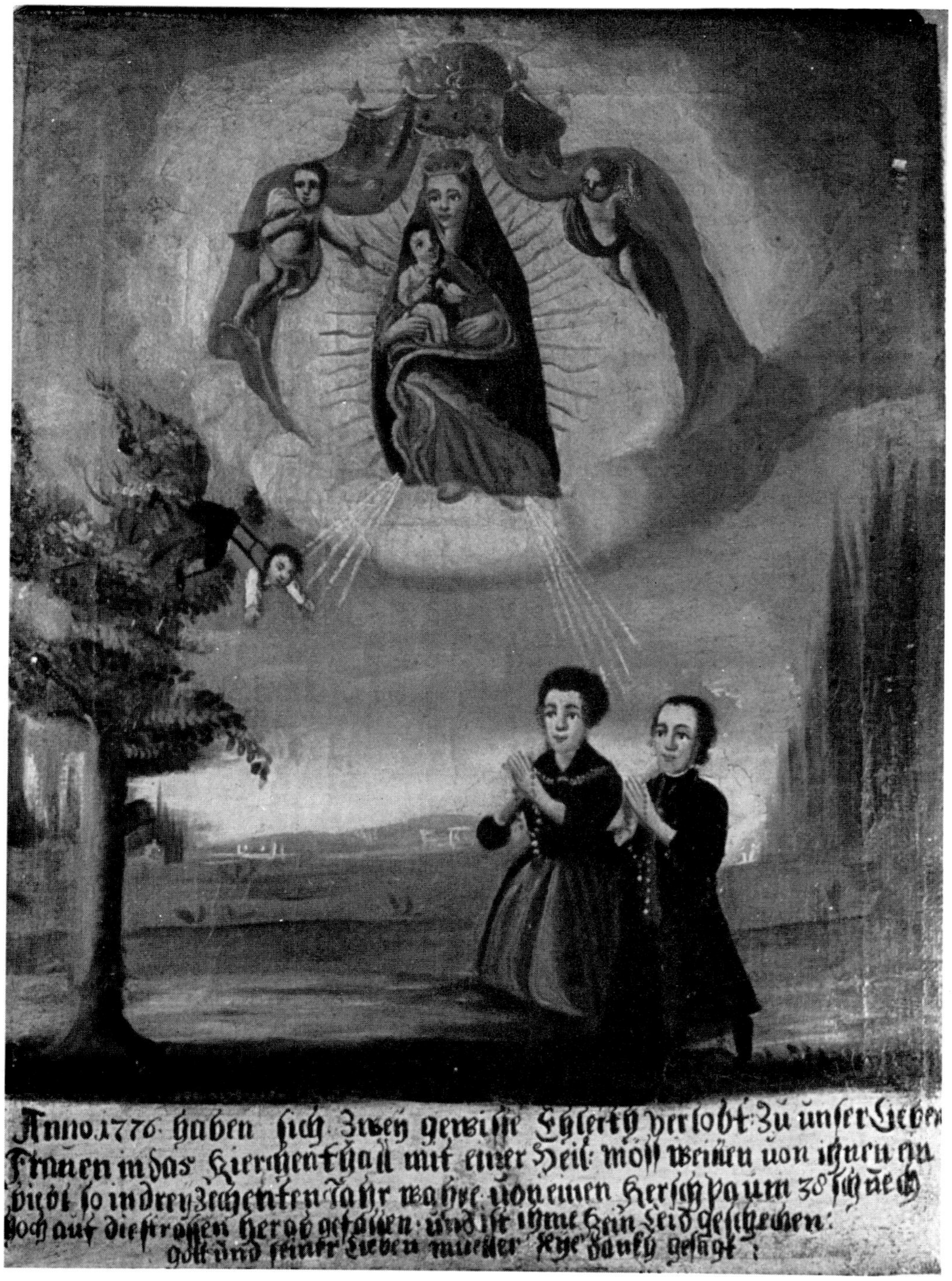

Sturz aus dem Kirschbaum: »Anno 1776 haben sich zwey gewisse Ehlerth (Eheleute) verlobt Zu unser Lieben Frauen in das Kierchenthall mit einer Heil. möss weillen von ihnen ein biebl so in dreyzechenten Jahr wahre, von einen Kerschpaum 38 schuech (ungefähr 10 Meter) hoch auf die strassen herab gefallen und ist ihme Kein Leid geschechen. Gott und seiner Lieben muetter seye dankh gesagt.«

Rechts:
Ein Kind fällt aus dem stattlichen Ehebett. Votivtafel aus der Wallfahrtskirche Sammerei in Niederbayern. 1779.

kreis schwingen wird, wie ein Spielzeug. Auch es trägt, zum Zeichen kommender Herrschaft, eine Krone.

Was aber an der Figur vor allem auffällt, ist die Art, wie Maria das Kind hält. Es ruht bäuchlings, beinahe schwebend, in ihren Händen.

Das erinnert an eine alte Legende. Vor Zeiten, als im Hof des Schlosses Ambras ein ritterliches Turnier abgehalten wurde, stand unter den Zuschauern auch eine Frau, die ihr Kind mit sich trug. Hingerissen von dem prächtigen Schauspiel, beugte sie sich weit über die Rampe. Dabei entglitt ihr das Kind und stürzte in die Tiefe.

Sie rief ohne Besinnen die Muttergottes um Hilfe an, ehe sie, bebend vor Angst, in den Schloßhof hinuntereilte, wo, wie sie glaubte, ihr Kind zerschmettert auf dem Boden lag. Zu ihrem Erstaunen legte man es ihr unver-

Seite 72:
Ein kleines Kind stürzt vom Tisch und wird mit dem Kopf aufschlagen. Weil es unverletzt blieb, stiftete der Vater diese Votivtafel in die Wallfahrtskirche Herrgottsruh bei Friedberg in Schwaben. 1766.

Seite 73:
Das aus dem Fenster und über den Altan gestürzte Kind erscheint mit seinen Eltern im Bild und dankt für die glückliche Rettung: »Mir N. N. haben das Kind alhero verlobt wegen ein fahl $5^1/_2$ Claffter (ungefähr 8 bis 9 Meter), durch vorbitt Maria unverletzt erhalten. Anno 1776.«
Votivtafel der Wallfahrtskirche Sammerei in Niederbayern.

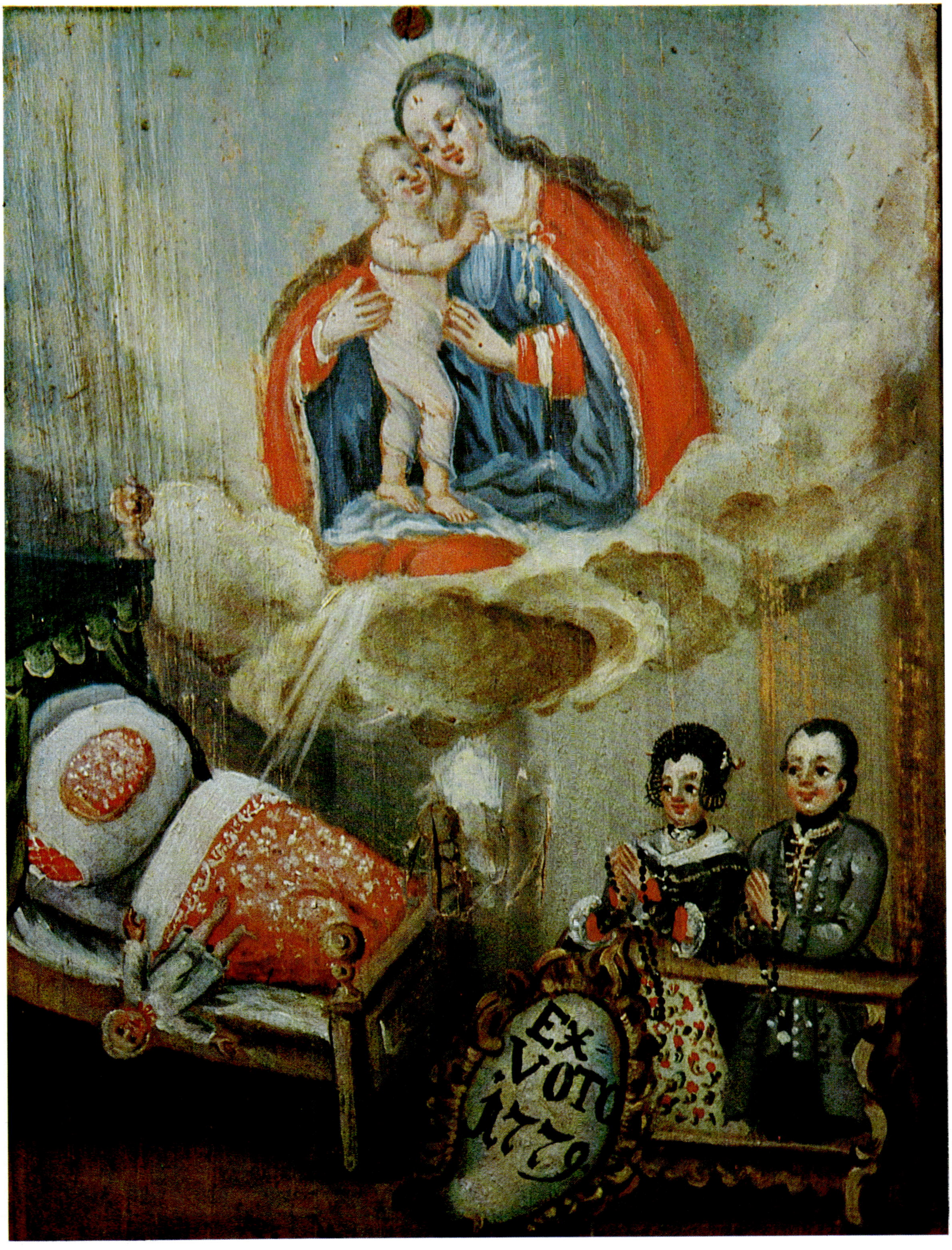
EX
VOTO
1779

sehrt in die Arme, und sie erfuhr, eine schöne fremde Frau hätte es im Sturz aufgefangen. Dann sei sie ebenso schnell wieder verschwunden, wie sie erschienen war.
Zum Dank für diese himmlische Hilfe und zum Gedenken an den Vorfall wurde der Kirche von Amras eine Marienfigur gestiftet, die das Jesuskind in den Armen hält, als hätte sie es gerade aus der Luft aufgefangen. An diese Mutter Gottes von Amras wandten sich seither viele dankbare Eltern, deren Kinder bei einem Sturz nicht zu Schaden gekommen waren. Aber auch aus anderen Anlässen wurden ihr Tafeln gestiftet, besonders oft in den letzten Jahren des zweiten Weltkrieges.
Votivtafeln, die stürzende Kinder abbilden, findet man in vielen Wallfahrtskirchen. Die Kinder fallen aus dem Fenster oder vom Heuboden, vom Tisch, aus dem Bett oder vom Wagen. Fast stets schlagen sie mit dem Kopf auf, der noch verhältnismäßig schwer ist, und wir wissen ja: je jünger das Kind ist, desto eher unterbleibt die instinktive Abwehrbewegung während des Fallens.
Kindliche Schädelbrüche dürften daher häufig vorgekommen sein, wie man auch einem frühen chirurgischen Lehrbuch entnehmen kann. In der 1497 erschienenen »Cirurgia« des Straßburger Wundarztes Hieronymus Brunschwig liest man im Kapitel »Von der zerknetung des houptes« folgendes: »So hon ich zwei Kinder gecurieret, einß von vier Jaren, das von ein huß gefallen war uff ein Stein, das ander von sechs Jaren von einem dachdecker mit einem muerstein von eynem huß geworffen, da jedem die hirnschal ingebogenn was.« Diese »Eindruckung der Hirnschale« schildern die frühen chirurgischen Schriftsteller als eine Delle, bei welcher der elastische kindliche Knochen nicht gebrochen ist, sondern nur eine Beule bildet, wie sie nach einem Schlag in einer Kupferkanne entstehen kann. Man hielt diese reine Impression für den typischen Schädelbruch des Kindes, während wir, die wir Röntgenstrahlen benutzen können, wissen, daß diese vermeintlich einfachen »Eindruckungen« meistens von Berstungsbrüchen begleitet sind und daß sie an Zahl weit übertroffen werden durch die Sprünge oder linienförmigen Brüche der Schädelkapsel, die der einfachen Diagnostik unserer wundärztlichen Vorfahren entgehen mußten.
Damals galt die Empfehlung, Kindern, die eine solche Verletzung erlitten hatten, Niespulver zu reichen, damit das eingesunkene Knochenstück durch den plötzlichen Druck im Schädelinnern wieder nach außen gepreßt würde. Gelang das nicht, konnte man versuchen, es durch einen Schröpfkopf oder durch einen Heftpflasterzug emporzuziehen, und wenn auch das fehlschlug, griff man, wie die chirurgischen Lehrbücher von Paré, Gersdorff, Scultetus und Heister vom 16. bis 18. Jahrhundert übereinstimmend empfehlen, zum Hebeisen, dem Elevatorium, das man auch heute noch benutzt.
Natürlich mögen die Kinder bei ihren Stürzen auch andere als den Schädelknochen gebrochen haben, eines »der 384 Beinlein«, wie ein anatomisches Handbüchlein der Zeit für das kindliche Knochengerüst errechnet, viel mehr als für das erwachsene Skelett, das keine »Anwächse«, keine getrennten Epiphysen, besitzt und nur noch 260 Knöchlein zählen soll.
Die Unfallstatistik des 20. Jahrhunderts weicht beträchtlich von der Skala damaliger Unglücksfälle ab. Zwar gilt immer noch die Regel, daß ein Unfall im Elternhaus, das Strangulieren im Bett oder das Verbrühen in der Küche, um so häufiger vorkommt, je jünger das Kind ist und daß mit zunehmen-

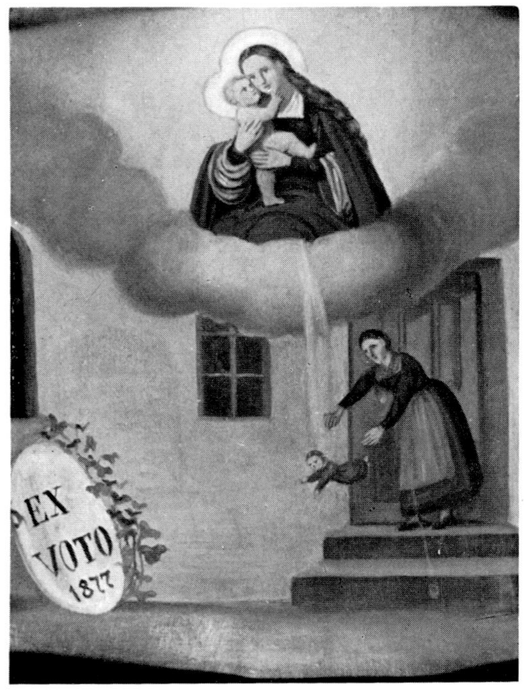

Beim Verlassen des Hauses läßt eine Mutter ihr Kind aus den Armen fallen. Hechenberg in Österreich. 1877.

Rechts: Ein anderthalbjähriges Kind stürzte die Treppe hinunter, ohne Schaden zu nehmen. Eltern und Geschwister bitten gemeinsam um Hilfe und danken auch für den himmlischen Schutz. Tafeln wie diese illustrieren das Zusammengehörigkeitsgefühl, das die Familie verband. Votivtafel aus der Kunterwegkirche in der Ramsau. 1799.

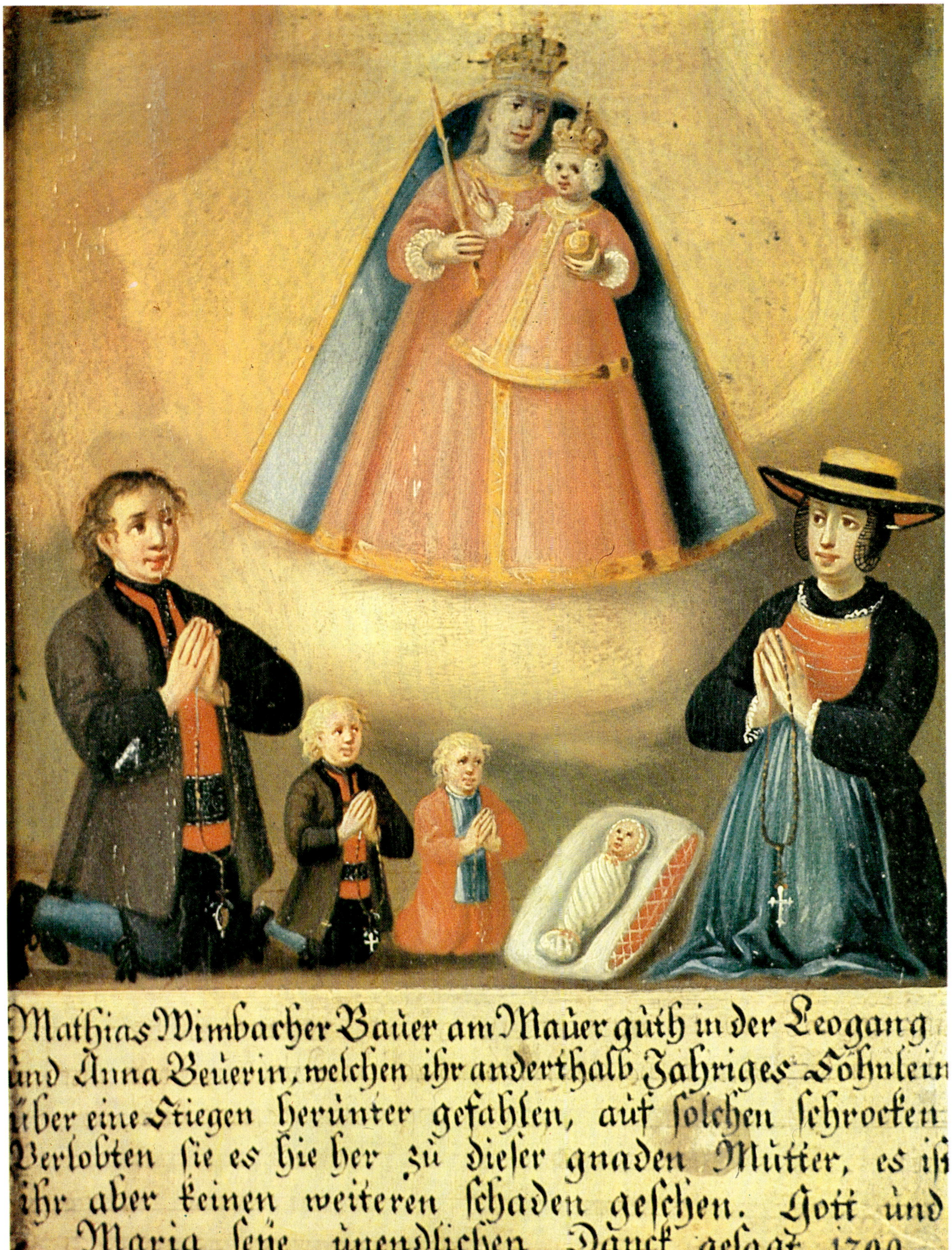
Mathias Wimbacher Baüer am Maüer güth in der Leogang
ünd Anna Beüerin, welchen ihr anderthalb Jahriges Söhnlein
über eine Stiegen herünter gefahlen, aüf solchen schrocken
Verlobten sie es hie her zü dieser gnaden Mütter, es is
ihr aber keinen weiteren schaden geschehen. Gott ünd
Maria seye ünendlichen Danck gesagt. 1799.

dem kindlichem Alter der außerhäusliche Unfall zahlenmäßig an Bedeutung gewinnt. Dabei waren, damals wie heute, Knaben öfter betroffen als Mädchen.
Auch die bäuerliche Umwelt barg Gefahren. Sie blieben aber weit hinter den Gefährdungen zurück, die mit der Motorisierung heraufbeschworen wurden. Die große Zahl kindlicher Verkehrsunfälle, die eine höhere Todesziffer fordern als die Summe aller tödlichen Krankheitsverläufe, beherrscht das heutige Bild. Und ein ganz wesentlicher Unterschied zur Vergangenheit drückt sich in der Zahl kindlicher Vergiftungen aus: früher waren sie höchst selten, heute sind sie an der Tagesordnung.

Ein Kind ist von einer Bank herab gestürzt und hat sich gefährlich am Kopf verletzt. Blutüberströmt liegt es am Boden, aber auf das Flehen der Eltern sendet die heilige Muttergottes von Sammerei ihre Gnadenstrahlen hernieder und schenkt dem Kinde völlige Genesung.

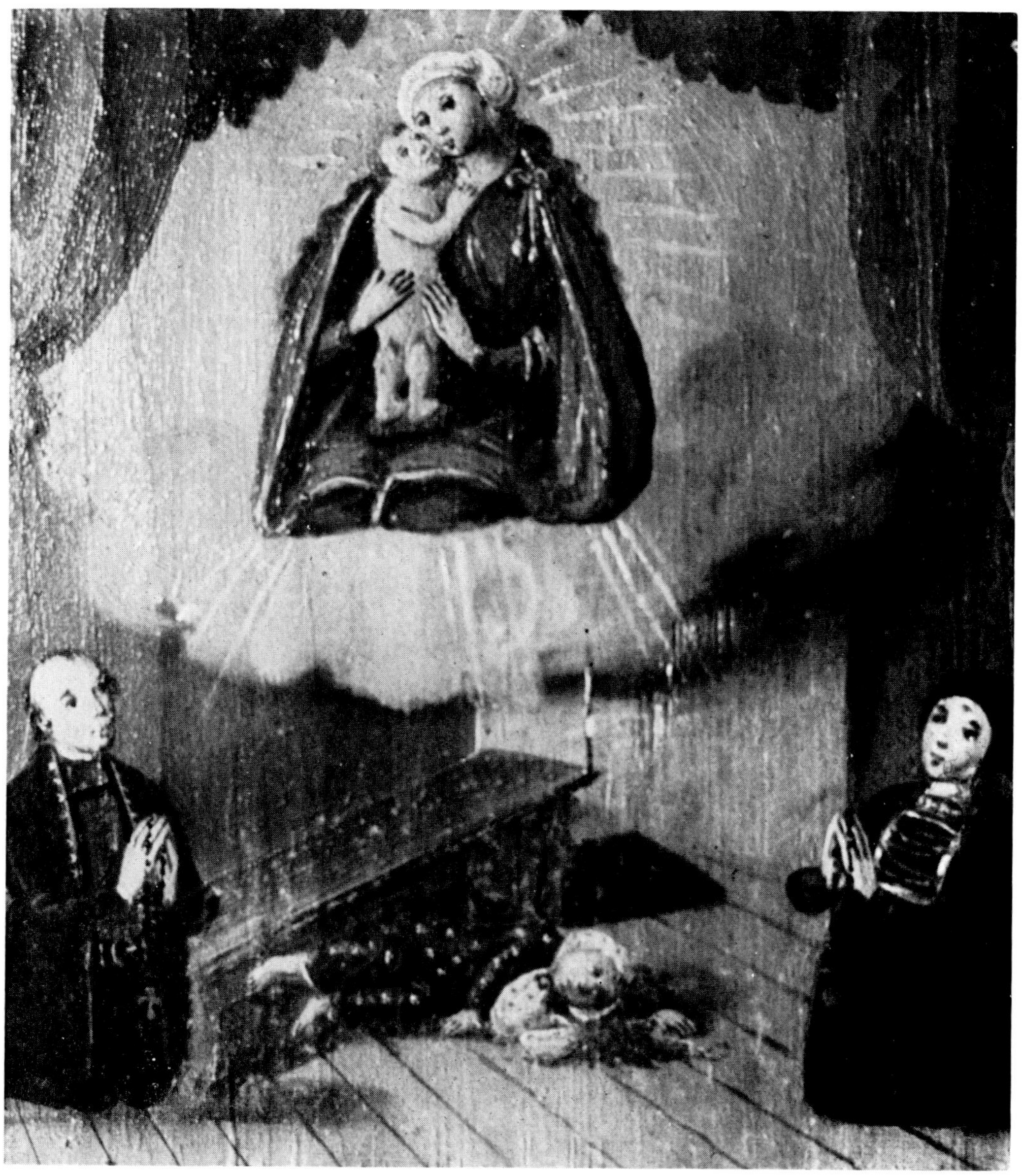

Über dem blutflüssigen Kranken schweben die Bilder des segnenden Christus und der Jungfrau Maria. Neben dem Bett die Gestalt der Maria Ägyptiaca (oder der Maria Magdalena?). Votivtafel aus Cesena, Basilika der Madonna del Monte. Anfang des 16. Jahrhunderts.

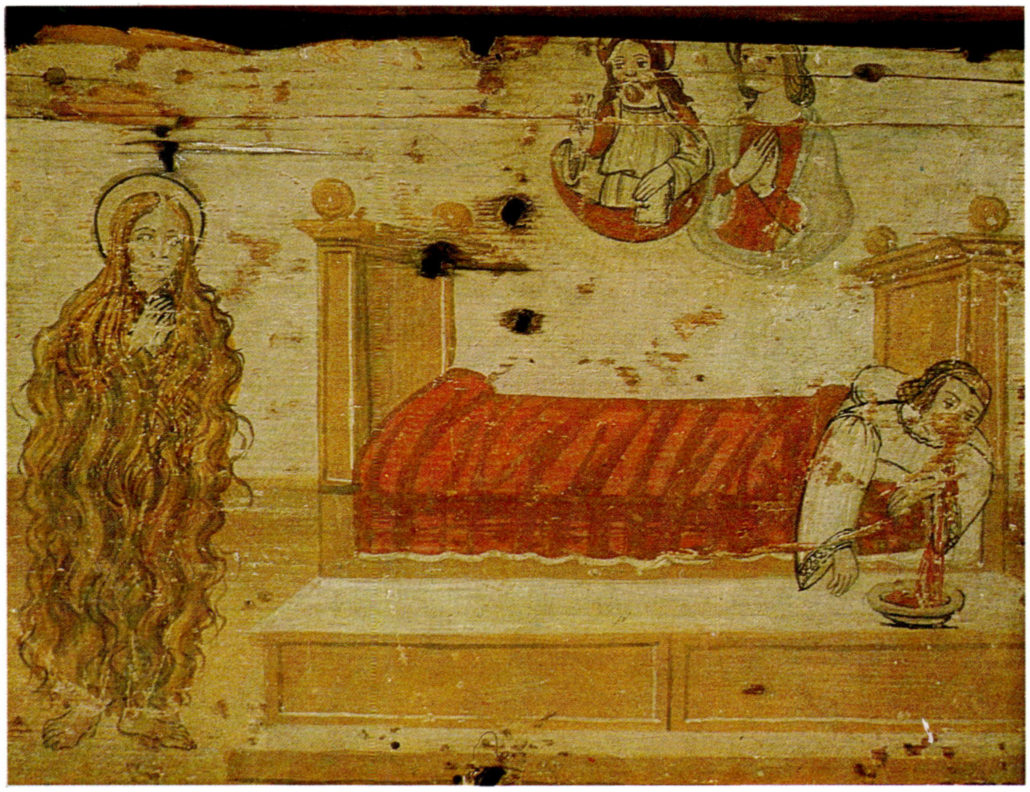

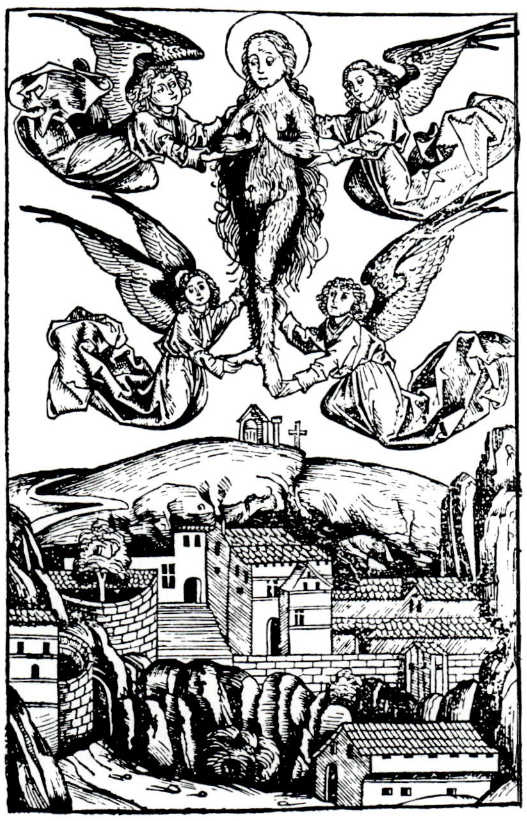

Maria Magdalena wird von Engeln in den Himmel getragen.
Holzschnitt aus der Hartmann Schedelschen Weltchronik. Augsburg 1493.

Vom Ertrinken

Unter den Votivtafeln in der Basilika der Madonna del Monte von Cesena hängt ein aus dem frühen 16. Jahrhundert stammendes Bild, dessen Farbe sich schon stark vom hölzernen Grund abgelöst hat. Es zeigt einen schwindsüchtigen Kranken, der einen Blutsturz erleidet. Über ihm schweben, mit segnender Gebärde, Christus und Maria die Jungfrau. Neben dem Bett steht, die Szene beherrschend, eine Heilige, die vollkommen in ihr Haar eingehüllt ist. Nur das Gesicht, die betend erhobenen Hände und ihre Füße kommen unbedeckt daraus hervor.
Wahrscheinlich ist es Maria Ägyptiaca, die schöne Hure, die sich in Rom zum Christentum bekehrte und dann ein entsagungsvolles Leben in der Wüste, jenseits des Jordans, führte. Fast fünf Jahrzehnte blieb sie allein in der Einöde. Keine menschliche Stimme drang an ihr Ohr. Sie vernahm nur das Heulen der Schakale und den Schrei der Geier. Ihre Kleider zerschlissen im Winde und zerfielen in Fetzen. Ihre Haut verbrannte in der Sonne und wurde dunkel. Aber das Haar bedeckte ihren Leib und hüllte ihn ein wie ein schimmerndes Gewand.
Vielleicht könnte es auch Maria Magdalena sein.
Sie wird auf den Bildern des späten 15. und des frühen 16. Jahrhunderts in der gleichen Art dargestellt, und es ist schwer, zwischen beiden zu unterscheiden, wenn die Attribute fehlen.
Maria Magdalena, sagt die Legenda Aurea von ihr, heißt das bittere Meer.

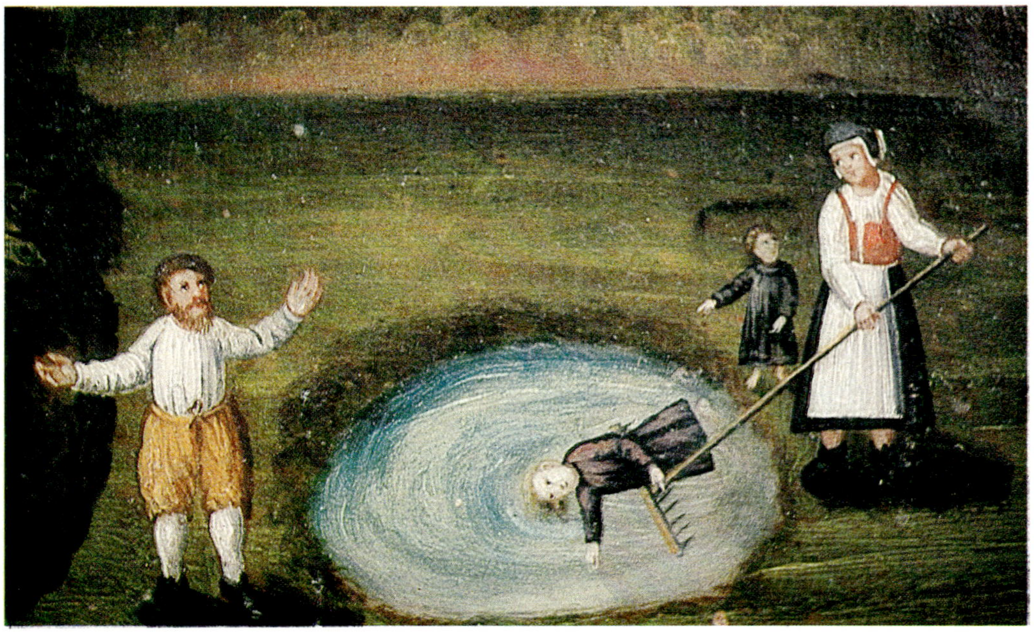

Rettung vor dem Tod durch Ertrinken: »Den 23 Juny deß 1660 Jahr Verspricht Hanß Wenckh, Weber auß Neuhoffer Pfarr sein khindt alhier Mit Namen Anna, Weillen Eß in ein Manßdiefe grueben gefallen und Niemandt gewust, Wie Lang Solches khindt darin gelegen. aber Weillen Noch ein kleiners khindt, welches nit reden khunte, darbey ware und sovil Zaichen geben, daß eß in die grueben gefallen sey. nach dem die Muetter auf der Wißen geheiget, 25 schrit Zurückh gangen, ein geraumbe Zeit gesuecht, entlich Mit rechn gefunden Und heraufgezogen. nach dem versprechen hat es wunderbarlicher Weisen Zeichen von Sich geben. Und nach dreyen dagen widerumb Frisch Und gesundt worden.« Votivtafel (Ausschnitt) aus der Wallfahrtskirche Gartlberg bei Pfarrkirchen in Niederbayern.

Rechts:
Rettung eines Knaben, der in ein Wasserbecken gefallen ist. Votivtafel aus Regensburg. Privatbesitz. 1835.

Denn als sie von ihrem wilden Leben abließ und vor dem Herrn Buße tat, vergoß sie Bäche von Tränen, sie wusch seine Füße darin und trocknete sie mit ihrem schönen Haar.
In ihrer großen Bitternis hat sie uns die weiße Rose geschenkt, die ursprünglich rot aufgeblüht war, aber dann die Farbe verlor, als ihre Tränen sie benetzten.
Ihre Reue war so groß wie die Welt, sagt das Volk. Selbst der Mond trägt in den Flecken, die seinen Glanz trüben, die Spur ihrer Tränen.
Und in manchen Gegenden meinen heute noch die Leute, sie lebt auch auf dem Grund der Gewässer, neben dem Wassermann und den Nixen, und ihr schönes langes Haar umschlingt zuweilen den Leib eines Badenden und zieht ihn hinab in die Tiefe.
In Schwaben wußten die Kinder, berichtet Ploß, wie gefährlich die Wassergeister waren, die in den Fluten lauerten. Bevor sie im Sommer badeten, gebrauchten sie eine Art Exorzismus. Sie pflückten am Ufer eine Blüte der Königskerze, warfen sie in den Fluß und riefen:

Heiligs Benediktenkreuz,
dreimal g'segnet, dreimal g'weiht!
Engele nei, Teufele naus,
daß i it versink und versauf.

Der Tod durch Ertrinken kommt bei Kindern immer noch oft vor. In der Unfallstatistik rangiert er, was die Häufigkeit anbetrifft, an zweiter Stelle und wird nur, allerdings weit, übertroffen von der Zahl der Todesopfer, die die Motorisierung fordert. Dabei, betont der Freiburger Kinderarzt Gädeke, muß man berücksichtigen, daß Unfälle im Wasser nur dann registriert werden, wenn sie tödlich enden. Zwischenfälle mit bloßer Gefahr des Ertrinkens werden nicht erfaßt, aber »sie übersteigen die fatalen Ereignisse mit hohen Dunkelziffern«.

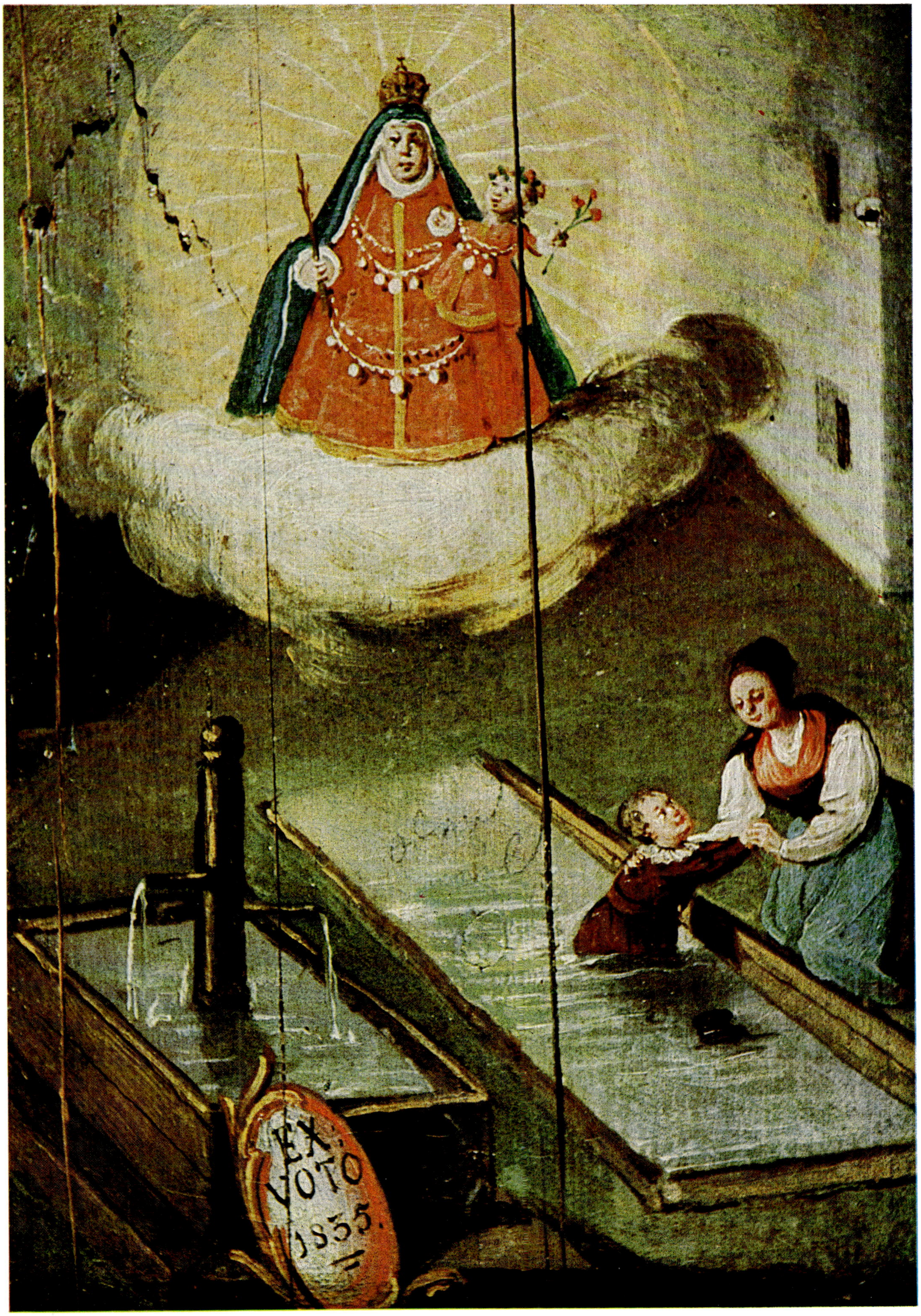
EX
VOTO
1835.

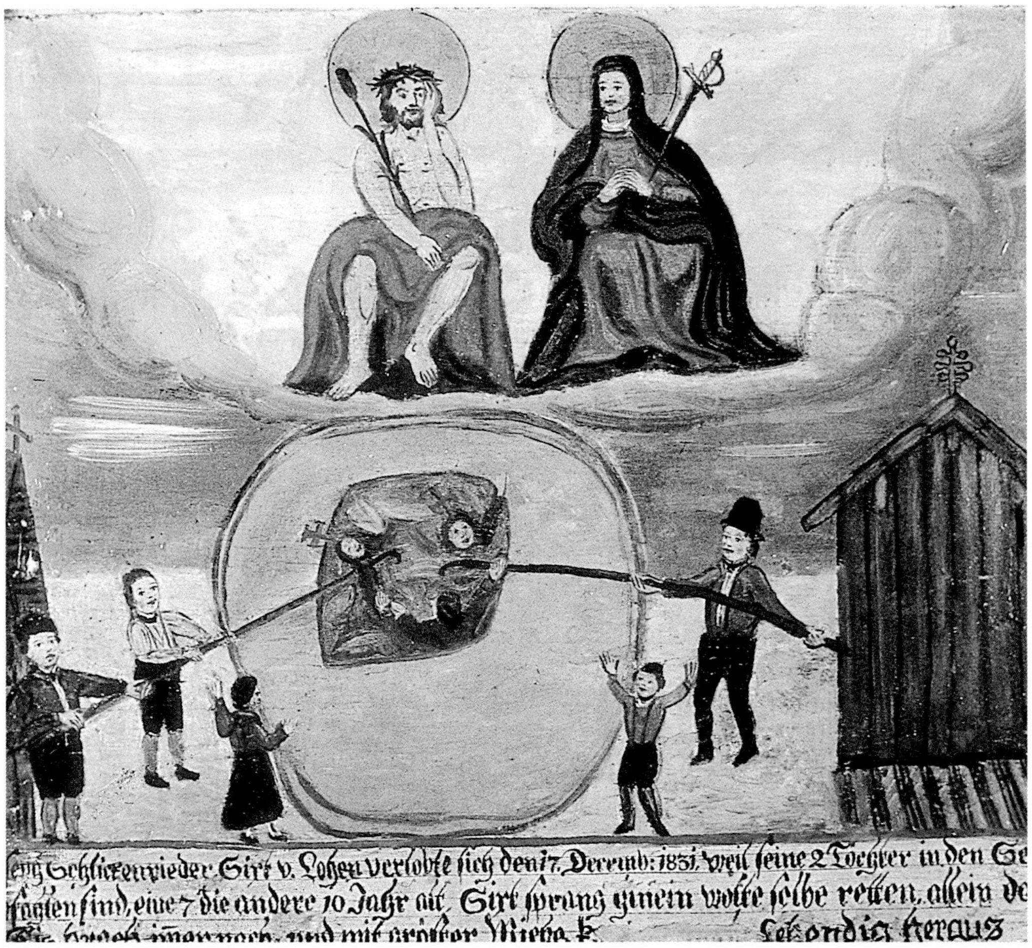
Schlickenrieder Sixt v. Lohen verlobte sich den 17. Decemb: 1831. weil seine 2 Töchter in den Ge
fallen sind, eine 7 die andere 10 Jahr alt. Sixt sprang hinein wolte selbe retten, allein de

Zwei Mädchen von sieben und zehn Jahren waren ins Eis eingebrochen. Der Vater sprang ihnen nach und wollte sie retten. Er konnte mit großer Mühe wieder ans Land gezogen werden. Die Kinder ertranken.
Gnadenkapelle Maria im Elend, Dietramszell in Oberbayern. 1831.

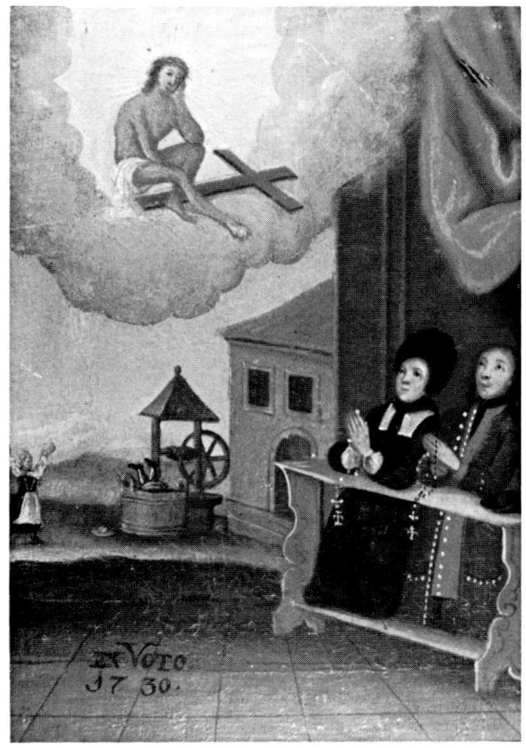
EX VOTO
17 30.

Ein Kind stürzt in den Brunnen.
Wallfahrtskirche Herrgottsruh bei Friedberg in Schwaben. 1730.

Damals verunglückten Kinder meistens im Badezuber oder in einem Waschkübel, ob er nun im Haus oder im Garten aufgestellt war. Heute stürzen sie meistens ins hauseigene Schwimmbecken. Daß größere Kinder in einen Brunnen fielen, dessen unheimliche Tiefe ihre Neugierde geweckt hatte, kam oft vor. Da es weniger Badeanstalten gab als heute und mehr Kinder im freien Fluß badeten, geschah es auch häufiger, daß sie von der Strömung fortgerissen wurden.

An Votivtafeln, die derartige Vorfälle schildern, herrscht kein Mangel. In Maria Trens, der bekannten Wallfahrtskirche im Südtiroler Land, hängt ein Bild, das den Unfall eines sechsjährigen Mädchens wiedergibt. Der Maler hat sich, noch am Ende des 19. Jahrhunderts, eines alten Stilmittels bedient: er läßt den Vorgang in seinen einzelnen Phasen vor dem Auge des Betrachters abrollen. Man sieht, wie das Unglück geschieht und wie das ins Wasser gestürzte Kind so schnell dahintreibt, daß der hinzueilende Retter ins Leere greift. Die Flut reißt es fort, unter einer Brücke hindurch, bis zu einer Uferstelle, an der es geborgen werden kann.

Wenn es gelang, die Kinder dem Wasser wieder zu entreißen, lagen sie gewöhnlich wie leblos da, bleich und ausgekühlt, mit gerunzelter Haut und Schaum vor Mund und Nase. Bei diesem Anblick unterließen manche Ärzte nur allzuleicht den Versuch der Wiederbelebung. Mag aber das Bild des Todes auch noch so vollkommen sein, man darf sich dadurch niemals von den sorgfältigsten Bemühungen abhalten lassen, das Leben wieder zurückzurufen, heißt es schon in alten Lehrbüchern.

Rechts:
Das Bild gibt das Vorkommnis erschöpfend wieder: ein Kind, das kopfüber in einen Wasserkübel gefallen ist, wird von der Mutter herausgezogen. Anschließend saugt der Wundarzt die Atemwege frei: Ein Gewise Weibberson hat sich verlobt zu der Gnaden Mutter alhier weg ihres Kind in einem unversehenen Fall in ein Wasserschaf(f) und ! ist durch die Vorbitt Maria wieder bein Leben erretet worden.«
Votivtafel aus der Wallfahrtskirche Sammerei in Niederbayern. 1807.

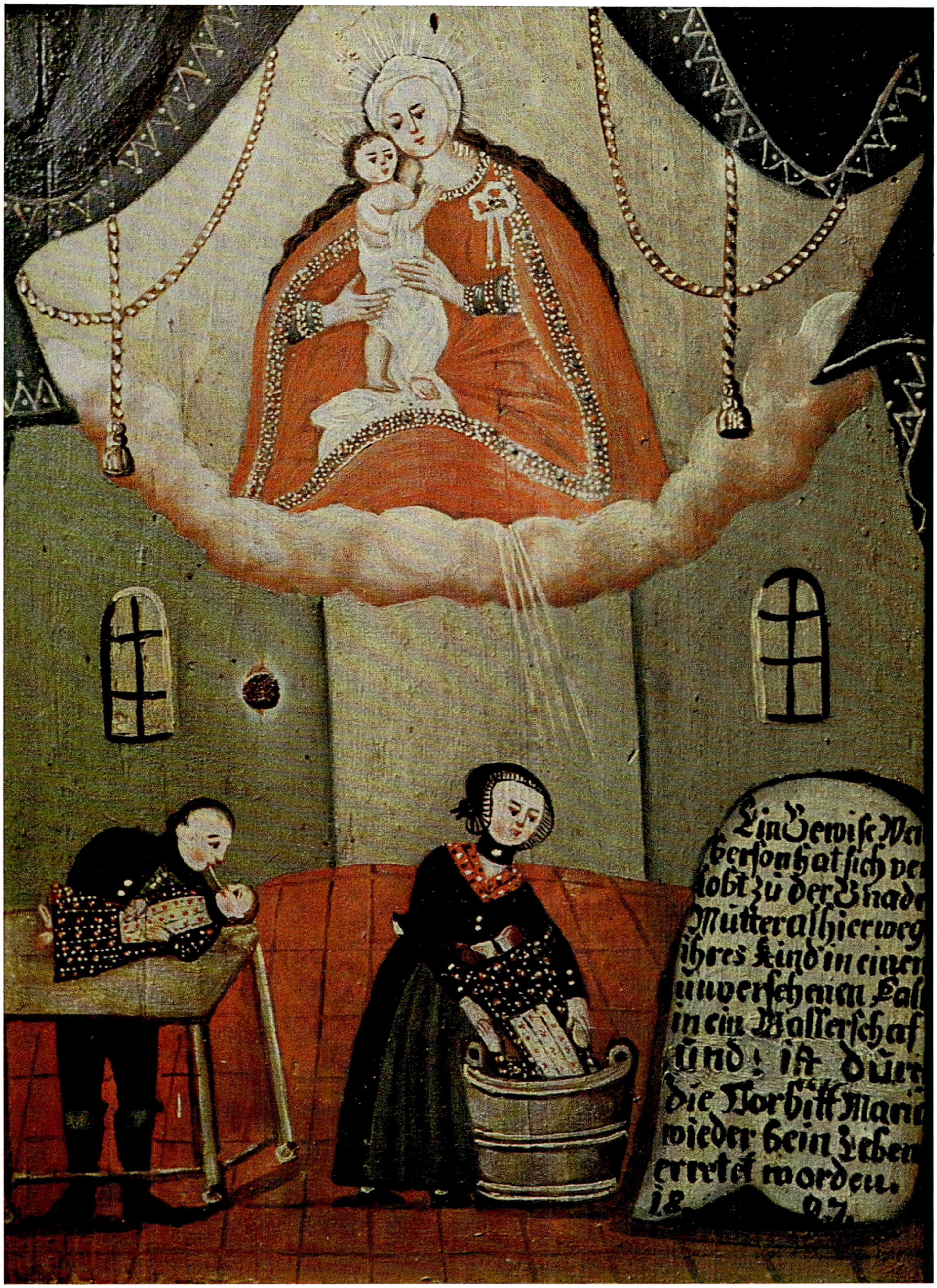
Ein Gewise Wei
berson hat sich ver
lobt zu der Gnade
Mutter alhier weg
ihres Kind in einen
unverschenen Fal
in ein Wasserschaf
und ist dur
die Vorbitt Mari
wieder bein Leben
errettet worden.
18 07.

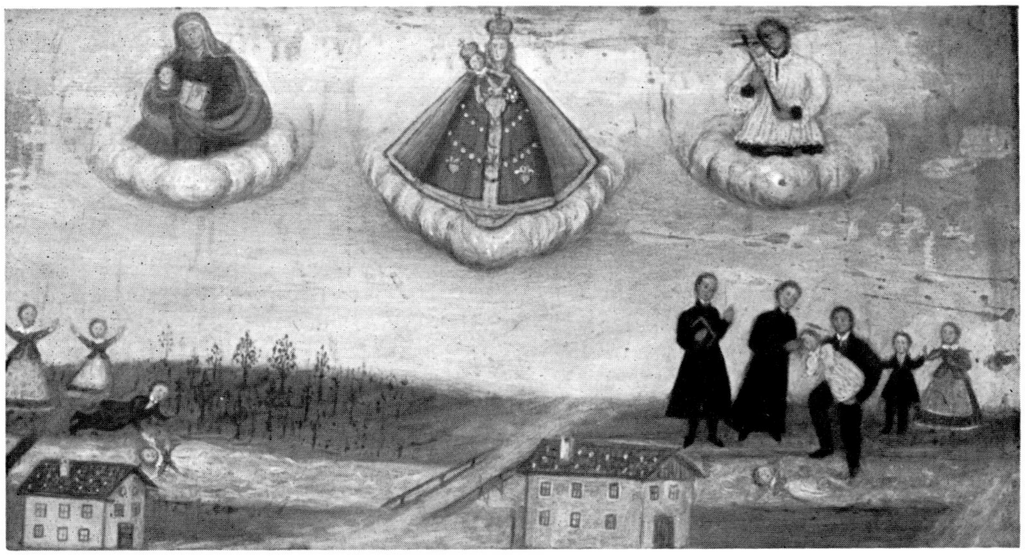

*Die Rettung eines Kindes, das in einen reißenden Fluß stürzte, wird in mehreren Phasen dargestellt.
Votivtafel aus der Wallfahrtskirche Maria Trens in Südtirol.*

*Rechts:
Zwischenfall beim Bad eines Säuglings: »Ein kind ware ertrunken in einem Bad, da das die muetter vernahm mit betriebte herze hat sie das Kind herverlobt mit einem lebendigt opfer und wird wider lebendig.«
Mirakelbild in der Pfarrkirche Großgmain in Österreich. Um 1513.*

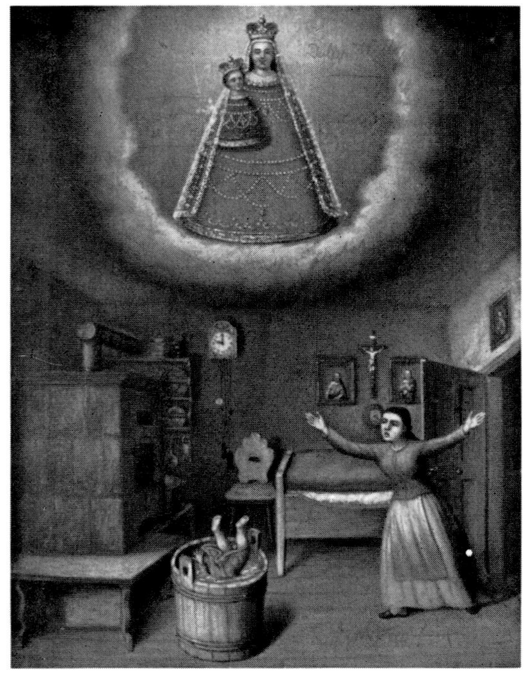

*Ein scheinbar ertrunkenes Kind wird wieder lebendig: »Im Jahre 1886 stürzte unser kleines Töchterchen, gerade in einem Momente, wo wir beide vom Zimmer abwesend waren, in ein mit Wasser gefülltes Schaff. Durch 3/4 Stunden waren alle unsere Bemühungen, dem Kinde ein Lebenszeichen abzugewinnen, vergebens. Da nahmen wir unsere Zuflucht zu Maria Zell und wieder alles Erwarten begann es nun gleich zu Athmen und in kurzer Zeit war es wieder kräftig und gesund. Aus Dankbarbeit opferten wir dieses Denkmal. Johann und Johanna Bauer aus Großdrosen, Sdl. Böhmen.«
Votivtafel aus Mariazell in Österreich.*

Heute setzt man bei einem Unfall durch Ertrinken, wenn irgend möglich, alle Maßnahmen ein, die die Intensivmedizin kennt. Die Erste Hilfe, noch am Flußufer vorgenommen, unterscheidet sich aber wenig von dem, was man schon vor zweihundert Jahren in solcher Lage tat. Man muß, heißt es bei den alten Ärzten, zuerst die Atemwege von Schlamm oder Schleim befreien und dann die künstliche Beatmung einleiten. Das kann man am einfachsten tun, indem man von Mund zu Mund dem Verunglückten den eigenen Atem einbläst. Statt dessen kann man ihn auch über einen Katheter beatmen, den man in die Luftröhre bringt. Eben das tut ein Wundarzt, wie eine Tafel aus der niederbayerischen Kirche Sammerei zeigt, bei einem Kinde, das unversehens in ein Wasserschaff gefallen war.
Zur Wiederbelebung Ertrunkener standen damals Tabaksklistiere überall in hohem Ruf. Man konnte sie einfach applizieren, indem man das Pfeifenrohr in den After führte und den Rauch in den Leib blies. Es gab aber auch eigens zu diesem Zweck konstruierte Maschinen.
Kinder, die einmal dem Tod im Wasser ausgeliefert waren und dabei nicht das Bewußtsein verloren, werden diesen Augenblick wahrscheinlich nie vergessen. Ich war drei Jahre alt, als ich auf der Bleiche, die hinter meinem Elternhause lag, in einen Kolk stürzte, in ein mit Wasser gefülltes gemauertes Becken, in dem die Waschfrauen ihre Wäsche spülten. Dabei blieb ich zum Glück in aufrechter Haltung stehen, streckte die Arme empor und wurde von einer hinzueilenden Wäscherin wieder herausgezogen. Aber immer, wenn ich mich an diesen Vorfall erinnere, steht das Bild der mit spärlichem Algengrün bewachsenen steinernen Wand vor meinen Augen.

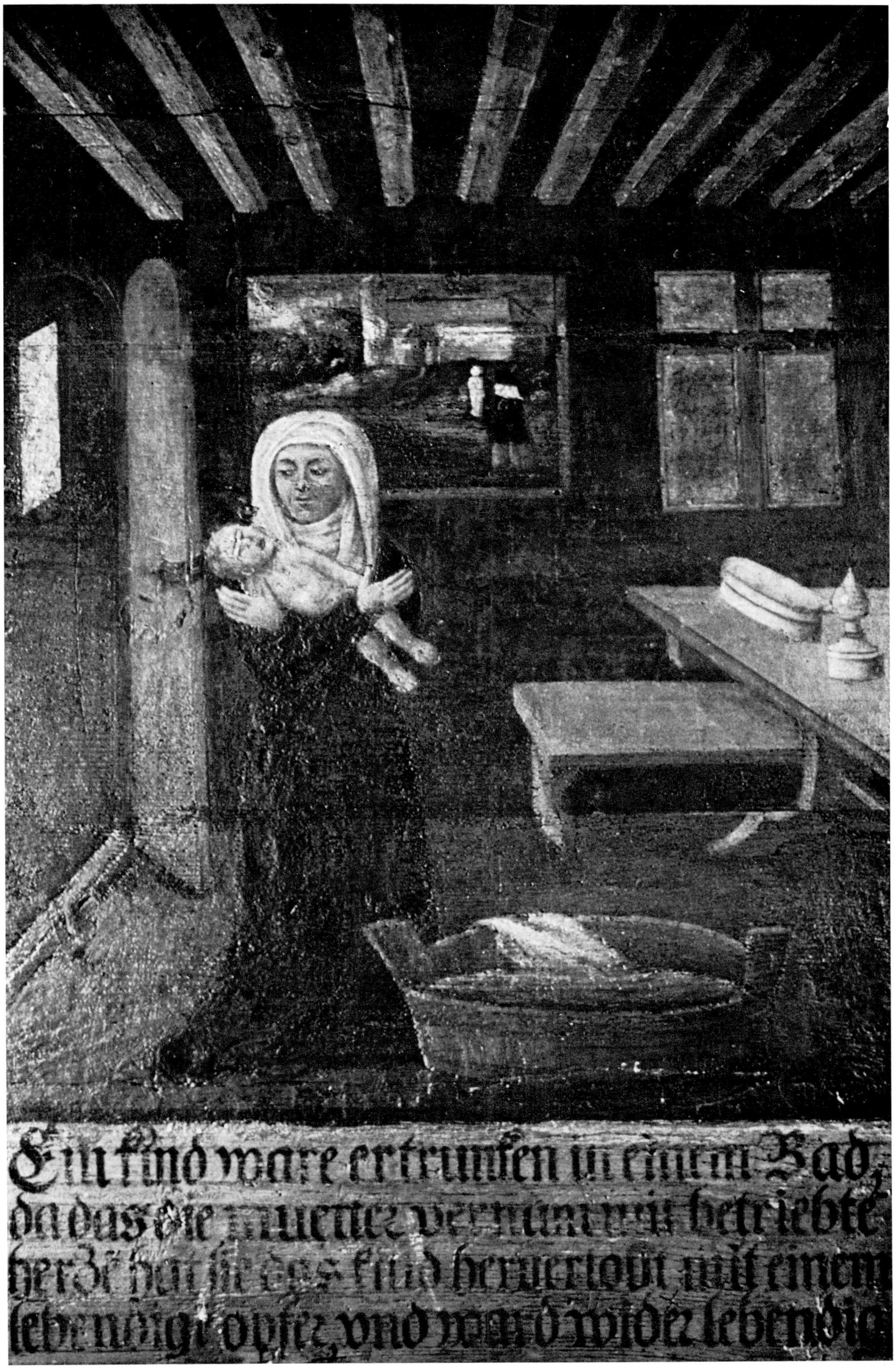
Ein kind ware ertrunken in einem Bad,
lebendigen opfer, vnd ward wider lebendig

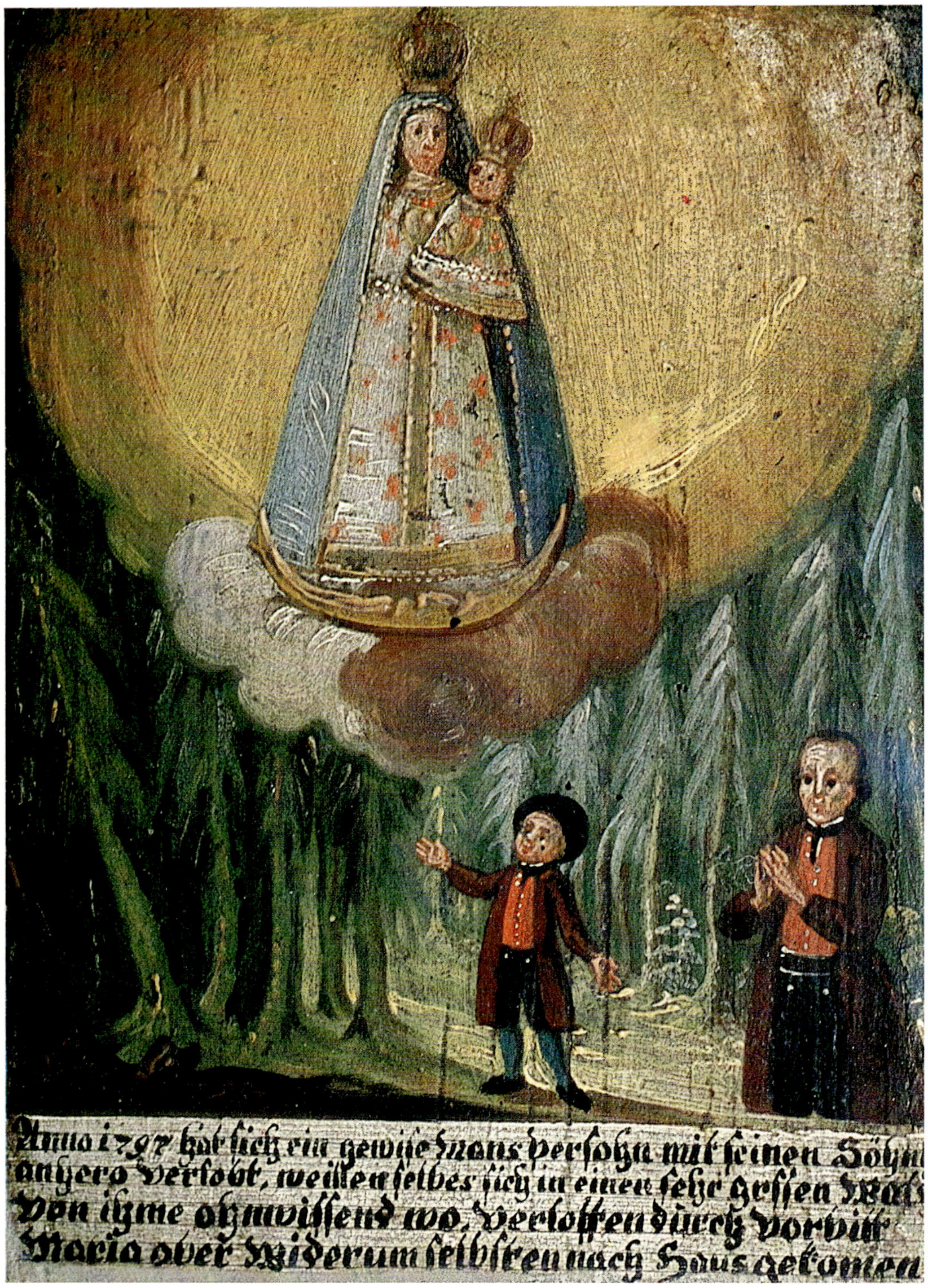

Ein Kind, das sich im Walde verirrte, findet glücklich wieder heim: »Anno 1797 hat sich ein gewise Mans Persohn mit seinen Söhnl anhero verlobt, weillen selbes sich in einen sehr gr(o)ssen Wald von ihme ohnwissend wo verloffen durch vorbitt Maria aber widerum selbsten nach Haus gekomen.«
Votivtafel aus Frauenbrunn in Oberbayern.

Im Walde verirrt

Wenn ich an die eigene Kindheit zurückdenke, erinnere ich mich auch an manchen Nachmittag, den ich, als ich etwa fünf Jahre alt war, im Pfarrhaus verbrachte. Besonders im Herbst, wenn der Wind im Kamin heulte, oder im Winter, wenn der Schnee herabwirbelte, wenn es dunkelte und in der Stube das Licht angezündet wurde, saß ich mit einigen Nachbarskindern am Kachelofen und hörte dem Pfarrer zu.

Ich sehe ihn noch vor mir, wie er den weißen Kinnbart strich, das runde schwarze Käppchen zurechtrückte, das seinen Scheitel bedeckte und umständlich durch einen Fidibus die lange Pfeife mit dem bemalten Porzellankopf in Brand setzte. Während er von Zeit zu Zeit am Mundstück sog und dabei jedesmal eine kleine Rauchwolke ausstieß, erzählte er die alten Märchen, und er erzählte sie, als ob sie sich vor unserer Haustür abgespielt hätten. Die Hütte der sieben Geißlein stand dort, wo der Weg zum nächsten Dorf abzweigte, und in dem kleinen Gehölz an der Wegegabel hatte der Wolf auf der Lauer gelegen. Ich wußte, es war nicht so, alles war nur erfunden. Aber meine Augen hingen wie gebannt an seinen Lippen.

Später lernte ich, es gibt, vor allem im wissenschaftlichen Gefolge von Maria Montessori, psychologische Richtungen, die das Märchenerzählen verwerfen, weil Ausflüge in das Reich der Phantasie es dem Kinde erschweren sollen, rechtzeitig ein wahres Bild von der Welt zu gewinnen.

Mag man darüber denken, wie man will. Ich meine, Kinder werden sich schon früh genug ein wahres Bild von der Welt machen. Vielleicht kommen Menschen mit weniger Phantasie leichter durch das Leben. Ob sie dabei glücklicher sind, ist eine ganz andere Frage.

In den Märchen lebt die Poesie des Volkes. Sie wurden im Lauf der Jahrhunderte immer neu überliefert, weil die Welt des jungen Kindes eine schöne Welt ist und weil die meisten Kinder einen ursprünglichen Hang zur Poesie besitzen. Ich mußte an die Geschichte von Hänsel und Gretel denken, als ich in Frauenbrunn vor einer Votivtafel aus dem Jahre 1797 stand. Sie berichtet von einem Knaben, der sich im Walde verirrte.

In den dichten Wäldern, die damals noch das Land bedeckten, konnte ein Kind leicht verlorengehen. Vielleicht beherbergten sie keine wilden Tiere mehr, den Luchs und das Wildschwein ausgenommen, aber bestimmt Räuber und Wegelagerer. Da sie außerdem voller Dunkelheiten und Sümpfe gewesen sein mögen, grenzte es schon an ein Wunder, wenn das Kind heil zurückkam.

Im Jahre 1799, um die Zeit, als diese Tafel gestiftet wurde, irrte durch die Wälder des Aveyron im südlichen Frankreich ein wildes Kind, ein Knabe von elf oder zwölf Jahren. Jäger sahen ihn, wie er nackt, den Leib mit Narben übersät, nach Eicheln und Wurzeln suchte. Der Hütte, in die sie ihn brachten, entkam er zunächst, kehrte aber später in eine menschliche Ansiedlung zurück und wurde nach Paris gebracht. Dort nahm sich der Taubstummenarzt Jean Itard mit unendlicher Geduld seiner an. Der Knabe lief auf allen Vieren und brachte keinen Laut hervor. Er wehrte sich mit Beißen und Kratzen gegen jede Annäherung und entwickelte erst spät ein freundliches Verhalten zu seinen Mitmenschen. Er lernte nie sprechen. Der Nachahmungstrieb, der bei Kindern in den ersten Lebensjahren so stark entwickelt ist, fehlte ihm vollkommen.

Wie man sieht, lassen sich elementare Verhaltensweisen, die nicht rechtzeitig erlernt werden konnten, später nur noch unvollkommen oder nicht mehr einüben. Auch Itard wußte das: »Schwach an Körperkräften, ohne eigenes Denkvermögen und außerstande, selbständig den Gesetzen seines Wesens zu folgen, die ihn zur Krone der Schöpfung machen, betritt der Mensch die Erde. Nur in der Gemeinschaft kann der Mensch die große Aufgabe, die ihm von der Natur zugedacht wurde, erfüllen, und ohne Zivilisation wäre er eines der schwächsten und unbegabtesten Lebewesen.«

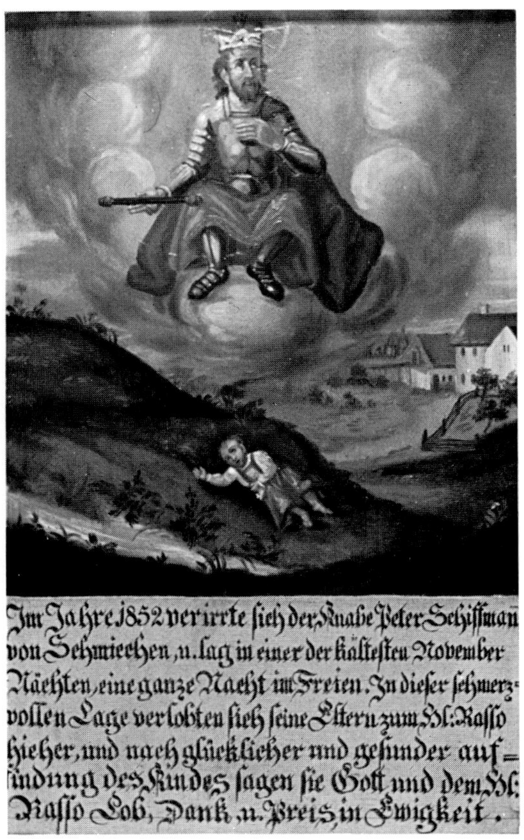
Im Jahre 1852 verirrte sich der Knabe Peter Schiffman
von Schmiechen, u. lag in einer der kältesten November
Nächten, eine ganze Nacht im Freien. In dieser schmerz=
vollen Lage verlobten sich seine Eltern zum Hl: Rasso
hieher, und nach glücklicher und gesunder auf=
findung des Kindes sagen sie Gott und dem Hl:
Rasso Lob, Dank, u. Preis in Ewigkeit.

Votivtafel für ein Kind, das sich verirrte, in der Dunkelheit nicht mehr nach Hause fand und eine ganze kalte Novembernacht lang im Freien blieb.
Wallfahrtskirche zum heiligen Rasso in Grafrath, Oberbayern. 1852.

Das ist eine der Geschichten, die das Leben in seiner Unerbittlichkeit geschehen ließ, eine Geschichte ohne versöhnliches Ende. Es gibt auch andere. Man braucht nur nach Tuntenhausen zu reisen, um zu erfahren, was sich im Jahre 1679 mit dem wiedergefundenen Kinde begeben hat. Und dann wird niemand mehr sagen wollen, das Leben könne keine Märchen erzählen.

Von Wölfen und »Wolfskindern«

Zu Anfang des 16. Jahrhunderts wurde in der Nähe des Dorfes Dettelbach in Franken, mitten in den Weinbergen, eine Kapelle errichtet. Ihr Portal schmückte ein Tympanon von der Hand Tilman Riemenschneiders. Es fiel 1945 der Barbarei des Bombenkrieges zum Opfer.
Wunderbare Gebetserhörungen verliehen der Stätte schon früh den Ruf besonderer Heiligkeit. Daher wurde die Kapelle zu einer Klosterkirche erweitert und 1616 in die Obhut der Franziskaner von der Straßburger Observanz gegeben. Die rasch aufblühende Wallfahrt zur »Maria im Sande« erlosch vorübergehend in den Stürmen des Dreißigjährigen Krieges. Im Unglücksjahr 1631 schlug der Schwedenkönig Gustav Adolf sein Hauptquartier in Dettelbach auf, und seine nach »Papisten« lüsterne Soldateska fiel brandschatzend über das Kloster her, schoß den Pater Sebastian, der ihr als erster entgegentrat, über den Haufen und prügelte die anderen Priester, die ihr in die Hände fielen, fast zu Tode. Erst nach Friedensschluß lebte die Wallfahrt wieder auf.
Um 1660 ließ das Kloster vierundzwanzig Mirakelbilder anfertigen, auf denen geschildert wird, wie die Muttergottes den Gläubigen in vielerlei Not und Gefahr beisprang. Die Bilder hängen noch heute, wenngleich ziemlich verschlissen und renovierungsbedürftig, im Langhaus der Kirche. Eines zeigt ein Ereignis aus dem Jahre 1506: ein riesiger grauer Wolf nähert sich einem vor dem Dorf Bibergau gelegenen Haus und raubt im Angesicht der Eltern ein fünfjähriges Kind.
Wölfe hausten damals in allen europäischen Wäldern. In manchen Gebieten hielten sie sich bis ins 18. Jahrhundert hinein. Verschiedene zeitgenössische Berichte belegen, daß um 1650 im Fichtelgebirge wiederholt Kinder von Wölfen zerrissen wurden. Zur »hohen« Jagd, die Bären, Hirschen und Wildschweinen galt, rechneten die Wölfe nicht, und man zahlte den Bauern, die allenfalls »niederes« Wild wie Füchse, Hasen oder Eichhörnchen erlegen durften, sogar eine Belohnung, wenn sie einen Wolf erschlugen.
Im Kriege, wenn sie den Leichengeruch witterten, kamen die Wölfe in starken Rudeln aus ihrem Dickicht hervor und strichen über die Schlachtfelder. 1499, als sie nach dem Feldzug Kaiser Maximilians gegen die Schweizer die Erschlagenen auffraßen, bekamen sie, wie Johann Ludwig Gottfrieds »Historische Chronick« meldet, eine solche Begierde nach Menschenfleisch, daß niemand mehr auf den Straßen sicher war und ganze Gemeinden nach vorherigem Glockenläuten auszogen, um sie totzuschlagen.
Übrigens soll sich unweit von Dettelbach im Jahre 1312 bereits ein ähn-

Die Geschichte vom verlorenen und wiedergefundenen Kind erzählt die Inschrift zu diesem Bilde:
»Ano 1679 mit desz Erbaren georgen Zängls wirth zu Tundenhausen 3 Jehriges töchterl Maria Elisabetha hat den 14 July kindischer weis gespilt mit andern auf der gassen, die muetter darnach gefragt, solches aber nirgendt gefunden, so ist sie gantz erschrockgen und mit Weinenden augen zu U. L. frauen ihr kindt zhertzig beuehendt und mit einer hlg möss verlobt, und ihr hülff inniglich angerueffen, darnach fragt die muetter die kinder bey denen zu vor ihr töchterl gewesen ist, ob sie nit wissen, wo sie sey hin khomen, so sagens, sie habens mit einer gresseren auf dem prun setzen sehen, die Wirthin lasset den prunen mit häckhen fisitieren, haben aber nichts gefundten, alsdann verlobt er auch ein heilig möss, hernach gieng der haus Knecht in Haus vir das Zimer welches ein wenig offen stundt und hat ein liecht, geht hinein, findt das kindt auf dem pöth schlaffen ligendt, er aber solches den Eltern zu getragen, habe das kindt alsdann gefragt, wo es gewesen, in den prunen hats gesagt, wer hat dich in das peth gebracht. sie sagte eine schöne frau hat mich in das peth getragen, das kindt hats nit damahls gethan sonder es bleibt noch beständig darauf, so oft es befragt wurde. als diesen töchterlein ein neues in disem 1679sten Jahr in kupfer gestochenes U. L. Frauen pilt von Tundenhausen Zu gesicht komen, gleich von ihr selbst gesagt, dises ist die schöne frau, welche sie aus den prunen heraus gezogen und in das peth getragen hat, welches denen eltern dieses kindts billig ein neue freidt und mehrere andacht zu diser liebreichen gnaden muetter in ihnen erweckt hat.«
Der Maler bildet den Vorfall in seinen einzelnen Phasen ab. Rechts unten liegt der Brunnen, in dem nach dem verlorenen Kind gesucht wird. Darüber öffnet sich die Schlafstube: Das Mädchen ruht friedlich im elterlichen Bett, und der Diener, der es dort findet, trägt es über die Stiegen ins Wohnzimmer. Dort bringt ein Händler den neuen Kupferstich vom Bildnis der Muttergottes von Tuntenhausen.
Wallfahrtskirche Tuntenhausen in Oberbayern. 1679.

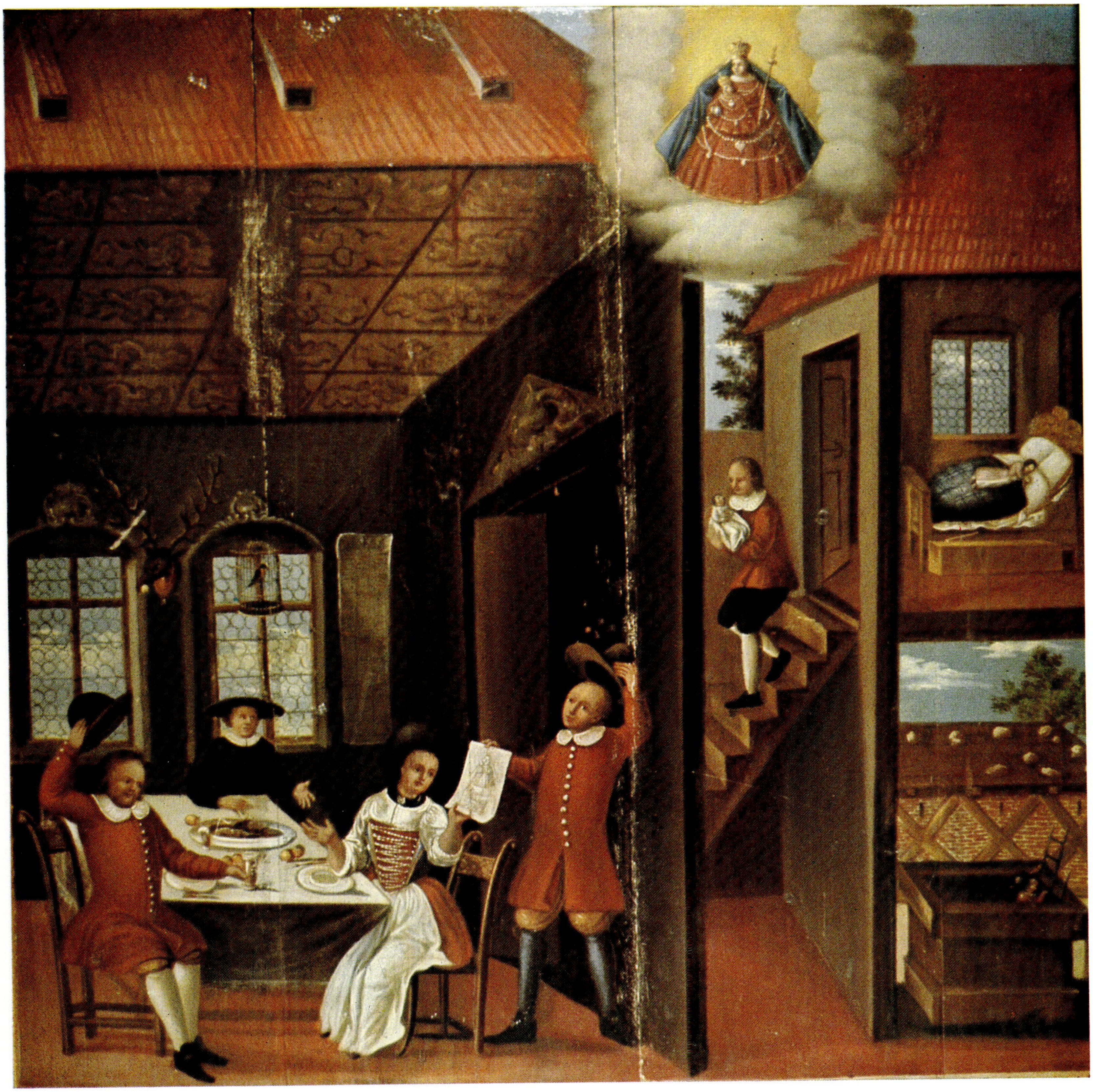

licher Vorfall zugetragen haben: eine Frau, deren Kind auf dem Felde von einem Wolf fortgeschleppt wurde, eilte in die nahe Kirche von Dimbach und entriß der Gottesmutter das Jesuskind mit dem Vorsatz, es erst zurückzugeben, wenn ihr eigenes Kind wieder bei ihr sei. Bereits auf dem Heimweg kam ihr das Raubtier entgegen und legte ihr den unversehrten Knaben zu Füßen.

Es dürfte also gar nicht so selten vorgekommen sein, daß aus den Wildnissen des Spessarts und des Steigerwaldes, die die weite Ebene um das Dorf Dettelbach begrenzen, Wölfe in die Mainniederung herabkamen, mochte nun pure Dreistigkeit sie treiben oder mochte der Hunger sie tollkühn machen. Man wußte ja, daß hungrige Wölfe selbst am hellichten Tage in die Dörfer eindrangen und die Hunde von der Straße wegfingen.

Im Volke standen die Wölfe im Ruf, kleine Kinder zu rauben und in ihren Bau zu verschleppen. Manchmal wurde man nach Jahren dieser Kinder wieder habhaft, dann waren sie wölfisch geworden: sie liefen mit großer Behendigkeit auf allen Vieren, nährten sich von Wild und Aas, heulten wie Wölfe und hatten ihre Sprache vergessen.

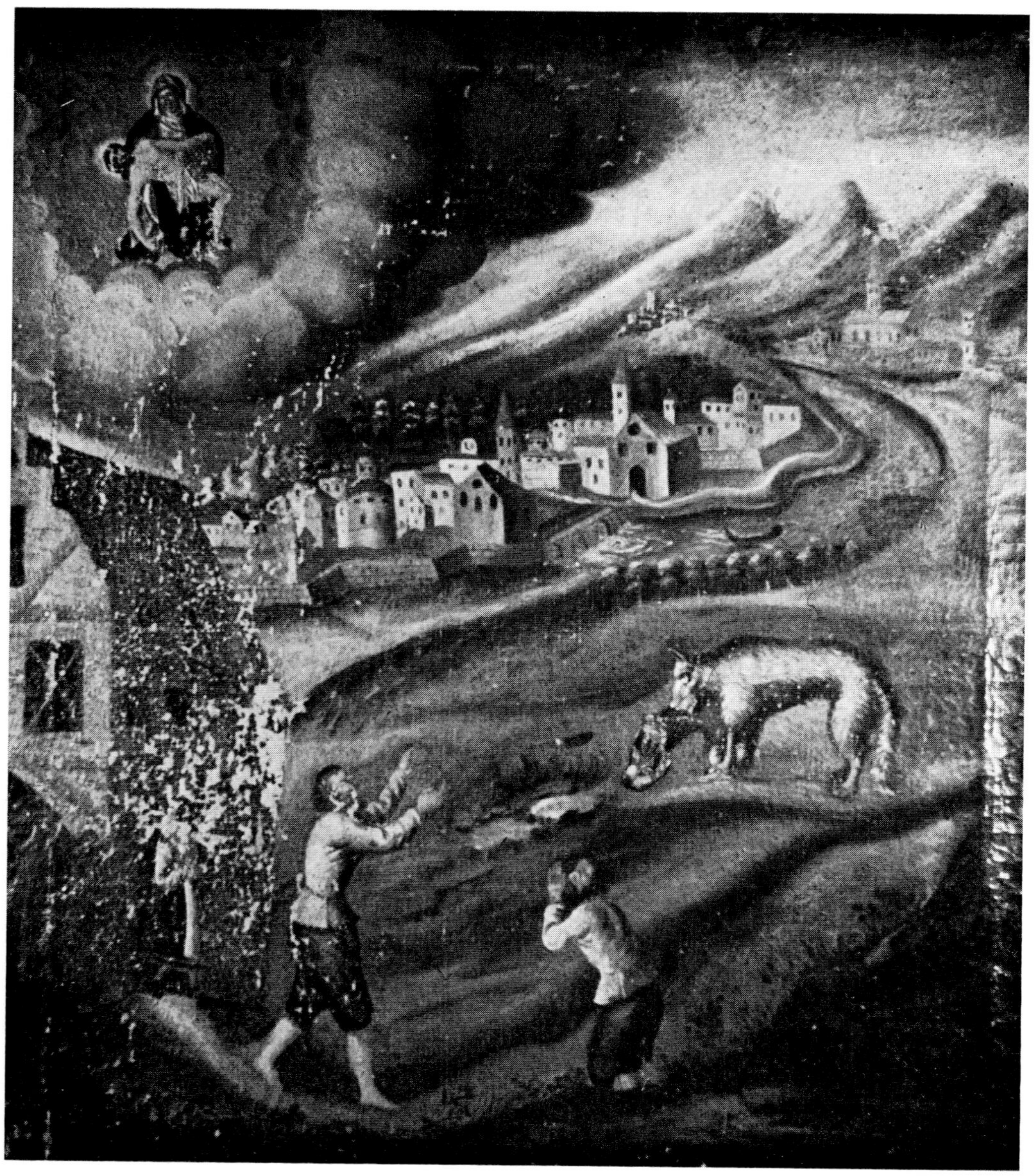

Das stark beschädigte Mirakelbild in der Wallfahrtskirche »Maria im Sande« in Dettelbach schildert den Kindsraub durch einen Wolf: »Anno 1506 23 July Richardus Schiller von Bibergau 5 Jahr altt, von einem Wolff geraubet, wird durch furbitt der Heiligen Mutter Gottes Zu Dettelbach ohne verlezung seiner gesundheit Restituiret.«

Daß Wölfe zu einer gefährlichen Landplage werden konnten, zeigt dieses Nürnberger Flugblatt. Es schildert einen Vorfall aus Klagenfurt. Dort drangen im Jahre 1556 eines Nachts sechs große Wölfe in ein Gehöft ein und zerrissen drei Kinder, zwei Knaben und ein Mädchen, die gerade im Hof ihre Notdurft verrichteten: »unnd die Kinder haben geschrien, do ist der Vatter mit einem Spies her auß geloffen und hat seine kinder retten wöllen, do ists schon auß gewessen mit seinen Kindern, so hat er mit dem Spies die Wölff stechen wöllen, so haben sie den vatter auch angefallen unnd haben jm die trossel (Halsschlagader) abgebissen.«
Kolorierter Holzschnitt, Nürnberg 1556. Germanisches Nationalmuseum Nürnberg.

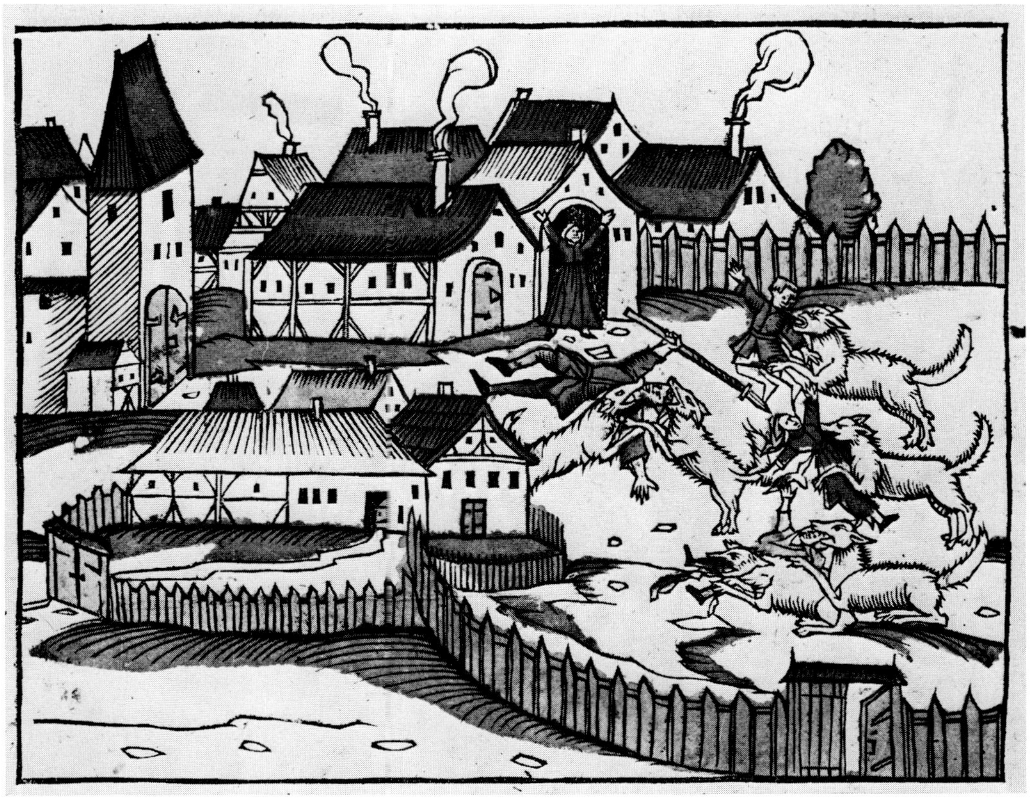

Die Hessische Chronik des Wilhelm Dilich berichtet über ein solches Vorkommnis aus dem Jahre 1341: »Ist ein wildes Kind von ungefähr sieben oder, wie andere schreiben, zwölf Jahren unter Wölfen gefunden, von Jägern gefangen und zum Landgrafen (Heinrich) gebracht worden. Hat zuweilen auf allen Vieren gelaufen, auch übernatürliche Sprüng tun können. Als man es auf dem Schloß zähmen wollte, hat es die Menschen geflohen, sich unter die Bänke geschloffen und ist in kurzem, weil es die Speise nicht hat vertragen können, gestorben.«
Eine weitere Nachricht liefert, ziemlich genau zur gleichen Zeit, ein ungenannter Mönch über zwei Knaben, die unter Wölfen gelebt hätten. Einer von ihnen wurde im Alter von drei Jahren von dem Rudel gefangen und aufgezogen. Die Tiere hätten ihm von ihrer Beute den besseren Teil zur Nahrung angeboten und ihm zur Winterzeit eine mit Blättern ausgelegte Grube bereitet. Er sei auf Händen und Füßen gelaufen und hätte darin eine bemerkenswerte Schnelligkeit erworben. Auch er soll in der Lage gewesen sein, mächtige Sprünge auszuführen. Das zweite Kind wurde in der Wetterau bei dem Gute Echzell von jagenden Edelleuten gefangen. Es soll zwölf Jahre unter Wölfen gelebt haben.
Im Lauf der Jahrhunderte wechselte mit dem Schwinden der Wölfe der Schauplatz dieser Geschichten. Heute kommen die meisten Nachrichten über »Wolfskinder« aus Indien. Am bemerkenswertesten ist der Bericht, den 1920 ein indischer Missionar, Reverend Joseph Singh, veröffentlichte: in einem Wolfsbau, der unter einem riesigen, von weißen Ameisen erbauten Hügel lag, grub er neben den Wolfsjungen auch zwei Menschenkinder aus. Man brachte sie in ein Waisenhaus. Angeblich bewegten sie sich wieselflink auf Ellenbogen und Knien oder, wenn sie sehr schnell liefen, auf Händen und Füßen. Sie waren stumm. Nur in Erregung stießen sie einfache

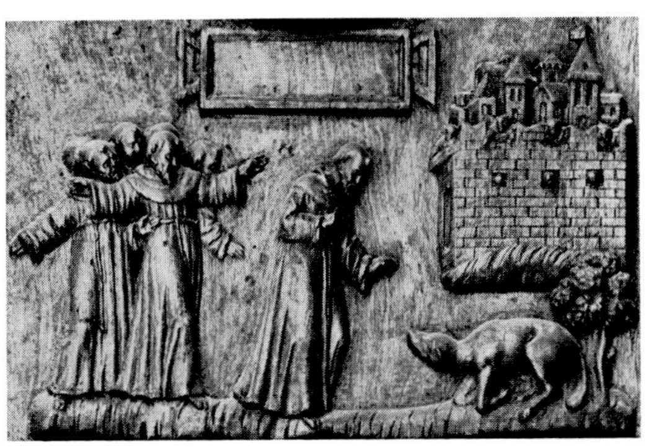

Franziskus und der Wolf von Gubbio. Relief am Portal der Unterkirche der Basilika von Assisi.

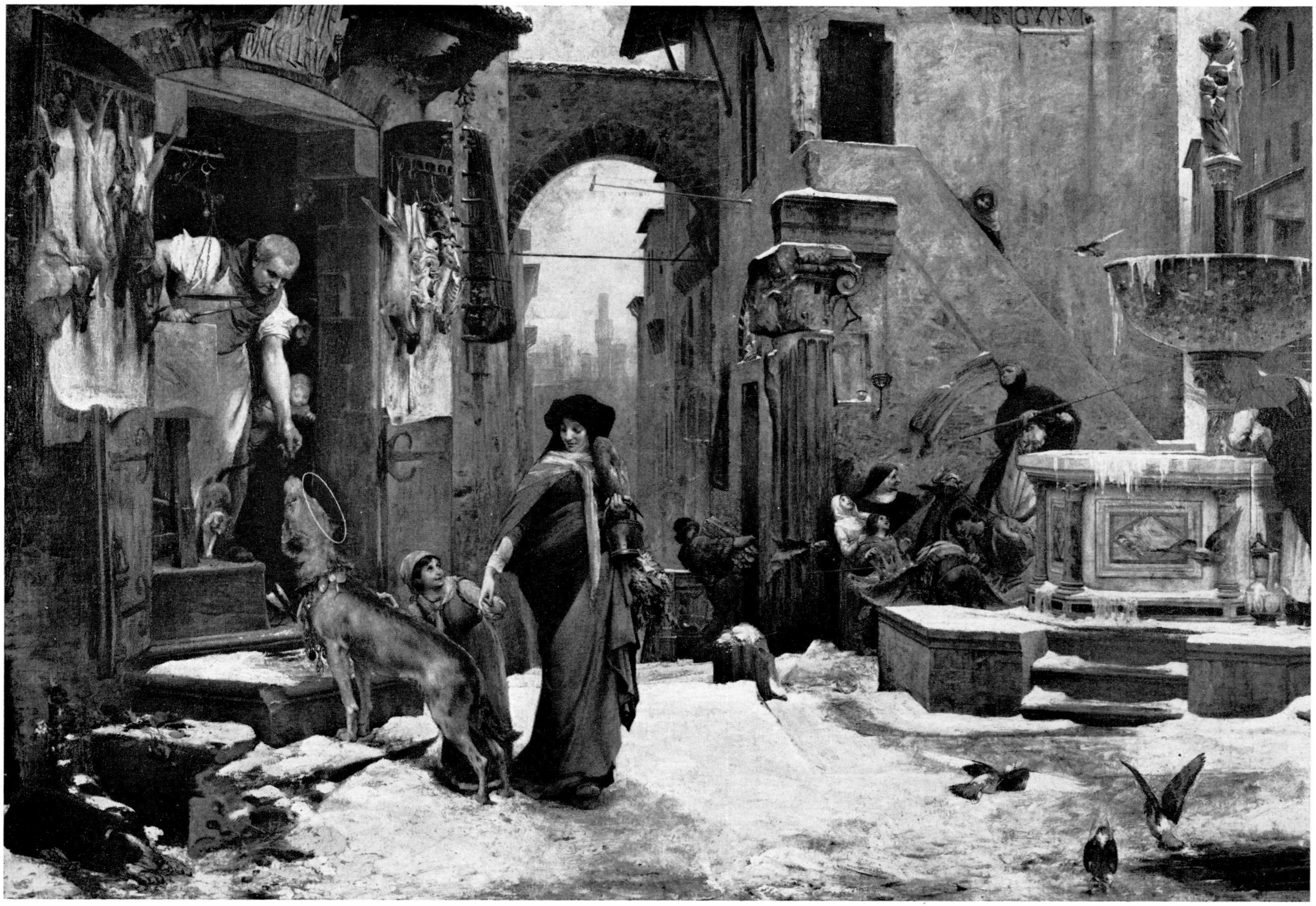

Laute aus. Kleider duldeten sie nicht an ihrem Körper. Anfangs scheuten sie das Licht, aber ihr Gehör- und Geruchssinn war stark. Sie verschlangen rohes Fleisch, stellten Hühnern nach und blieben menschenscheu.
Wie glaubwürdig diese Berichte sind, kann ich nicht entscheiden. Der Reverend Singh hat seinem Buch Fotografien von den auf allen Vieren laufenden Kindern beigefügt, und da ihm sein Fotoapparat offenbar noch keine sehr kurzen Belichtungszeiten gestattete, liefern die Aufnahmen eine Art Bewegungsstudie, was auf die Schnelligkeit der Fortbewegung schließen läßt. Sollten aber Kinder wirklich unter Wölfen aufwachsen und sich so sehr den tierischen Verhaltensweisen angleichen können, meint Portmann, daß sie eine bereits in Ansätzen erworbene menschliche Lebensführung wieder vergessen oder gar nicht erst entfalten können, dann bedeutet das, daß der frühe Erwerb menschlicher Züge nicht zu einer dauerhaften Prägung führt, sondern daß dazu das Leben in menschlicher Gemeinschaft durch eine lange Reihe von Jahren gehört. Die lange Dauer der menschlichen Kindheit und das verhältnismäßig späte Einsetzen der Geschlechtsreife finden dadurch eine besondere Erklärung. Gerade durch diese einzigartige Entwicklung wird der Mensch zum Menschen, entwickelt er eine Sprache, kann er sich selbst begreifen und die Welt beschreiben, in der er

Luc-Olivier Merson: Der Wolf von Gubbio. Musée des Beaux-Arts. Lille. 19. Jhdt.

lebt. Nur auf diese Weise konnte er sich über alle Geschöpfe erheben, die die Erde bevölkern.
Bei dem Kinderraub im Jahre 1506 tauchen alle diese Überlegungen nicht auf. Durch die sanfte Gewalt der Madonna nahm die Sache einen guten Ausgang. Das Kind wurde aus den Fängen des Wolfes gerettet, und die Franziskaner ließen zum Lobe der Muttergottes eine große Tafel über dieses Mirakel malen. Sie müßten sich dabei eigentlich der Lebensgeschichte ihres Ordensstifters, des heiligen Franz von Assisi, erinnert haben, der die Tiere so liebte, besonders die Turteltauben und die Lämmer, der den Vögeln predigte und auch einmal einen wütenden Wolf bezwang:
Zu der Zeit, als der heilige Franziskus in Gubbio weilte, heißt es in der Legende, erschien vor der Stadt ein ungeheurer Wolf, der Tiere und Menschen riß. Niemand traute sich mehr vor die Mauer, selbst nicht in Waffen. Da erbot sich der Heilige, den die Leute dauerten, zu dem Wolf zu gehen. Ganz allein wagte er sich vor das Tor. Sogleich stürzte ihm das Untier mit geöffnetem Rachen entgegen. Er aber schlug das Kreuz. Der Wolf hielt mitten in seinem Lauf ein, kam sanftmütig wie ein Lamm näher und legte sich dem Heiligen zu Füßen. »Bruder Wolf«, sprach Franziskus ihn an, hielt ihm alle seine Schandtaten vor und redete ihm zu, Frieden zu schließen. Das Tier neigte zum Einverständnis sein gewaltiges Haupt. Alles Volk schrie vor Freude und lobte Gott, der ihnen den Heiligen gesandt hatte. Der Wolf lebte noch zwei Jahre lang, ging artig von Haus zu Haus und wurde freundlich von den Leuten gefüttert. Er tat niemals ein Leid, und kein Hund bellte ihn an. Als er verendete, betrauerten ihn alle.

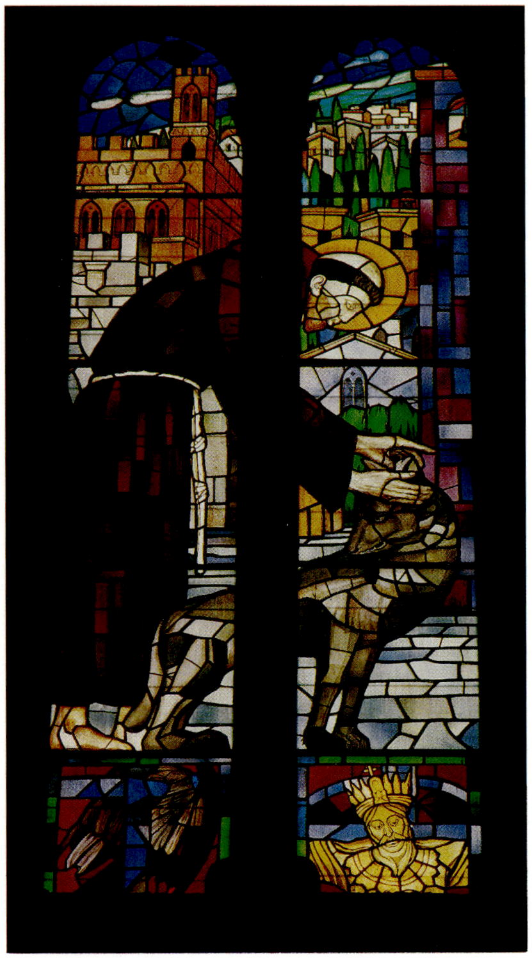

Der heilige Franziskus zähmt den Wolf. Kirchenfenster von Enzio Ricci in der Franziskanerkirche von Lucca (Toskana). 1955/56.

Von Haustieren und von der Wasserscheu

In alten Zeiten lebte der Bauer mit seinem Vieh unter einem gemeinsamen Dach. Wenn man die Grundrisse alter Gehöfte betrachtet, sieht man mit einem Blick, daß Mensch und Tier nur durch eine Tür voneinander getrennt waren. So schmuck manche Bauernhäuser von außen erscheinen mochten, im Innern sahen sie oft ärmlich aus. Viele besaßen eine offene Feuerstelle, die der Stube außer Wärme auch Licht schenken mußte. Am Abend, wenn es kühl wurde und erst recht im Winter, drängten sich alle Hausbewohner um den Herd. Gewöhnlich war er so breit, daß die ganze Familie, mit Kleidern oder Säcken zugedeckt, sich darauf zur Nachtruhe betten konnte. Unter dem Herd hockten die Hühner.
Nebenan, in den Ställen, hauste das größere Vieh, an Zahl überwogen die Schweine bei weitem. Sie lieferten von allen Haustieren das begehrteste Fleisch, darum züchtete man sie in großer Zahl.
Schweine und Hühner durften überall frei umherlaufen. Man sah sie im Dorf auf allen Wegen und Plätzen, sie weideten auf jedem Gelände, das nicht durch einen Zaun vor ihnen geschützt war. Selbst in manchen Städten tummelten sie sich in den Straßen. Da es noch keine Kartoffeln gab, reichten oft die Abfälle nicht aus, mit denen man die Schweineherden fütterte.

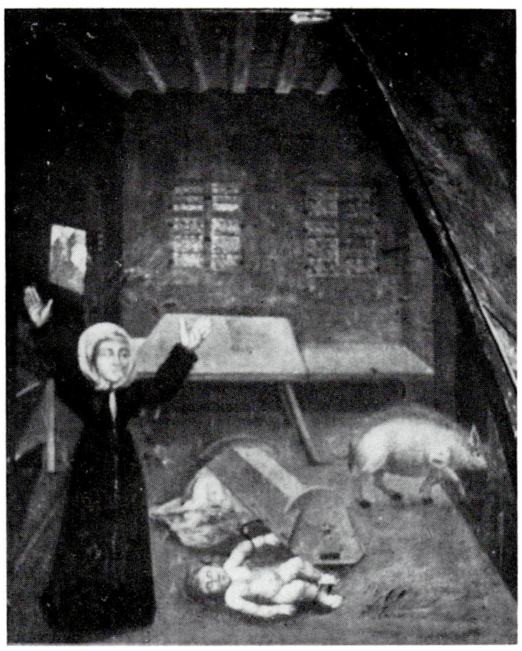

»Ein sau hat einen Kind das Heupt gar erpissen und zerrissen und es ward her versprochen mit einen lebentigen opfer unn ward gesundt.«
Mirakelbild der Pfarrkirche Großgmain in Österreich. Um 1510.

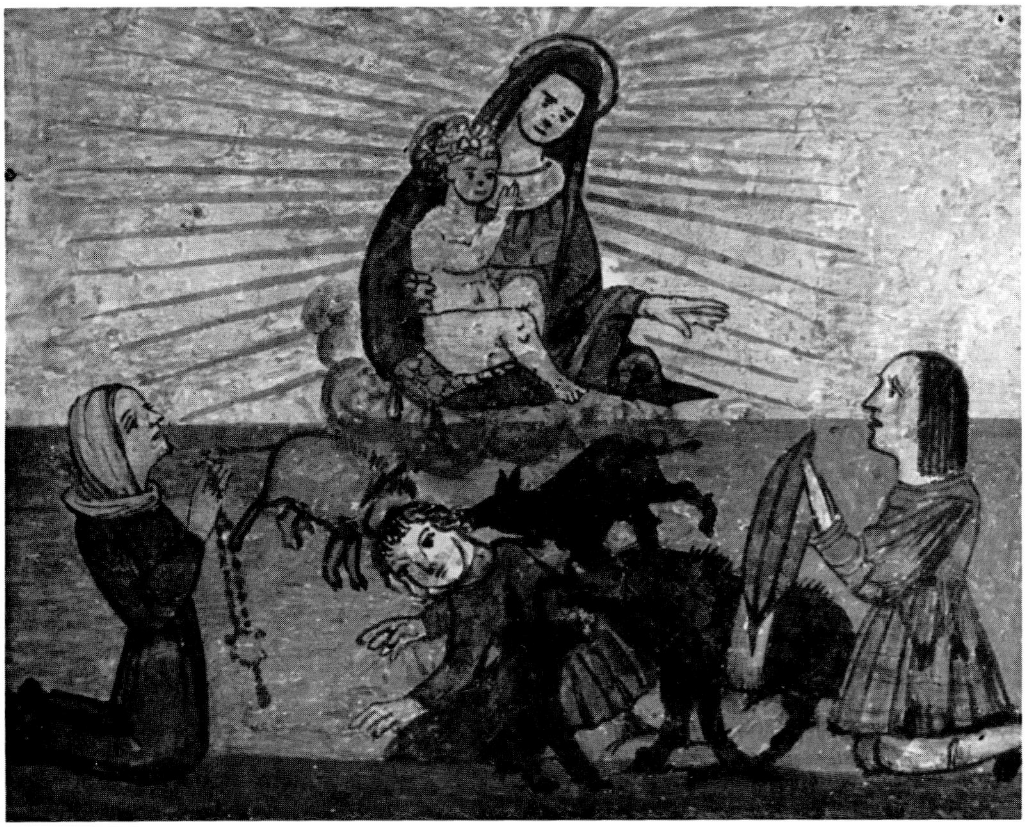

Ein Kind wird von Wildschweinen angefallen. Votivtafel aus der Basilika der Madonna del Monte in Cesena. Mitte 16. Jahrhundert.

Rechts:
Eine Sau macht sich über ein Wiegenkind her und verletzt es im Gesicht.
Votivtafel aus dem Heimatmuseum Trostberg in Oberbayern. 1803, renoviert (aus gleichem Anlaß?) 1886.

Daher trieb man sie, besonders im Herbst, in die Wälder, wo sie Eicheln, Bucheckern und Waldbeeren fraßen.
Die Schweine liefen aber nicht nur im Hof frei umher, es konnte leicht geschehen, daß sie aus dem Stall in die benachbarte Bauernstube gerieten, und dann fiel eine hungrige Sau auch schon einmal über ein Kind in der Wiege her. Derartige Vorfälle sind mehrfach auf Votivtafeln abgebildet. Auch ein Mirakelbild aus Großgmain schildert eine solche Szene und vermeldet, daß der gute Ausgang mit einem lebendigen Opfer, wahrscheinlich einem Huhn oder einer Gans, bedacht wurde.
Unter allen Tieren war aber keines dem Kinde so gefährlich wie der Hund. Hunde gab es immer in großer Zahl, auf den Höfen der Bauern und in den herrschaftlichen Jagdmeuten, und viele streunten, einzeln oder in Rudeln, herrenlos im Lande umher.
Es gibt zahlreiche Votivtafeln, die ein von Hunden angefallenes Kind abbilden und zeigen, daß des Menschen ältester und treuester Freund aus dem Tierreich auch sein schlimmster Feind sein konnte. Denn damals wurde mit dem Hundebiß oft die Tollwut, die Wasserscheu, übertragen. Die Krankheit trägt diesen Namen, weil jeder, der von ihr befallen wurde, gleichgültig ob Mensch oder Tier, vor dem Anblick des Wassers zurückschrak.
Wer heute von einem Hund gebissen wird, läßt sich immer gegen den Wundstarrkrampf und im Zweifelsfall auch gegen die Tollwut impfen. Beide Krankheiten können mit dieser Verletzung übertragen werden, und die Schutzimpfung ist gegen den tödlichen Ablauf des Wundstarrkrampfs der sicherste, gegen das Ausbrechen der Tollwut der einzige Schutz. Noch nie wurde ein Mensch vor dem Tode gerettet, der an Tollwut erkrankte, und

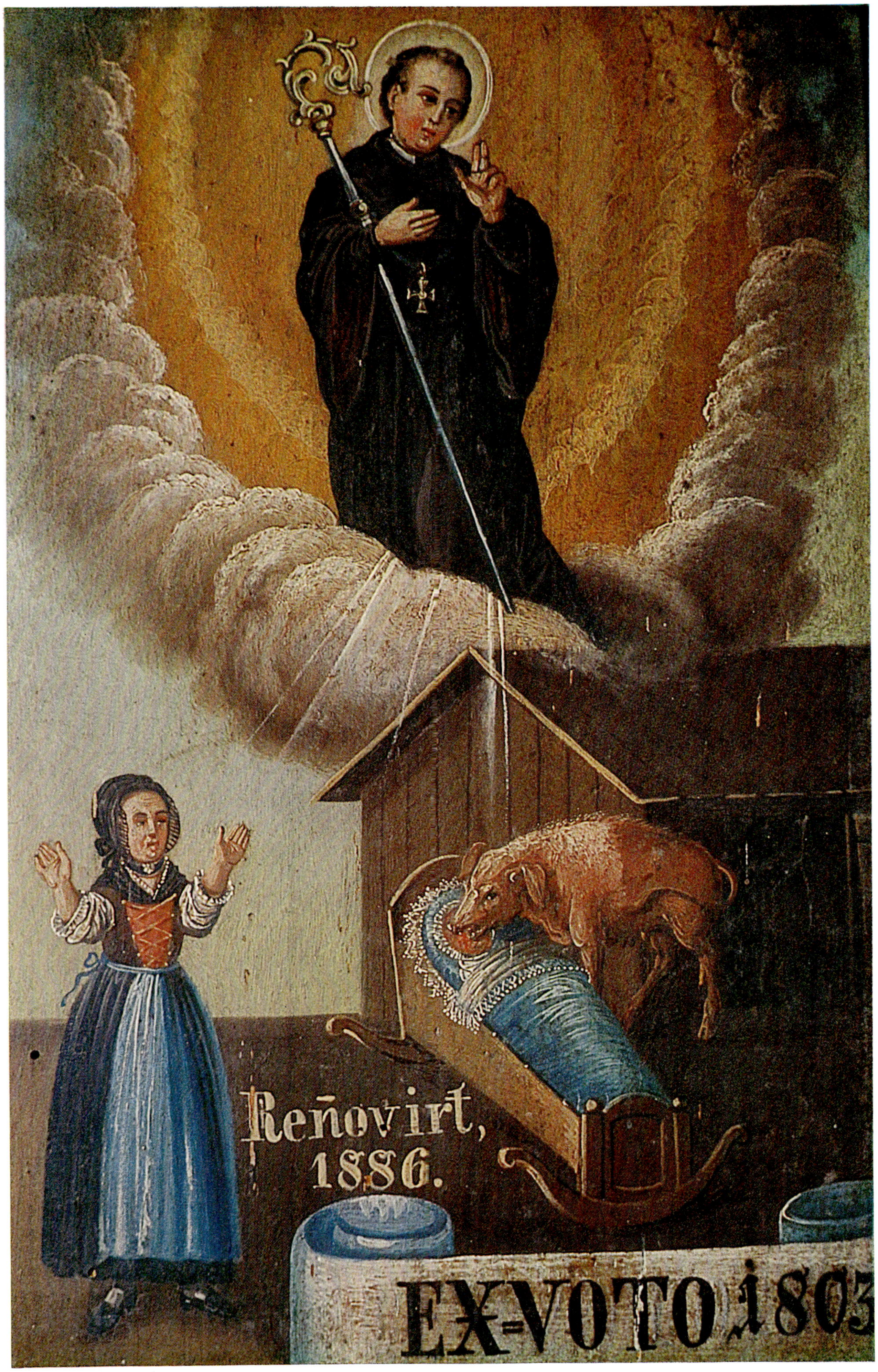
Reñovirt,
1886.
EX-VOTO 1803

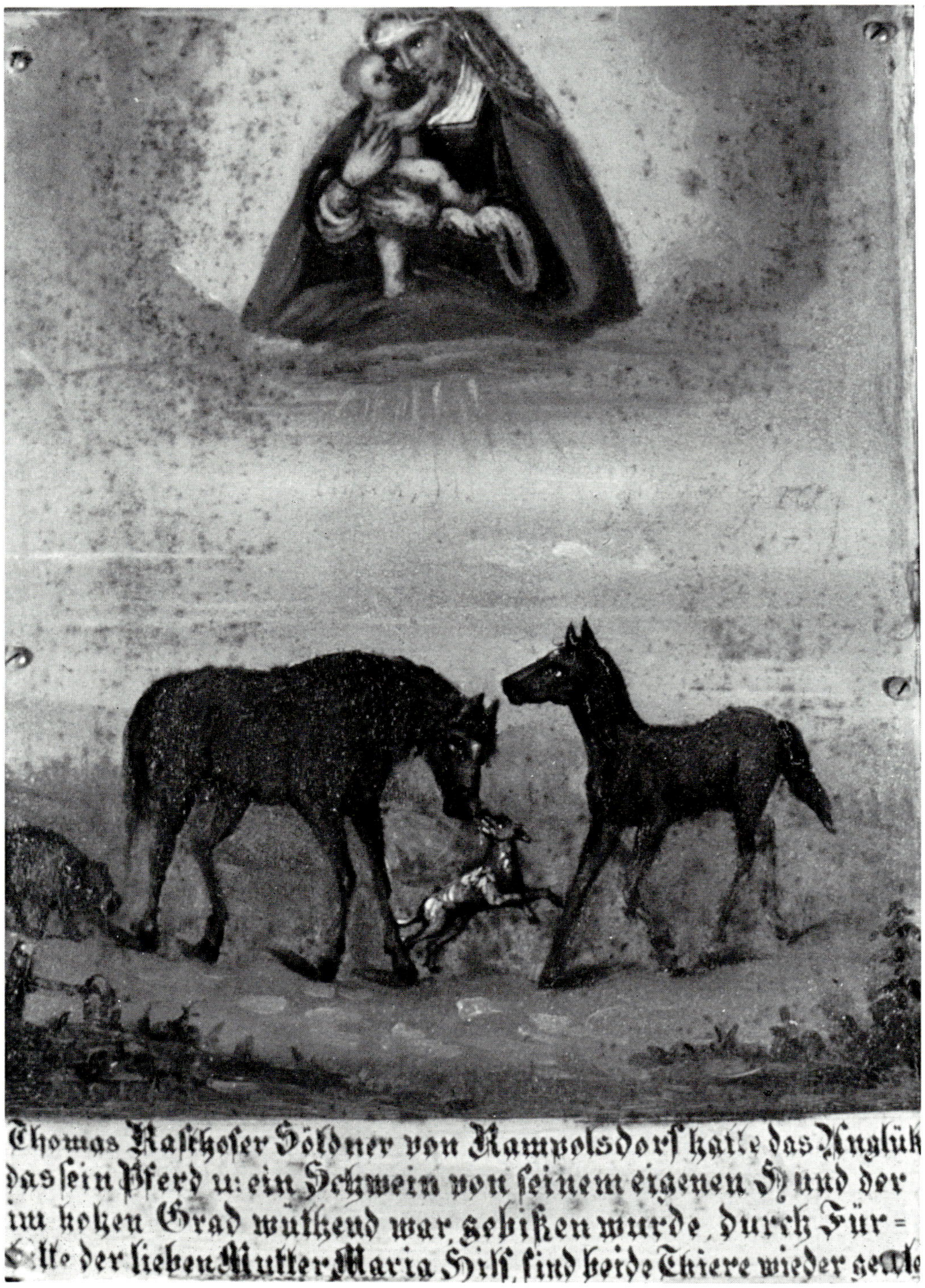
Thomas Rasthofer Söldner von Rampolsdorf hatte das Unglük
das sein Pferd u: ein Schwein von seinem eigenen Hund der
im hohen Grad wüthend war gebißen wurde, durch Für=
der lieben Mutter Maria Hilf, sind beide Thiere wieder

Ein tollwütiger Hund beißt Pferd und Schwein, überträgt aber die Krankheit nicht. Votivtafel vom Mariahilfberg bei Vilsbiburg in Niederbayern.

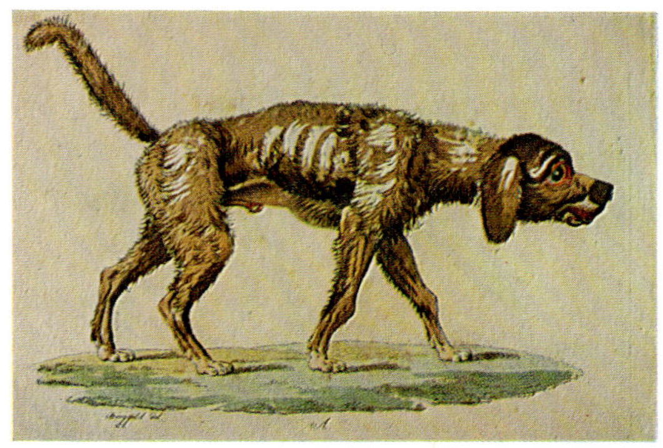

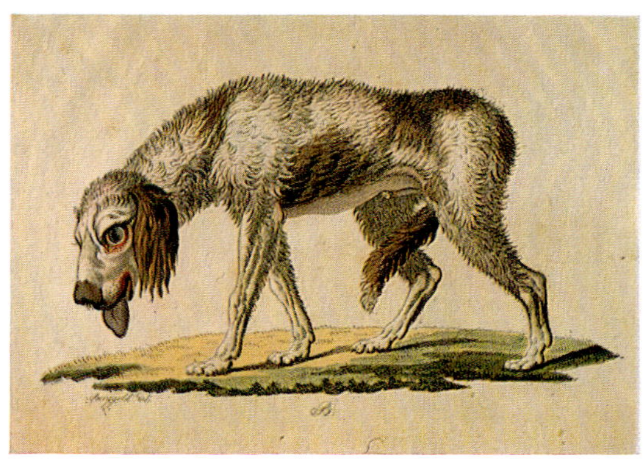

Kolorierte Kupferstiche tollwütiger Hunde in verschiedenen Krankheitsphasen. Sie stammen von dem Tierzeichner Berggold und wurden der Schrift von L. Brauer »Der tolle Hund« beigegeben. Leipzig 1812.

mehr als die Hälfte aller dieser Todesfälle betreffen, so die Statistik, das Kindesalter.

Es war auch ein Kind, ein zwölfjähriger Knabe, bei dem Giovanni Battista Morgagni, einer der großen Ärzte der Weltgeschichte, gegen Ende des 17. Jahrhunderts zum ersten Mal das Bild der Tollwut sah. Der Junge lief schreiend und von panischer Unruhe ergriffen, aber bei vollem Verstande, durch die Straßen von Bologna. Er starb noch am gleichen Tage. Morgagni vermerkt dazu, seit dem Hundebiß seien vierzig Tage verstrichen, und man hätte den Krankheitsausbruch früher erwarten müssen, denn der Hund verletzte das Kind an der Wange.

Er beweist uns damit, daß die Krankheit damals schon sehr gut bekannt

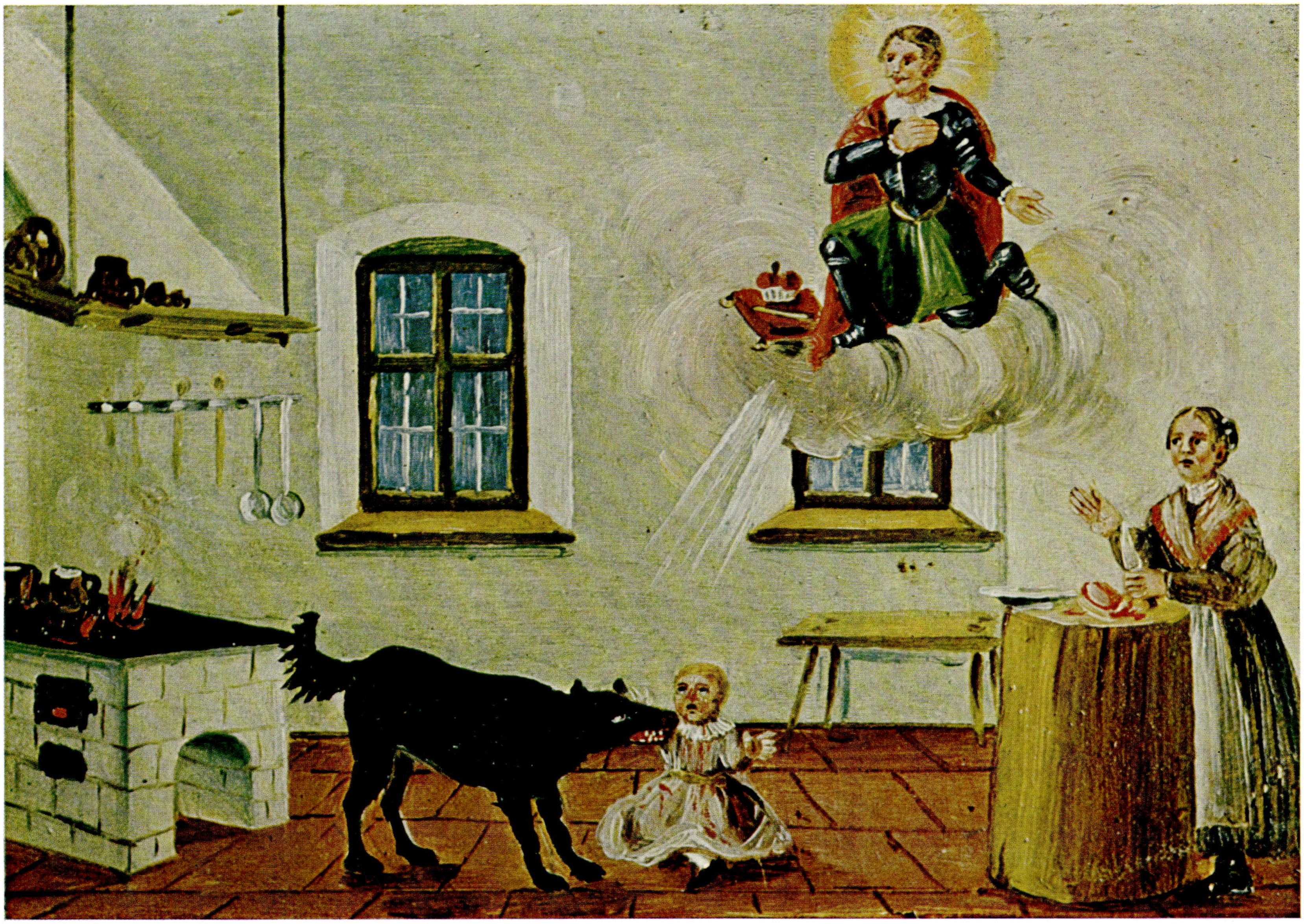

Ein riesiger Hofhund fällt ein kleines Kind an. Votivtafel aus der Wallfahrtskirche Grafrath. Dort wird der heilige Rasso verehrt, der auch als Patron im Bilde erscheint.

war. Denn wirklich hängt die Dauer der Inkubationszeit, der stummen Phase, in der das Virus die Zerstörung des menschlichen Nervensystems vorbereitet, vom Ausmaß und vom Ort der Verletzung ab. Sie ist am kürzesten bei Bissen am Kopf und in der Nackengegend, etwas länger bei Bißverletzungen der Arme und der Beine und am längsten bei Wunden, die am Rumpf gerissen werden.

Damals glaubte man, die Hundswut könne in zwei verschiedenen Formen verlaufen: als rasende oder als stille Wut. Aber es war doch immer das gleiche Krankheitsbild, bei dem nach anfänglicher Wesensveränderung der Hund in einen Erregungszustand geriet, der dann in das Lähmungsstadium überging. Die Dauer dieser Krankheitsphasen konnte von Tier zu Tier außerordentlich schwanken, und daraus erklärt sich die Auffassung, es gebe zwei grundsätzlich verschiedene Verlaufsformen. In der Fachliteratur des 19. Jahrhunderts wurden die Abbildungen berühmt, die der Medizinstudent Brauer einer kleinen Schrift über den tollen Hund beigab. Sie zeigen Tiere in den beiden Krankheitsphasen.

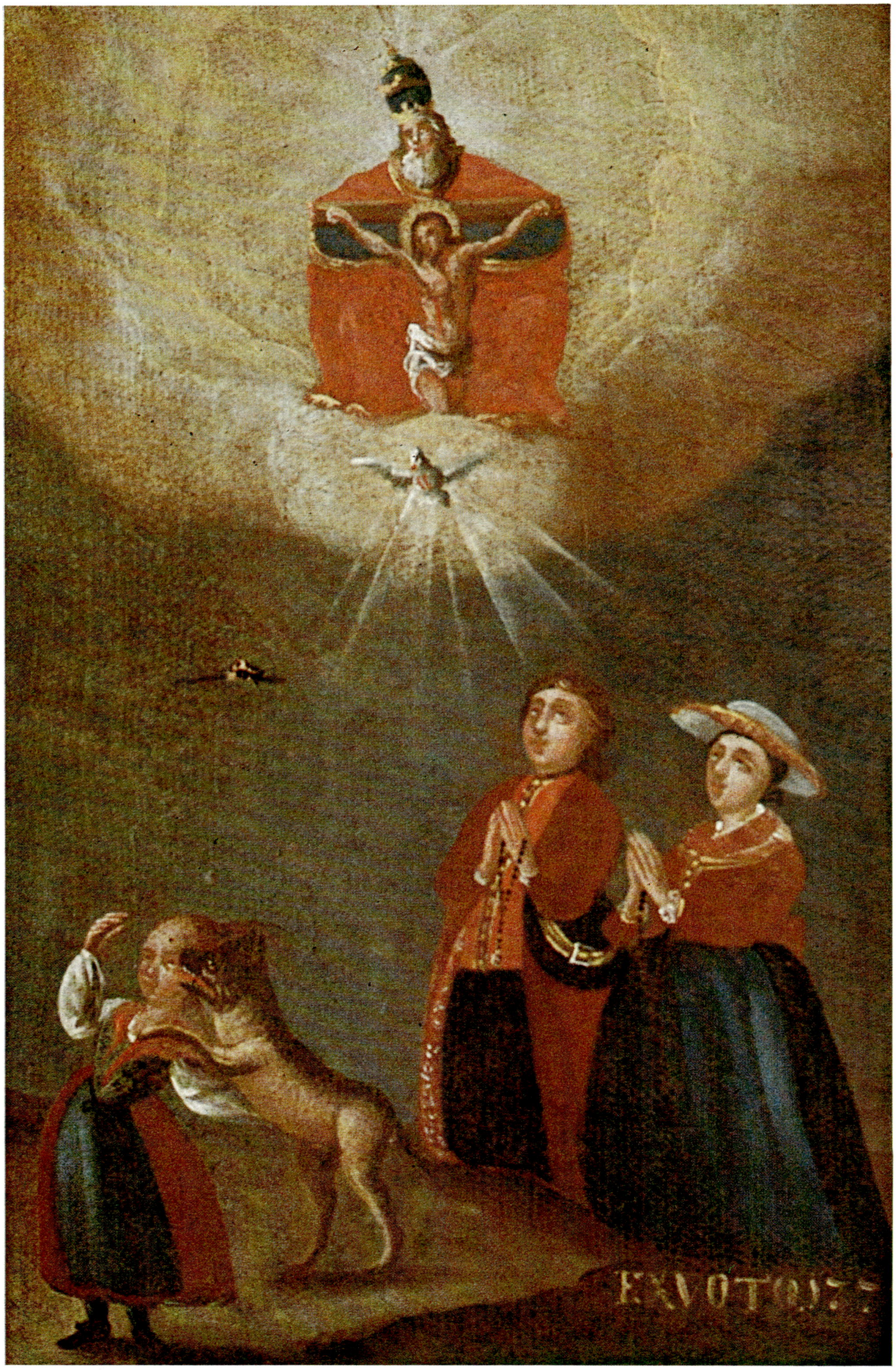
EXVOTO 177

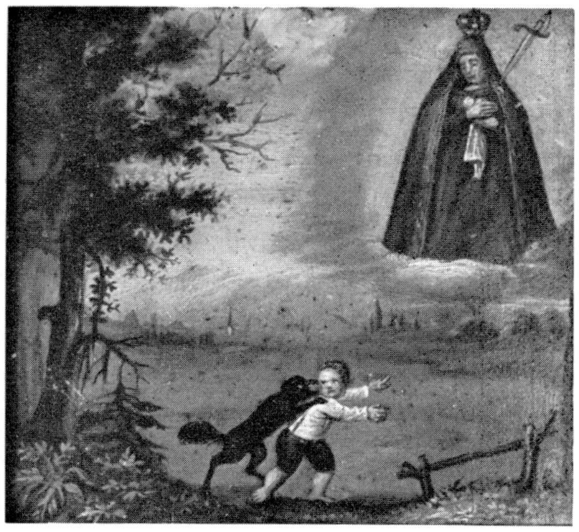

Wenn ein Hund ein Kind anfiel, bestand immer der Verdacht, es könnte ein wutkrankes Tier sein. Da es meistens sofort erschlagen wurde, schwebten die Angehörigen lange in Sorge und Ungewißheit, ob das Kind infiziert war.
Votivtafel aus dem Diözesanmuseum in Brixen (Südtirol).

Links:
Ein Hundebiß schloß immer die Gefahr einer Tollwutinfektion ein.
Votivtafel aus der Wallfahrtskirche Sonntagsberg in Österreich. 1777.

Die Lehrbücher jener Zeit berichten aber auch von glücklichen Heilungen. In keinem dieser Fälle dürfte eine Hundswut vorgelegen haben. Entweder war der Hund gar nicht von Tollwut befallen, oder wenn er es war, übertrug er die Krankheit nicht. Denn nur bei einem Fünftel der Menschen, die von einem kranken Tier gebissen werden, bricht die Wut aus.
Sie verändert den Menschen in erschreckendem Maße. Schon zu Beginn überfällt ihn mit dem wiederauftretenden Wundschmerz zugleich eine verzweifelte Todesahnung, unter der sich zuerst Schlingkrämpfe einstellen, die schnell auf die Körpermuskulatur übergreifen. Dann tobt und schreit der Kranke, er kratzt und beißt wie ein Tier. Das Bewußtsein kehrt immer wieder für Augenblicke zurück, in denen er den nahen Tod vor sich sieht. Manche sterben plötzlich im Paroxysmus, andere überstehen diese Phase und schöpfen neue Hoffnung. Aber dann kommen rasch und unerwartet die Lähmungen und mit ihnen der Tod.
Früher wurde das Bild der Wut oft mit dem Wundstarrkrampf verwechselt, der ebenfalls zu Krämpfen führt und auch durch den Hundebiß übertragen werden kann. Er tritt aber nach einer kürzeren Inkubationszeit auf als die Tollwut, die meistens erst einige Wochen oder Monate, vielleicht auch erst Jahre nach dem verhängnisvollen Biß ausbricht. Früher, als es noch keine rettende Schutzimpfung gab, lebten die Menschen nach einem Hundebiß lange in Furcht und Ungewißheit. Meistens wurde der Hund sogleich erschlagen, dann vermochte niemand zu beurteilen, ob er nun wütig gewesen war oder nicht. Viele Gebissene ertrugen diese Spannung nicht und erlitten Angstausbrüche, die dann fälschlich als Symptome der Hundswut gedeutet wurden. Und das waren dann die geheilten Kranken. Von Kindern, denen die Todesfurcht fremd ist, liegen solche Beobachtungen nicht vor.
Zu den ersten ärztlichen Maßnahmen zählte das Ausbrennen der Bißwunde. Dazu nahmen auch Ärzte gern den »Hubertusschlüssel«, einen glühenden eisernen Schlüssel, der dem heiligen Hubertus als dem hilfreichsten unter den vielen Schutzpatronen gegen die Hundswut geweiht war. Dieses Brennen war freilich nicht jedermanns Sache, besonders vornehme Damen scheuten die rohe und entstellende Prozedur. Am 13. März 1671 berichtet Madame de Sévigné in einem ihrer lebensvollen Briefe, einige Hofdamen der Königin seien von einem tollwütigen Schoßhündchen gebissen worden und hätten sich gleich auf den Weg nach Dieppe gemacht. Sie wollten sich (im März!) dreimal im Meer untertauchen lassen, was allgemein als sicherer Schutz vor der Wasserscheu galt.

Kriege und Katastrophen

Wenn das Schicksal die Völker züchtigen will, kennt es kein Erbarmen, selbst mit den Kindern nicht. Sind die Stürme der Zeit oder die Gewalten der Natur einmal entfesselt, fahren sie auch über die Schuldlosen hin.
Die Votivmalerei hat auch diese Drangsale der Kinder getreulich festgehalten.

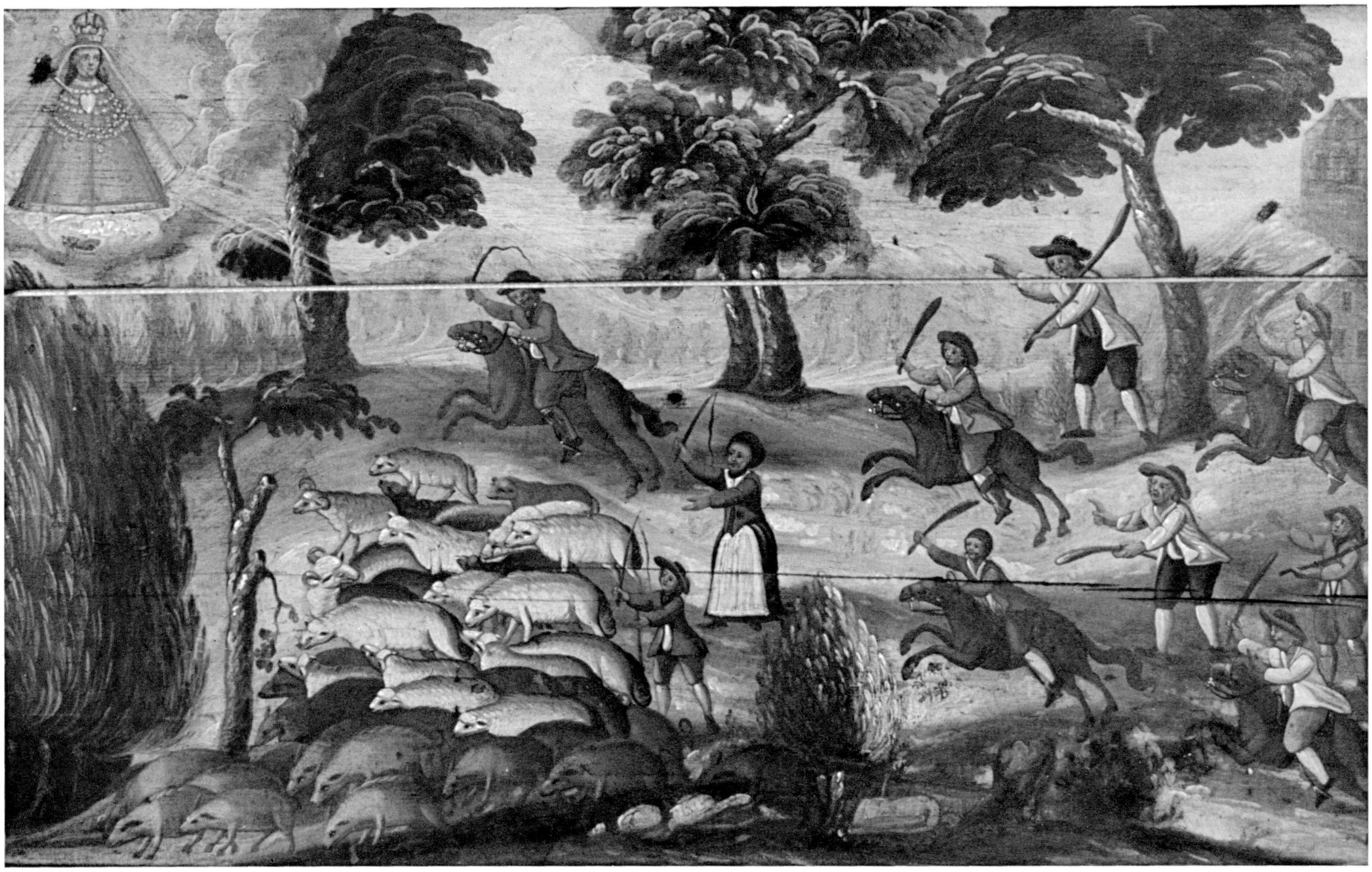

Der längste aller Kriege, der Deutschland verwüstete, dauerte dreißig Jahre, und es ist ein beklemmender Gedanke, daß er vorgeblich um des religiösen Glaubens und der ewigen Seligkeit willen geführt wurde.
Drei Jahrzehnte hindurch tummelte sich eine rohe und blutgierige Soldateska aus aller Herren Länder im alten Deutschen Reiche, verbrannte die Städte, plünderte Häuser, Ställe und Scheuern, erschlug die Väter vor den Augen der Söhne und verging sich im Angesicht der Familie an Müttern und Kindern. Frauen, die den Soldaten gefielen, wurden fortgeschleppt. Sie mußten im Troß dem Heere folgen und sich in den Zelten schänden und verprügeln lassen, bis man ihrer endlich überdrüssig war und sie samt den Lagerkindern ins Elend stieß.
Denn im Lande, das von den Truppen verheert war, herrschten Pest und Hungersnot. Die Bauern nährten sich von Brot aus Eichelmehl und von Nesseln, Gras und Baumrinde. Sie rauften sich um die Vögel, die sie in ihren Schlingen gefangen hatten oder um den Kadaver eines Hundes oder einer Katze, und sie priesen den Tag, an dem sie ein krepiertes Soldatenpferd fanden. Manche soll der Hunger getrieben haben, frisch bestattete Tote auf dem Friedhof auszugraben und ihr Fleisch zu braten, und es wird auch von Müttern berichtet, die ihre Kinder geschlachtet und gegessen haben sollen.

Im Jahre 1722 trieb Balthasar Neumayr mit Kind und Kegel seine Schafe und Schweine in ein sicheres Waldversteck, um sie vor den Feinden zu retten. Diese Votivtafel aus der Pfarrkirche zu Föching in Oberbayern bildet eine Szene ab, die sich im Lauf der Jahrhunderte immer wiederholt hat.

Rechts:
Plündernde französische Soldaten bedrohen und mißhandeln ein Elternpaar vor den Augen seiner Kinder, die auf der Ofenbank in der Nähe des wärmenden Feuers sitzen. Votivtafel aus dem Heimatmuseum Bad Aibling. 1800.

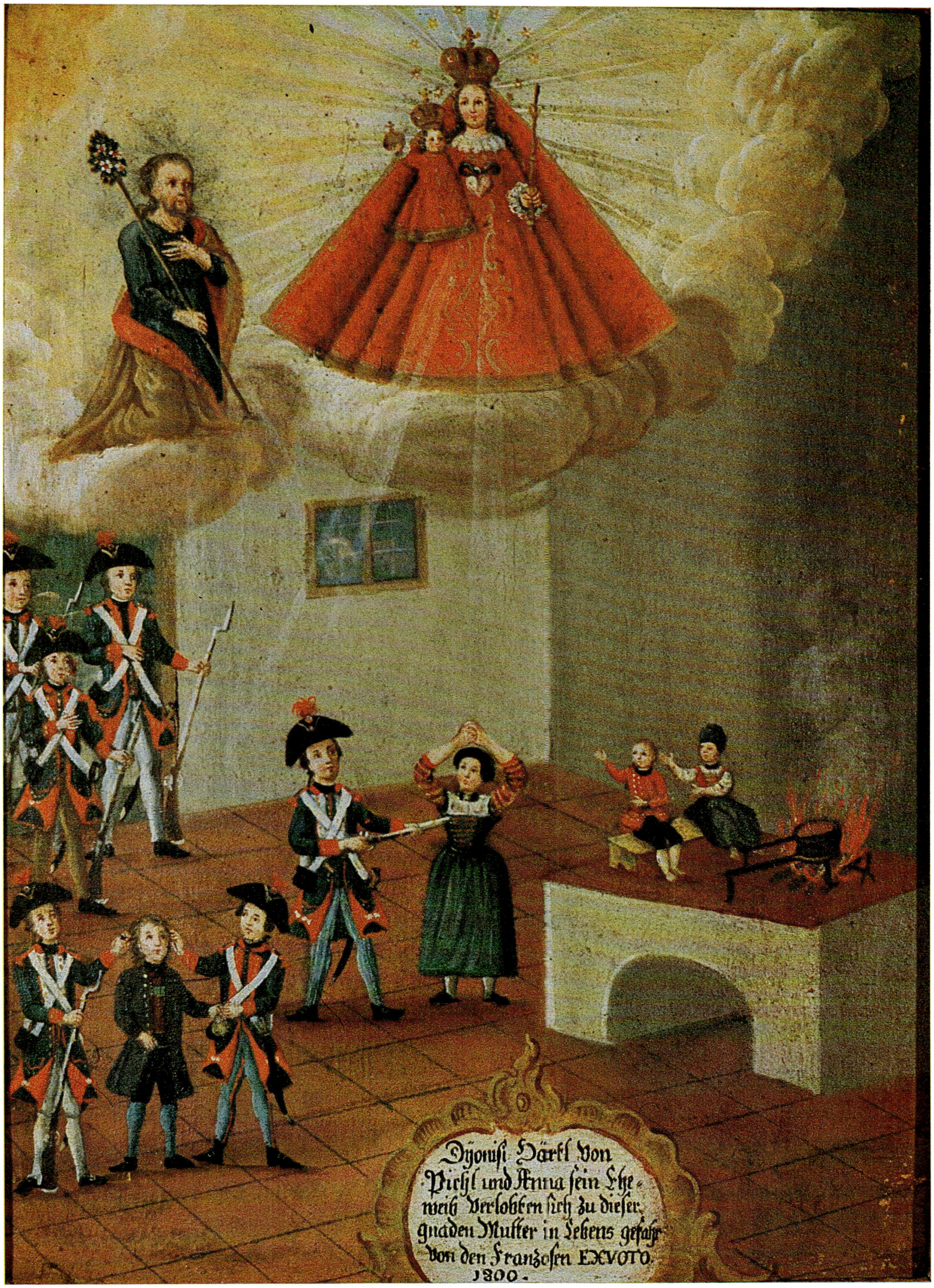
Dÿonisi Härtl von
Pichl und Anna sein Ehe-
weib verlobben sich zu dieser
gnaden Mutter in Lebens gefahr
von den Franzosen EXVOTO.
1800.

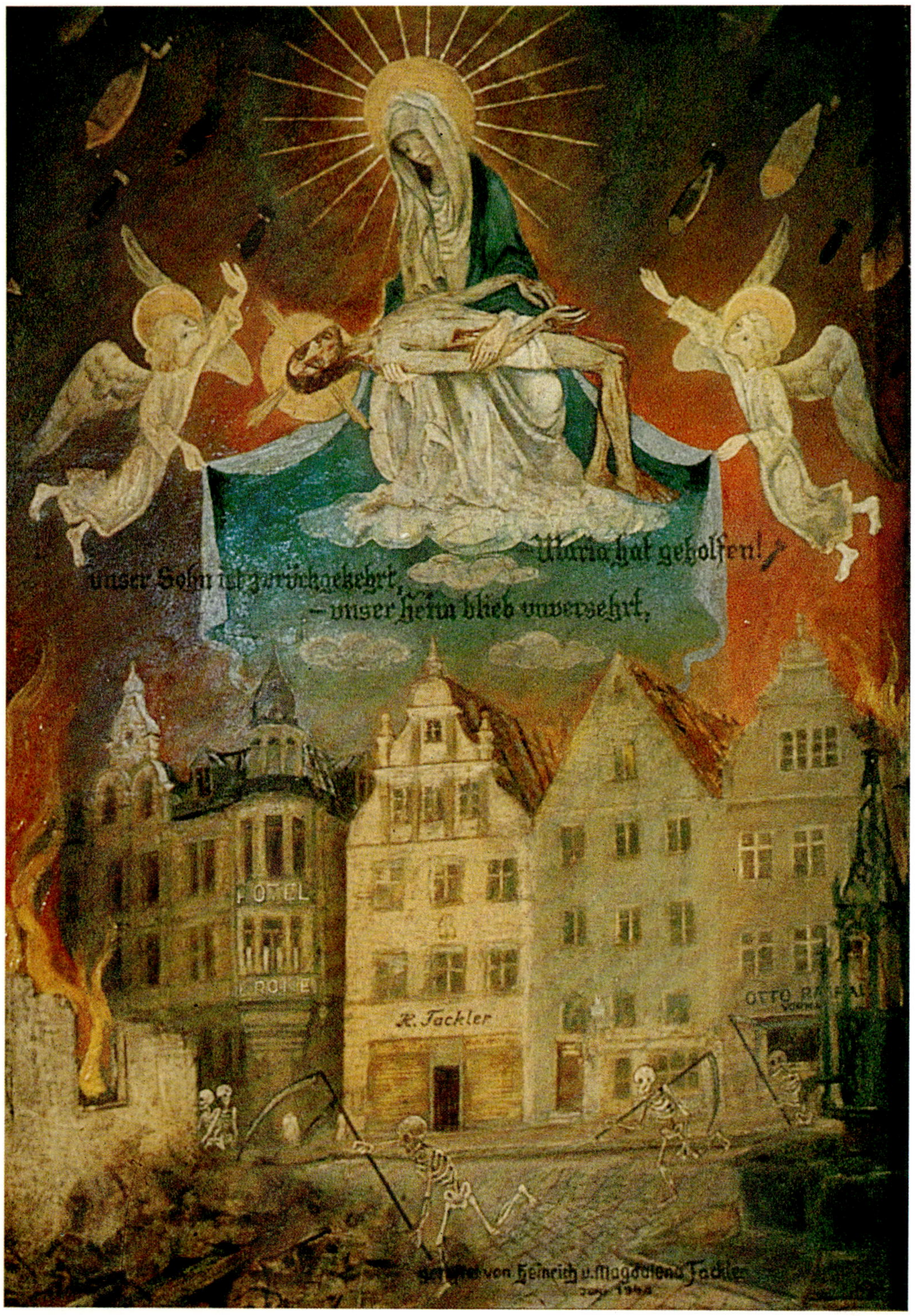

Wie der moderne Krieg das Leben aller Menschen bedroht, zeigt dieses Bild des vielfachen Todes in einer brennenden Stadt, über die ein nächtlicher Luftangriff geht. Die Stifterfamilie hat Grund zur Dankbarkeit: »Maria hat geholfen! Unser Sohn ist zurückgekehrt — unser Heim blieb unversehrt.«
Votivbild im Cassianeum in Donauwörth. 1948.

Rechts:
»Anno 1727 ist Der Erbare Und Pescheidne Jacob Hehrs Wirdt Und gastgeber allhier zu Hallfing auff den Giemsee und auch bei sich habender 3 Personen Und 4 Kinder Gefaren, ist ein da gahs (jähes?) ungewitter end standen«, so beginnt die Inschrift zu dieser schönen Tafel, ehe sie schließlich unleserlich wird.
Wallfahrtskirche zu Unserer Lieben Frau vom Skapulier in Halfing/Oberbayern.

Damals flohen viele in die Wälder. Aber die Wälder waren voller Räuberbanden, und je länger der Krieg dauerte, desto zahlreicher wurden sie. Als dann endlich die Friedensglocken läuteten, liefen den Banden noch mehr Raubgesellen zu, die sich auf nichts anderes als auf das blutige Handwerk verstanden, das sie ihr Leben lang getrieben hatten und von dem sie nun nicht mehr lassen konnten.
So war es im 17. Jahrhundert, und so ist es im Grunde bis in unsere Zeit geblieben. Kriege und Überfälle, Völker- und Kindermord wüten immer

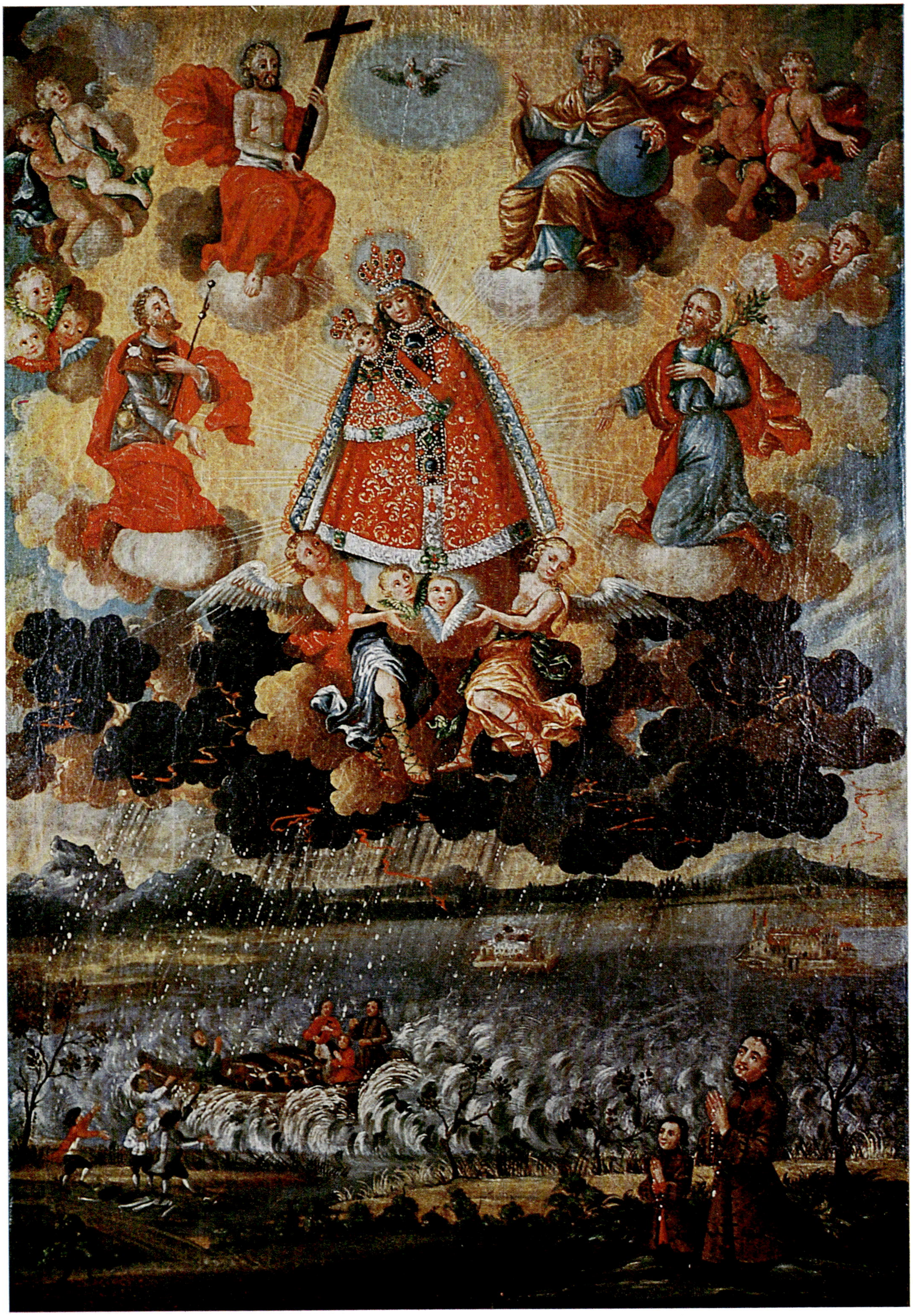

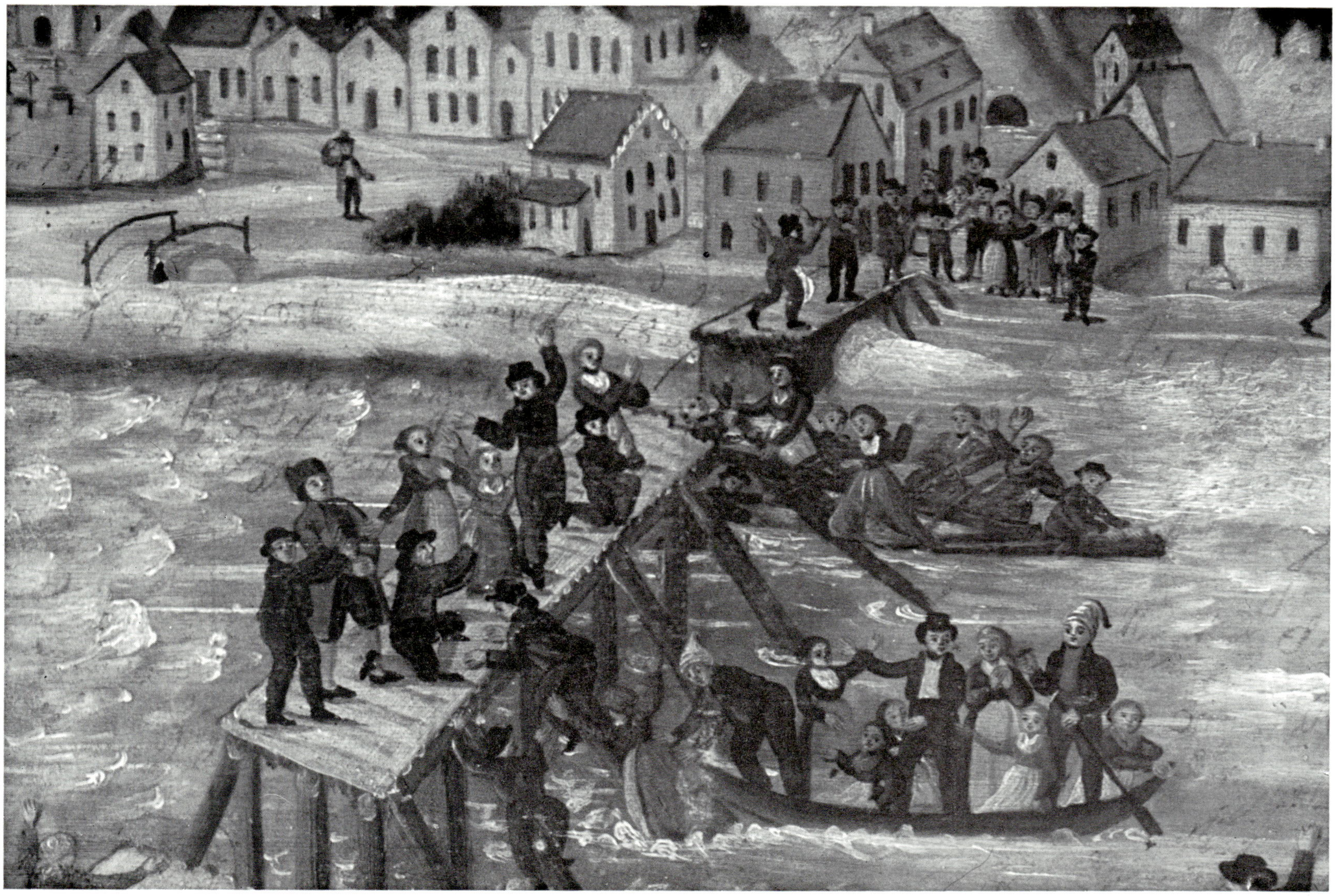

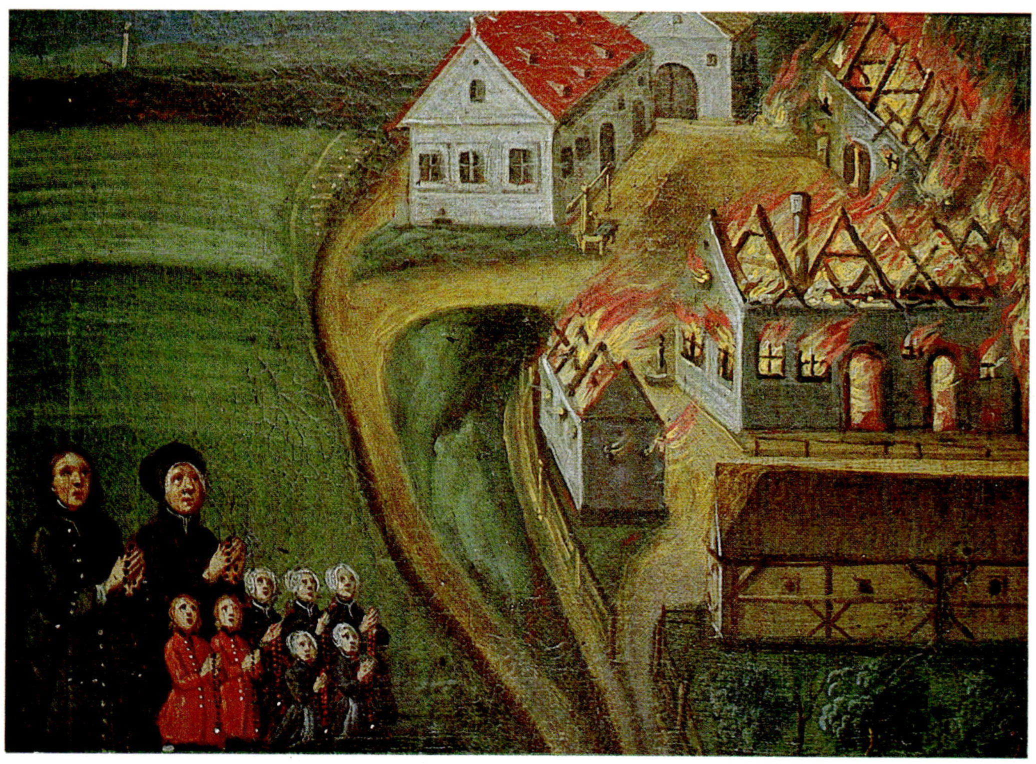

Auch das Leben von Kindern war bei dieser Katastrophe bedroht. Im Jahre 1816 zerbrach die hölzerne Donaubrücke bei Deggendorf im wilden Eisgang in drei Teile. Die Leute, die sich auf dem mittleren Brückenteil befanden, mußten mit Booten ans Land geholt werden. »Gelibs-Tafel jener Geängstigten, die am 2ten Jänner 1816 beym schnellen Eisgange durch Hilfe Gottes und der Menschen vom Tode gerettet wurden.« Votivtafel aus der Gnadenkapelle zur Schmerzhaften Mutter Gottes auf dem Geiersberge bei Deggendorf in Niederbayern.

Links:
Angst und Verzweiflung bleiben auch Kindern nicht erspart. Im Jahre 1760 vernichtete eine Feuersbrunst vor den Augen dieser Familie einen Teil des Hofgutes. Votivtafel aus der Wallfahrtskirche Herrgottsruh bei Friedberg in Schwaben.

Ein ehrbarer Bürger wird in Gegenwart seiner Kinder überfallen und durch Schüsse und Schläge verletzt. Das Bild schildert den Überfall in verschiedenen Phasen. Der Text lautet: »mathies wagner mairr von wolckhamb verlobt sich zu der gnatten vollen muetter gottes anhero welcher durch ein unverhofftes unglük den 3 Aberill Anno 1774 hart geschlagen gehaudt dan Tetlichen geschossen worden und in grester lebens gefahr gestanten, doch durch die vorbitt Maria und hilff gottes glicklich curiertt worden, gott und der himmelskhönigin sey ewiger danck gesagt, ist auch dise dafl aufgeobfert worden . . . in dissen Jahr.« Ausschnitt aus einem Votivbild aus der Wallfahrtskirche zu Unserer Lieben Frau vom Skapulier in Halfing/Oberbayern.

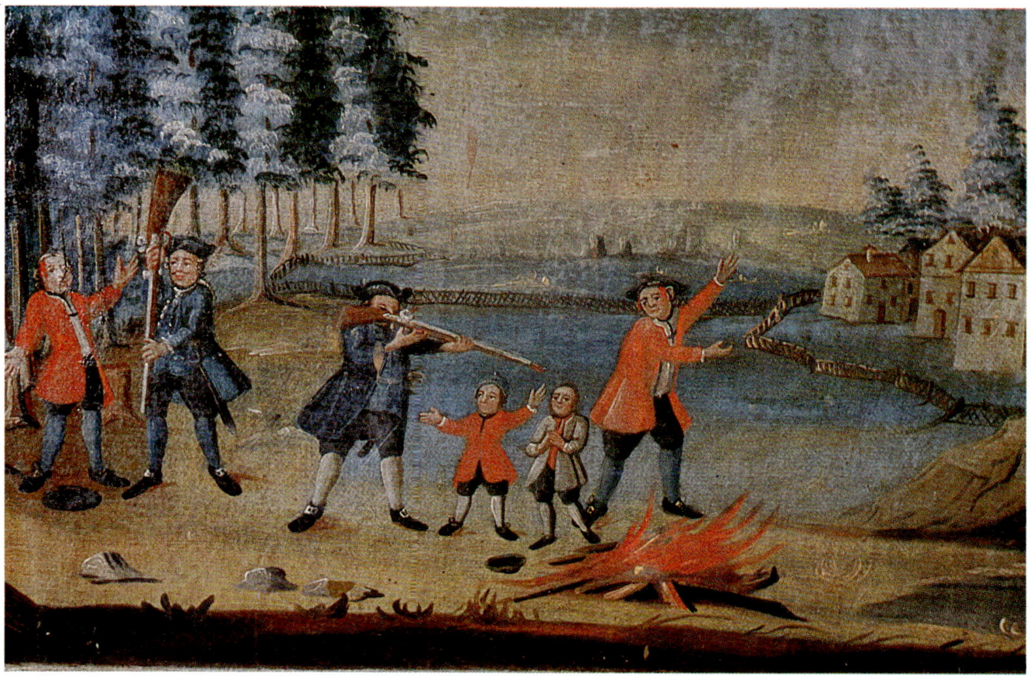

noch auf Erden. Doch das Ausmaß und die Geschwindigkeit der Vernichtung sind fürchterlicher als jemals zuvor. In Minutenschnelle sanken ganze Städte in Schutt und Asche, und Hunderttausende verbrannten im Feuermeer, das die Phosphorbomben entfachten oder im Blitz der Atomwaffe. Aber immer wieder, mochte das Inferno auch noch so schrecklich sein, haben sich die Überlebenden und gerade die Kinder in eine glücklichere Welt gerettet. »Man muß eigentlich erstaunt sein«, notierte der Frankfurter Kinderkliniker de Rudder im Jahre 1950, »mit welch geringen Seelenschäden das deutsche Kind all das Vergangene des letzten Jahrzehnts überstanden hat.«

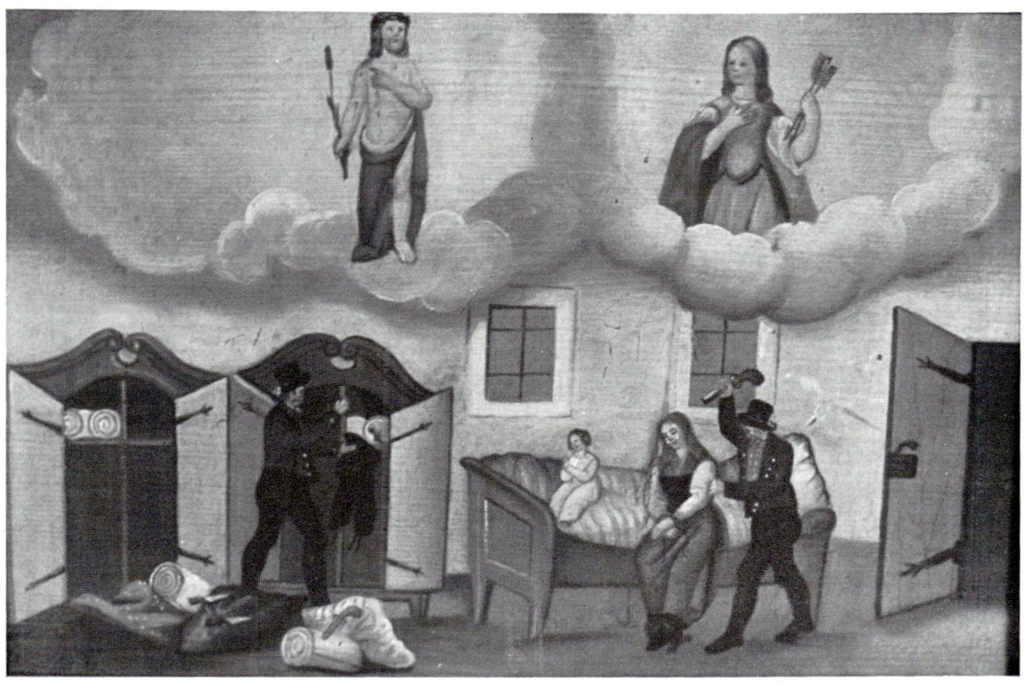

Raubüberfall: Zwei Räuber sind in ein Haus eingedrungen. Vor den Augen des Kindes schlägt einer der Unholde mit dem Pistolenknauf auf die gefesselte Mutter ein, von deren Stirn ein Blutstrom herniederfließt. Der zweite räumt die Schränke aus, gerade hält er die Lederhose des abwesenden Hausherrn in der Hand. Auf das Gebet des Kindes schweben Christus, auf die Schulterwunde deutend, und die heilige Philomena wie hilfreich herab. »Eine gewiße Person wurde von Räubern müßhandlt und verlobte sich hieher im Jahre 1850.« Ausschnitt aus einer Votivtafel der Wallfahrtskirche Maria Dorfen in Oberbayern.

Daher erscheint kein Lebensalter dem Menschen so glücklich wie die Kindheit. Allein das Kind empfindet es nicht. Erst in der Erinnerung malt uns das Gedächtnis ein leuchtendes Bild.
Wer dem Kinde zusieht, muß freilich glauben, der Mensch sei zur Freude bestimmt. Denn das Kind ist fröhlich, es kennt keine dauernde Traurigkeit, und selbst den Schmerz vergißt es schnell. »Die grundlose Heiterkeit und die naive Freude am Leben erfüllen so sehr jedes gesunde junge Wesen, daß man da, wo sie fehlen, mit der größten Bestimmtheit auf Krankheit schließen kann«, schrieb der Nervenarzt Möbius.
Das Kind besitzt noch keine Vernunft und keine Leidenschaften. Es lebt ohne Vorurteil, es denkt nicht an den kommenden Tag und kennt keine schlaflose Nacht. Und es ist eins mit der Welt. »Immer in der Weltmitte fühlt sich das Kind«, sagt Carossa. Aber der Drang nach Wissen, der ihm eingeboren ist, erhebt es bald über die Einfalt seiner kreatürlichen Existenz, und das Erwachen seines Verstandes formt es zum schöpferischen Menschen. Ihm kann niemand mehr die Unbefangenheit und den Seelenfrieden zurückgeben, die er als Kind besaß. »Denn wo viel Weisheit ist«, spricht der Prediger Salomonis, »da ist viel Grämens, und wer viel lernt, der muß viel leiden.«

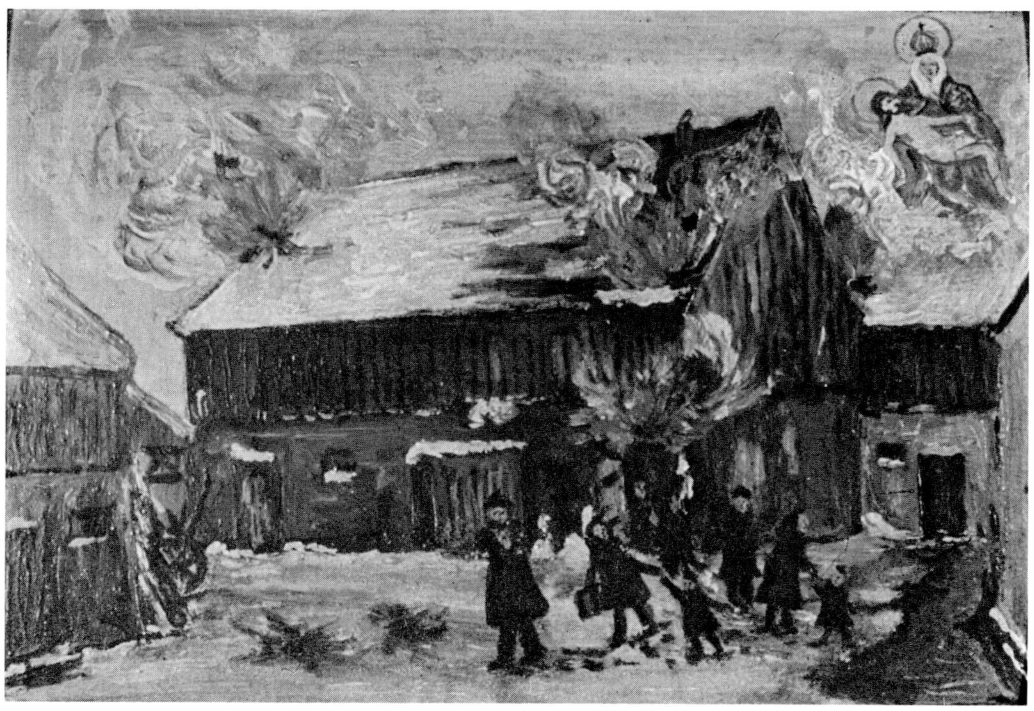

Granaten schlagen in ein elsässisches Bauerngehöft ein. Aber die Bewohner bleiben unversehrt. An der Hand der Erwachsenen flüchten auch die Kinder aus der Gefahrenzone. Votivtafel der Wallfahrtskirche Unserer Lieben Frau von Thierenbach im Elsaß. 1945.

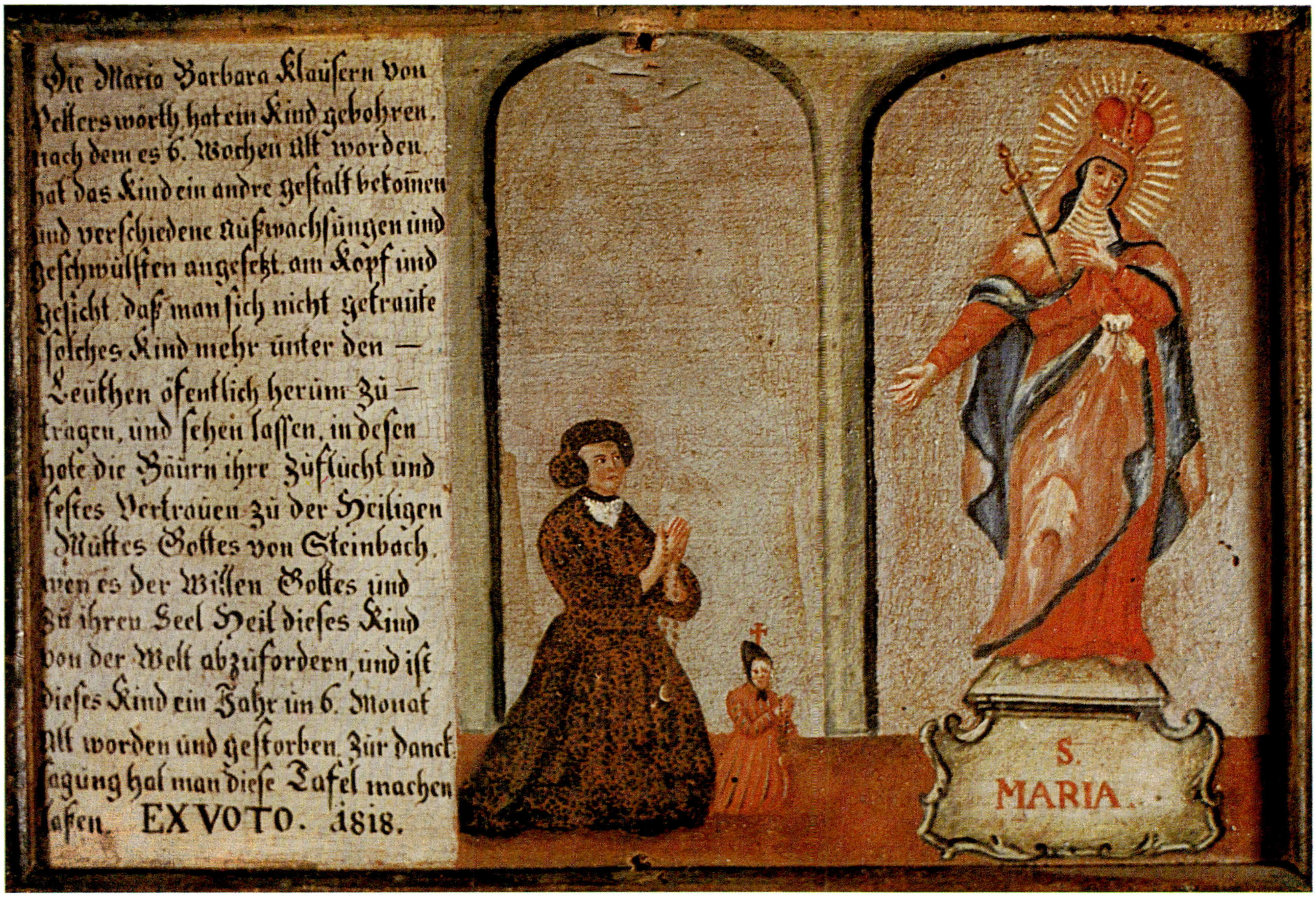
Die Maria Barbara Klaüsern von
Petterswörth hat ein Kind gebohren,
nach dem es 6. Wochen Alt worden,
hat das Kind ein andre gestalt bekomen
und verschiedene aüfwachsüngen und
geschwülsten angesetzt. am Kopf und
gesicht daß man sich nicht getraüte
solches Kind mehr ünter den —
Leüthen öfentlich herüm zü —
tragen, ünd sehen lassen, in desen
hote die Baürn ihre züflucht und
festes Vertraüen zü der Heiligen
Müttes Gottes von Steinbach,
wen es der Willen Gottes und
zü ihren Seel Heil dieses Kind
von der Welt abzüfordern, und ist
dieses Kind ein Jahr ün 6. Monat
Alt worden ünd gestorben. Zür danck
sagüng hat man diese Tafel machen
lasen. EXVOTO. 1818.
S.
MARIA

DAS KRANKE KIND

Der Wechselbalg

Votivtafel der Maria Barbara Klausern, deren Kind sich auf schreckliche Weise veränderte, bevor es starb. Die Mutter dankt für den gnädigen Tod.
Wallfahrtskirche Maria Steinbach in Schwaben. 1818.

Es gibt eine Krankheit, die neugeborene Kinder auf eine unheimliche Weise verwandelt: sie raubt ihnen ihr kindliches Aussehen und entstellt ihren Leib.

Das Leiden beginnt fast unmerklich. In den ersten Lebenstagen erscheint das Kind gesund und wohlgebildet. Aber dann fällt auf, daß seine Stimme einen anderen Klang bekommt, sie wird rauh und heiser. Besorgt sieht die Mutter, wie unter dem struppig gewordenen Haar sich die kindliche Stirn in tiefe Falten legt, einem Greisenantlitz ähnlich, und daß die Gesichtszüge stumpf und grob werden. Die Augenlider sind verschwollen, die Nase wird breit, und zwischen den wulstigen Lippen drängt sich eine große plumpe Zunge hervor.

Wenn ihre Hand den kleinen Körper berührt, spürt sie, wie trocken die

Haut geworden ist und wie verquollen und teigig sie sich anfühlt. Und das Kind ist träge geworden, in allen seinen Bewegungen und sogar beim Trinken. Es wächst auch nicht recht, sein Körper ist kurz und gedrungen, und nach einigen Monaten erkennt man auch, es ist ein schwerfälliges und dummes Kind geworden.

Das ist nicht mehr das Kind, das man der Mutter nach der Geburt in die Arme legte. Es ist ein greisenhaftes, häßliches Geschöpf, und jeder, der es sieht, sagt: es ist ein Wechselbalg.

So wird es auch Maria Barbara Klausern ergangen sein, die eine Votivtafel stiftete und darauf beklagt, ihr Kind hätte, als es sechs Wochen alt war, eine andere Gestalt angenommen und sich in seinem Aussehen so verändert, daß man es keinem Fremden mehr zeigen mochte. Sie hat die Heilige Muttergottes von Steinbach angefleht, sie möge es zu sich in den Himmel nehmen, und das geschah dann auch, als das Kind achtzehn Monate alt war, im Jahre 1818.

Vielleicht war Maria Barbara Klausern zu fromm oder zu vernünftig, um an das heidnische Märchen vom Wechselbalg zu glauben. Aber damals konnten ihr auch die Ärzte noch nichts über die wahre Natur dieser Krankheit sagen, daß nämlich die Schilddrüse des Kindes nicht genügend Hormon bildete und daß, wenn dieser Wirkstoff in ausreichender Menge im Blut fehlt, ein Menschenkind an Leib und Seele verändert und in einen häßlichen Zwerg verwandelt wird.

Heute kann man die Krankheit schon vor Ausbruch ihrer ersten Zeichen erkennen. Aus einem einzigen Blutstropfen liest man die Bedrohung ab und gibt dann dem Kind das Schilddrüsenhormon ein. Selbst wenn man mit der Behandlung erst beginnt, nachdem sich schon einzelne Symptome ausprägten, erlebt man das Wunder der Rückverwandlung. Gleichsam von einem chemischen Zauberstab berührt, verliert das Kind sein gnomenhaftes Aussehen, und die schöne Gestalt des gesunden Säuglings kehrt wieder.

In früheren Zeiten erschien es unbegreiflich, daß ein Kind sich so verändern konnte, und man berief sich auf die jahrtausendealte Kunde vom Wechselbalg. Dämonen hatten in einem unbewachten Augenblick das schöne Menschenkind gestohlen und eine verwachsene Zwergengeburt hinterlassen. Dämonen, das waren Erdmännlein oder Kobolde, Trolle oder Druden, die Roggenmuhme oder der Teufel selbst. Sie kamen in der Nacht, im Schutz der Dunkelheit und besonders gern in der Walpurgisnacht und in den zwölf Rauhnächten, die von Weihnachten bis Heiligdreikönig reichen. Die Gefahr ist um Mitternacht am größten, und man begegnet ihr am sichersten, wenn im Zimmer fortwährend ein Kerzenlicht brennt und eine Magd an der Wiege sitzt und den Schlaf der Wöchnerin und des Kindes bewacht, besonders in den ersten Nächten, solange das Kind noch ungetauft und die Wöchnerin noch »unrein«, noch nicht ausgesegnet ist.

Aber Kerzen waren teuer, und auf den einsamen Berghöfen lag manche Wöchnerin allein in ihrer Kammer, hilflos dem Dunkel der Nacht preisgegeben. Man kann sich vorstellen, wie sie mit gespannten Sinnen in die Finsternis horchte und in dem alten Hause, das voller Geräusche war, das Getrappel der »Unterirdischen« vernahm, das Knarren einer Tür, ein Murmeln oder ein tückisches Kichern. Im Winde, der um das Haus strich, klang oft ein Rauschen, als ob ein Flügelwesen sich nahte. Bewegte sich das Kind, fürchtete sie jedesmal, es würde hinweggezogen.

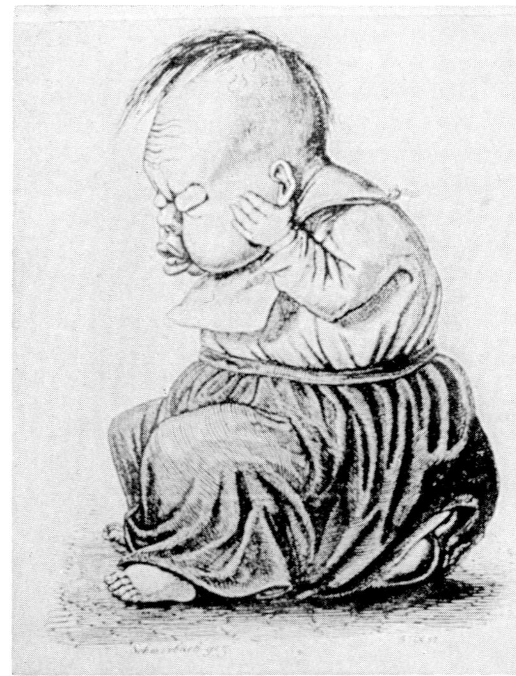

Kretinöses Kind. Abbildung aus Rudolf Virchows Schrift über die Verbreitung des Cretinismus in Unterfranken. 1856.

Rechts:
Eine Wöchnerin mit ihrem Wiegenkind. Viele Frauen, die allein mit dem Neugeborenen in einsamen Bauernhäusern lagen, dürfen voller Furcht vor den »Erdgeistern« gewesen sein. Votivtafel aus der Wallfahrtskirche Maria Kirchenthal am Lofer. Österreich. 18. Jahrhundert.

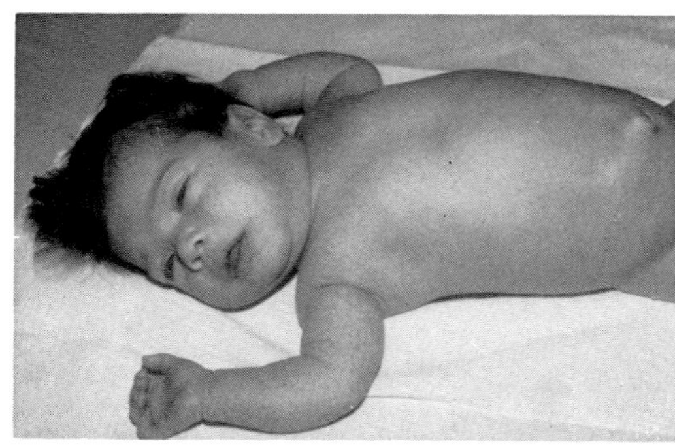

Mangel an Schilddrüsenhormon (Hypothyreose) verändert das Aussehen des jungen Kindes rasch. Es zeigt ein gedunsenes Gesicht, Schwellung der Lider, grobe Gesichtszüge, wulstige Lippen, eine große Zunge, teigige Hautbeschaffenheit, einen aufgetriebenen Leib und einen Nabelbruch.

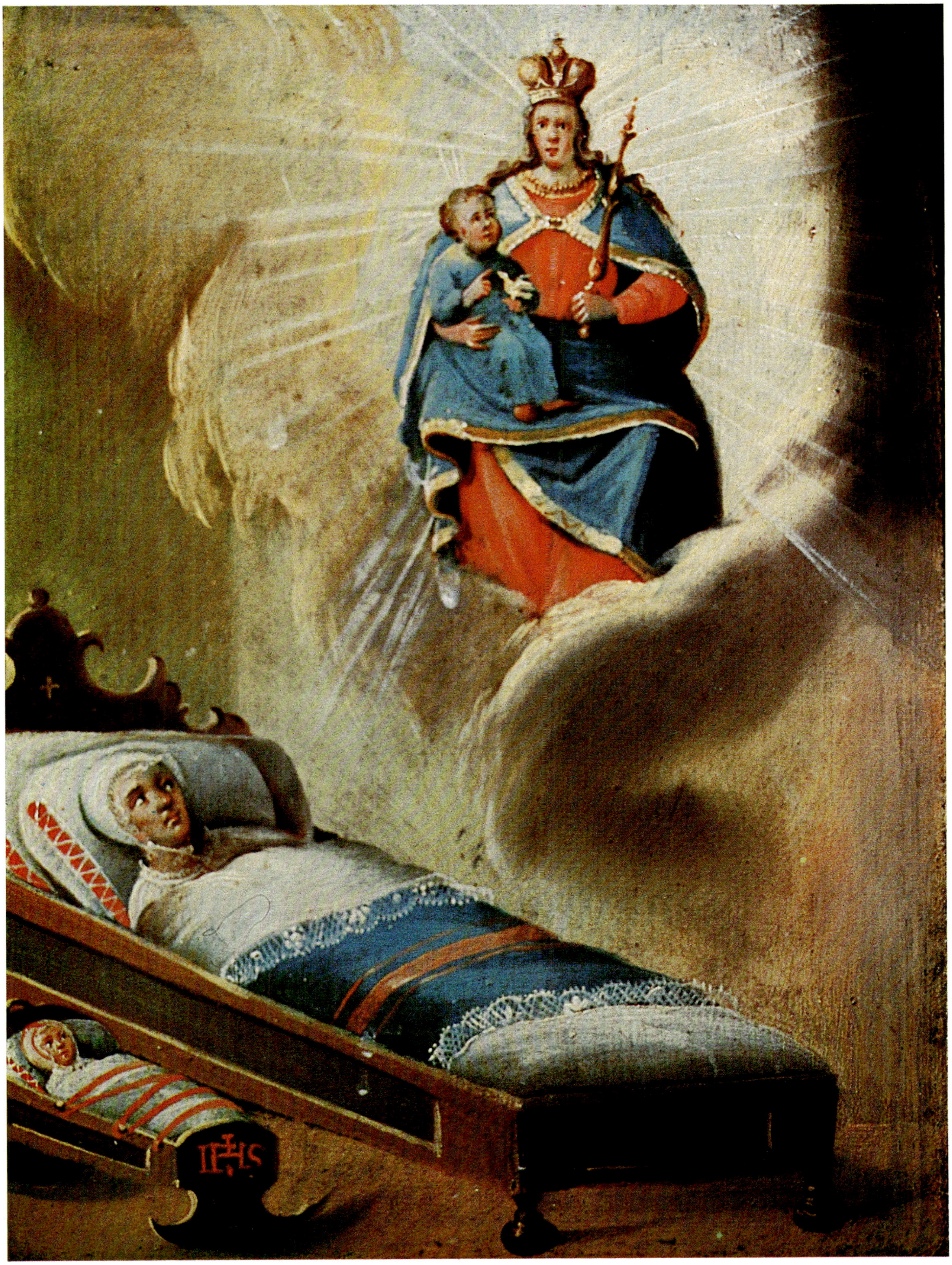
IHS

Jedermann wußte, man durfte ein neugeborenes Kind keinen Augenblick allein lassen. Aber die »Unterirdischen« waren schlau. Manchmal schlugen sie Lärm vor dem Hause oder sie reizten das Vieh im Stall, bis es unruhig wurde und zu brüllen begann, und das alles taten sie nur, um die Eltern von der Wiege fortzulocken. Man durfte dieser Täuschung nicht nachgeben und mußte Türen und Fenster fest verriegelt halten. Am besten, man verstopfte auch die Schlüssellöcher.
Wenn man ein übriges tun wollte, besprengte man das Kind abends vor dem Einschlafen und morgens vor dem Erwachen mit Weihwasser. Man legte wohl auch ein Amulett in die Kissen oder ein Gebetbuch oder wenn man sehr vorsorglich dachte, hatte man bereits das Monogramm Christi oder einen Drudenfuß am Fußende der Wiege anbringen lassen.
Doch auch am Tage war das Kind nicht sicher, auch nicht, wenn es größer war und von den Eltern mit auf das Feld genommen wurde. Während sie ihre Arbeit auf dem Acker oder auf der Wiese verrichteten, lag der Säugling am Rain, im Schatten eines Baumes, und wenn man ihn zu lange aus den Augen ließ, stahlen die Zwerge ihn aus seinem Korb und legten ihre Mißgeburt an seine Stelle. Nicht immer verbarg sich hinter dem Wechselbalg also ein kretinöses Kind. Manchmal wird es auch ein mongoloides gewesen sein, dessen fremdartige Gesichtszüge bei der Geburt noch übersehen werden konnten und erst auffielen, wenn der Schwachsinn bemerkt wurde. Oder es konnte auch ein rachitisches Kind sein, bei dem sich die Veränderungen der Knochenweichheit, das Vorspringen der Stirnhöcker, der Froschbauch und die Verkrümmung der Gliedmaßen erst allmählich entwickelten.
Wenige Jahre, bevor ich das Studium der Medizin begann, hatte die Wissenschaft das Vitamin D entdeckt, den Stoff, der in kleinen täglichen Mengen seither jedem Säugling gegeben wird und die Rachitis vertrieben hat. Ich habe auch erlebt, wie die Ursache des Mongolismus entdeckt und auf einen fehlerhaften Teilungsvorgang der elterlichen Geschlechtszellen zurückgeführt werden konnte. Diesen Fehler kann man nicht verhindern, aber man kann ihn bereits während der Schwangerschaft erkennen und der Mutter, falls sie es wünscht, die Geburt eines kranken Kindes ersparen.
Aber damals, als man noch an die Gewalt böser Geister glaubte, als selbst Luther sagte, ein Wechselkind entstünde aus der Buhlschaft des Teufels mit einer Hexe und man dürfe es daher getrost verbrennen oder ins Wasser werfen — damals stand die Familie in ohnmächtiger Verzweiflung vor der Wiege eines Kindes, das sich so schrecklich verändert hatte, und nur diese Gefühle des Schmerzes und des Zorns erklären die Grausamkeit, mit der man das vermeintlich untergeschobene Wesen behandelte.
Man mußte es schlagen, dann weckte sein Geschrei vielleicht das Mitleid der Zwergenbrut, und sie brachte das gestohlene Menschenkind zurück. Aber man mußte es bis aufs Blut züchtigen, mit Ruten von bestimmten Sträuchern, von Birken, Weiden oder Hasel, und je härter man es peitschte, desto eher wurde man es wieder los. In manchen Gegenden galt die Hebammenweisheit, man dürfe die Wechselgeburt nicht berühren. Vielmehr sollte man die Wiege einfach umstoßen, das Kind mit dem Besen zur Tür hinausfegen und mit der Schaufel auf den Kehricht oder in die Düngergrube werfen.

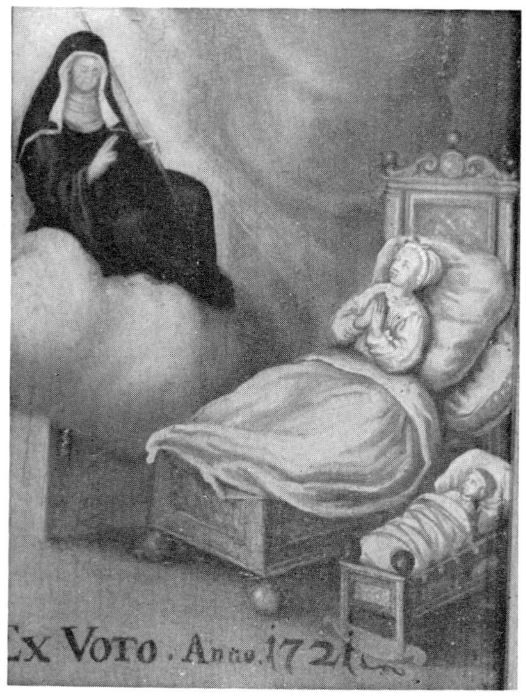

*Die heilige Walburga hilft bei einer Krankheit, die eine Mutter und ihr Wiegenkind befallen hat.
Eichstätt. 1721.*

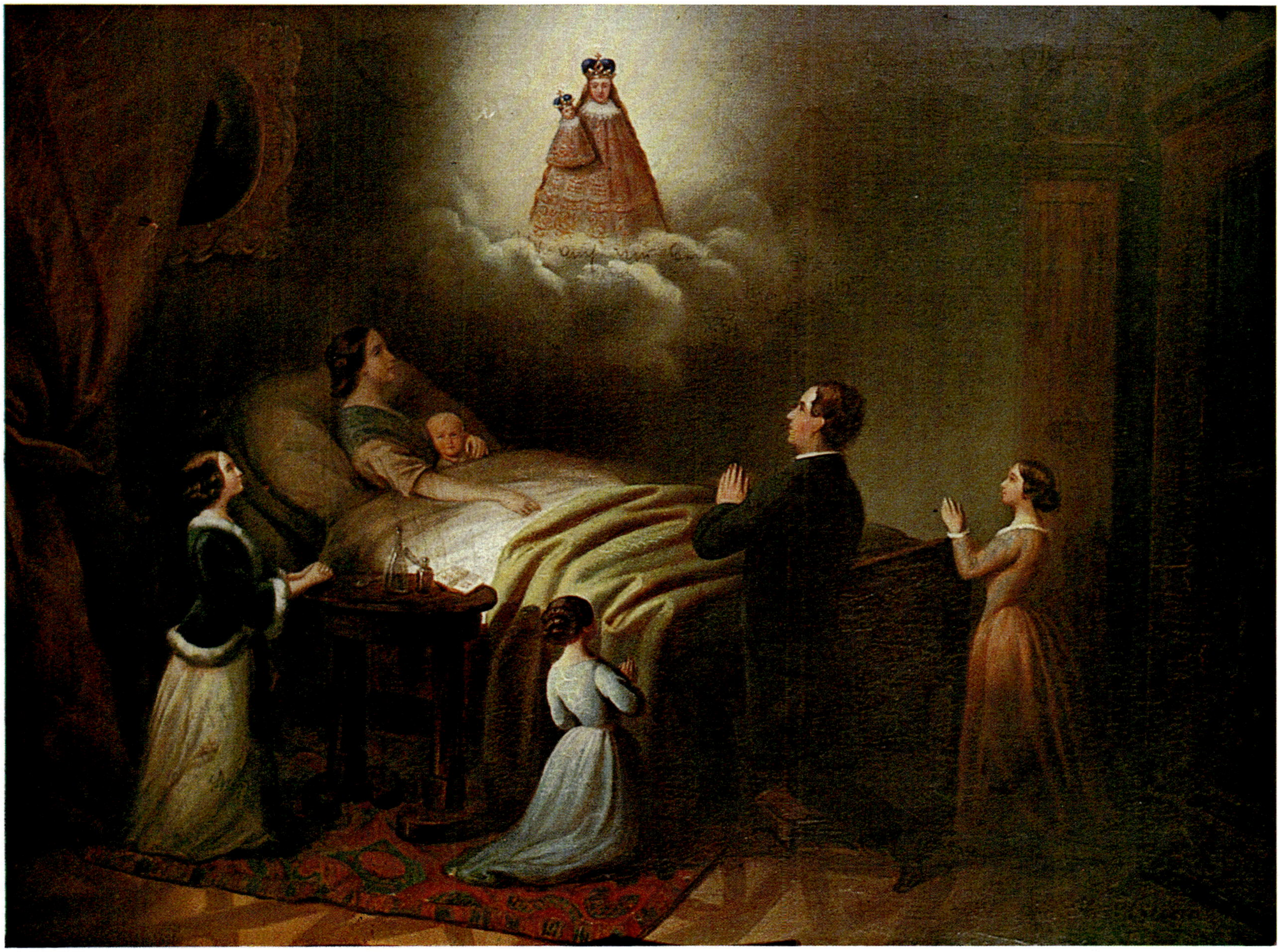

Von kranken Kindern und von ihren Ärzten

Eine Familie erfleht Genesung für Mutter und Kind.
Votivbild aus Mariazell in Österreich.
19. Jahrhundert.

Kranke Kinder sind die tapfersten Patienten der Welt. Mich hat die Standhaftigkeit, mit der sie Schmerzen oder ein ernstes Leiden ertragen, immer bewegt. Sie beschämt die Ungeduld und die Wehleidigkeit mancher Erwachsener, denen man freilich zugestehen muß, daß sie die Sorge um den Broterwerb kennen und den Tod fürchten lernten.

Die Geschichte der Medizin berichtet immer wieder von Ärzten, die sich eingehender mit den Krankheiten der Kinder befaßten und die ihr Wissen in eigenen Lehrbüchern niederlegten. Zu ihnen zählt Christoph Wilhelm Hufeland, der 1827 die geradezu modern erscheinende Ansicht vertritt, der Arzt dürfe nicht, wie die Kirchenbücher es tun, das Leben eines Menschenkindes erst mit der Geburt beginnen lassen, sondern »ein Kind ist

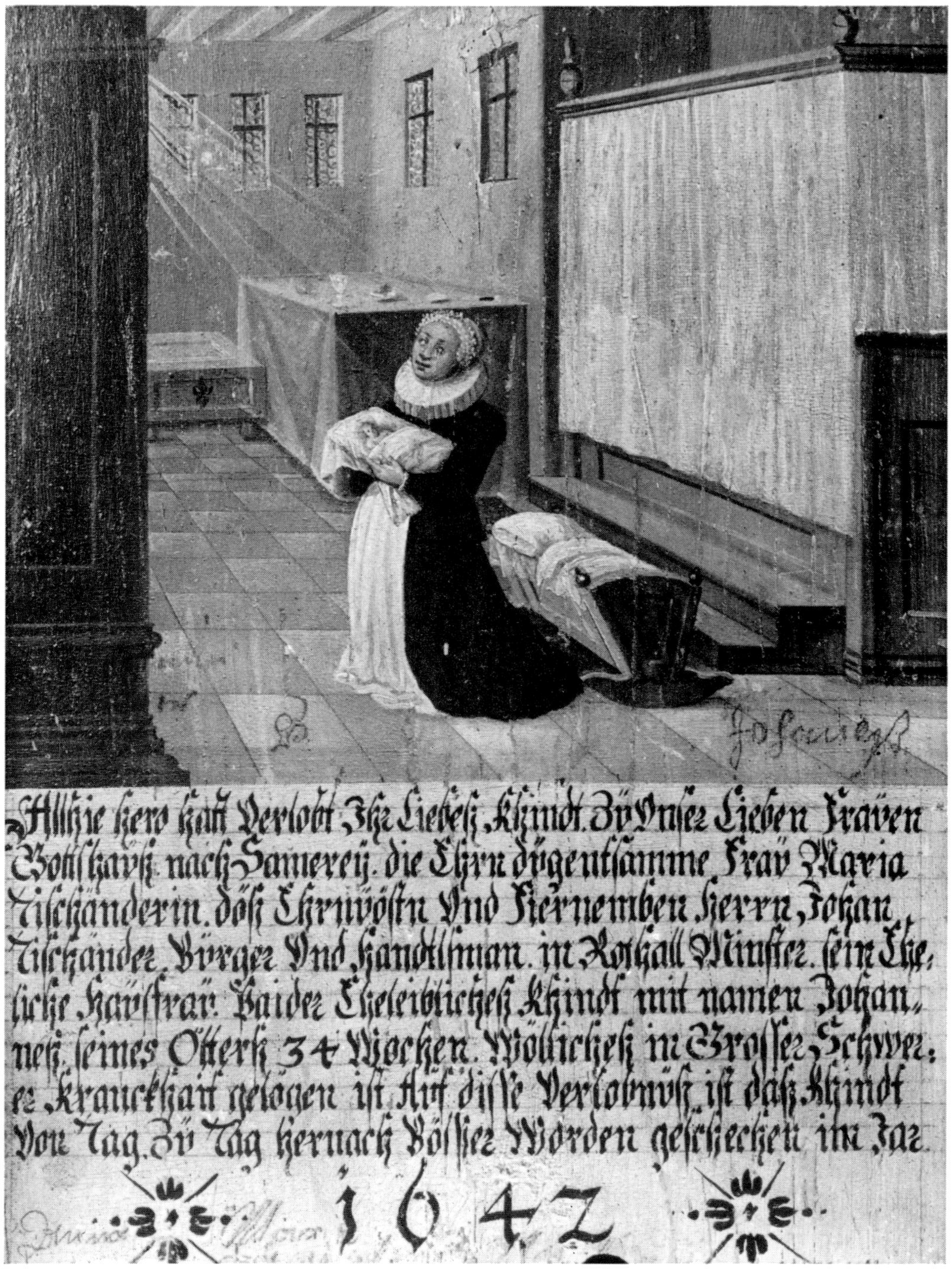

Eine Mutter bittet um Hilfe für ihr krankes Wiegenkind, ohne daß die Krankheit näher bezeichnet wird: »Allhie hero hatt Verlobt Ihr Liebeß Khindt Zu Unser Lieben Frauen Gottshauß nach Samerey die Ehrn dugentsamme Frau Maria Tischanderin, döß Ehrnvöstn Und Fiernemben Herrn Johan Tischander, Bürger Und Handtlsman in Rothall Minster sein Eheliche Hausfrau. Paider Eheleiblicheß Khindt mit namen Johanneß, seines Olterß 34 Wochen, Wöllicheß in Grosser Schwerer Kranckhait gelögen ist. Auf disse Verlobnüß ist daß Khindt Von Tag Zu Tag hernach Bösser Worden. geschechen im Jar 1642.«
Votivtafel aus der Wallfahrtskirche Sammerei in Niederbayern, jetzt im Bayerischen Nationalmuseum in München.

Rechts:
Diese »Votiff-Daffl« stiftete 1772 ein dankbarer Familienvater, weil ihm und den Seinigen in schwerer Krankheit geholfen wurde. Sein Dank gilt vor allem dem heiligen Sebastian, einem mächtigen Krankheitspatron, der besonders vor Pest und seuchenhaften Erkrankungen schützte. Die Familie erscheint vollzählig im Bild, alle haben überlebt. Wie im Gottesdienst scheiden sich auch hier die männlichen und weiblichen Mitglieder voneinander. Pfarrkirche Deinting in Oberbayern.

schon mit dem ersten unmittelbaren Anfang seiner Erzeugung da, lebt und erhebt Anspruch auf ärztliche Aufmerksamkeit und Vorsorge«. Aber er blieb mit dieser Meinung allein, und im allgemeinen war es um die Kinderpraxis schlecht bestellt. Das hatte Gründe. Die wichtigsten Kriterien, nach denen der Arzt am Krankenbett suchte, waren der Pulsschlag und die Harnbeschaffenheit. Bei Kindern blieb diese Diagnostik unergiebig. Außerdem schliefen sie meistens, wenn der Arzt zum Hausbesuch erschien, und sie weigerten sich gewöhnlich, Arzneien zu nehmen — kurz, es war eine Heilkunde, mit der ein Arzt wenig Ehre einlegen konnte. Man sollte sie anderen überlassen: »Wenn jemals die Weiber ein Recht haben zu praktizieren, so ist es bei kleinen Kindern«, sagt Unzer. Die Weiber, das waren nicht etwa Ärztinnen, sondern Wehmütter und Hausfrauen.

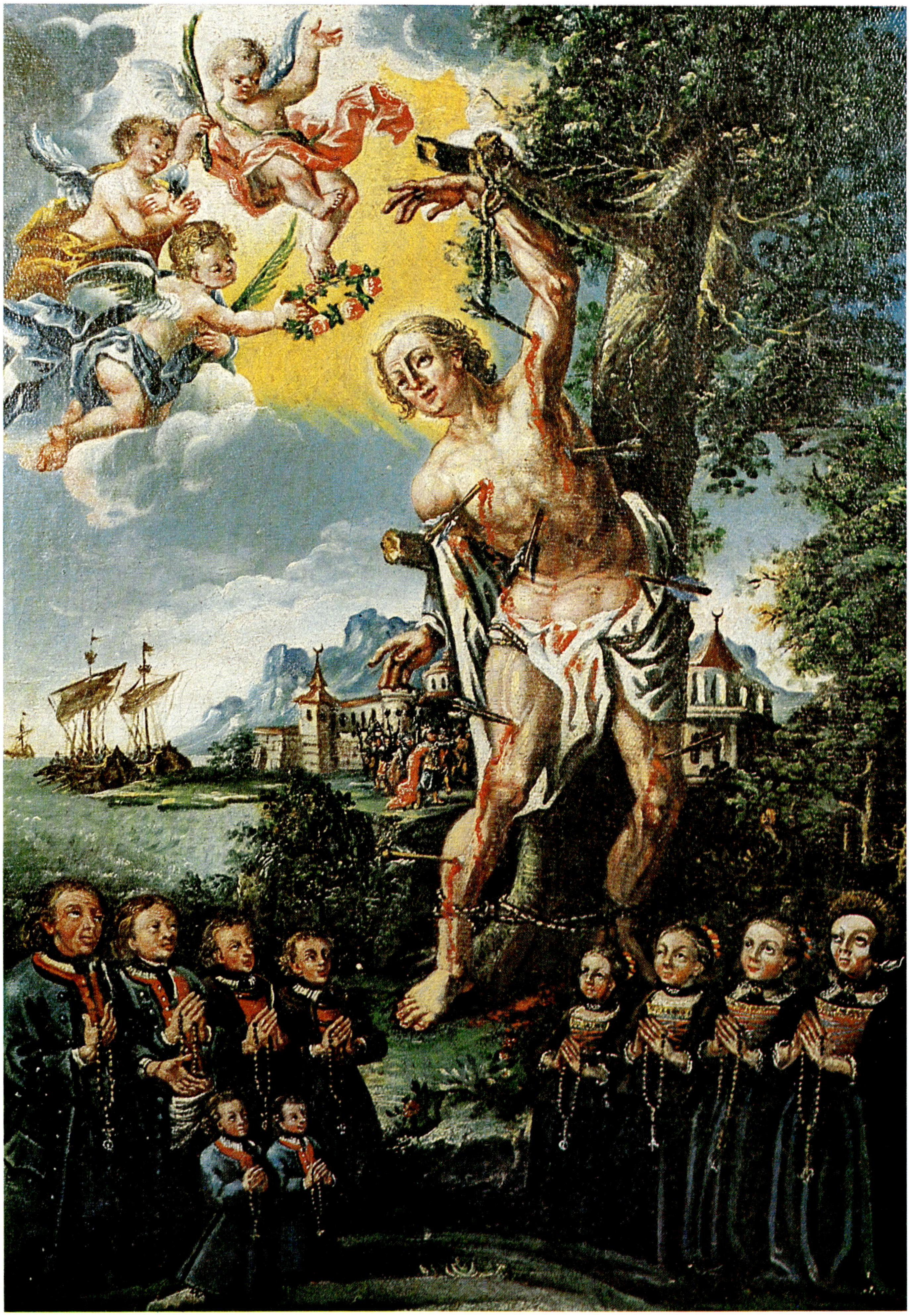

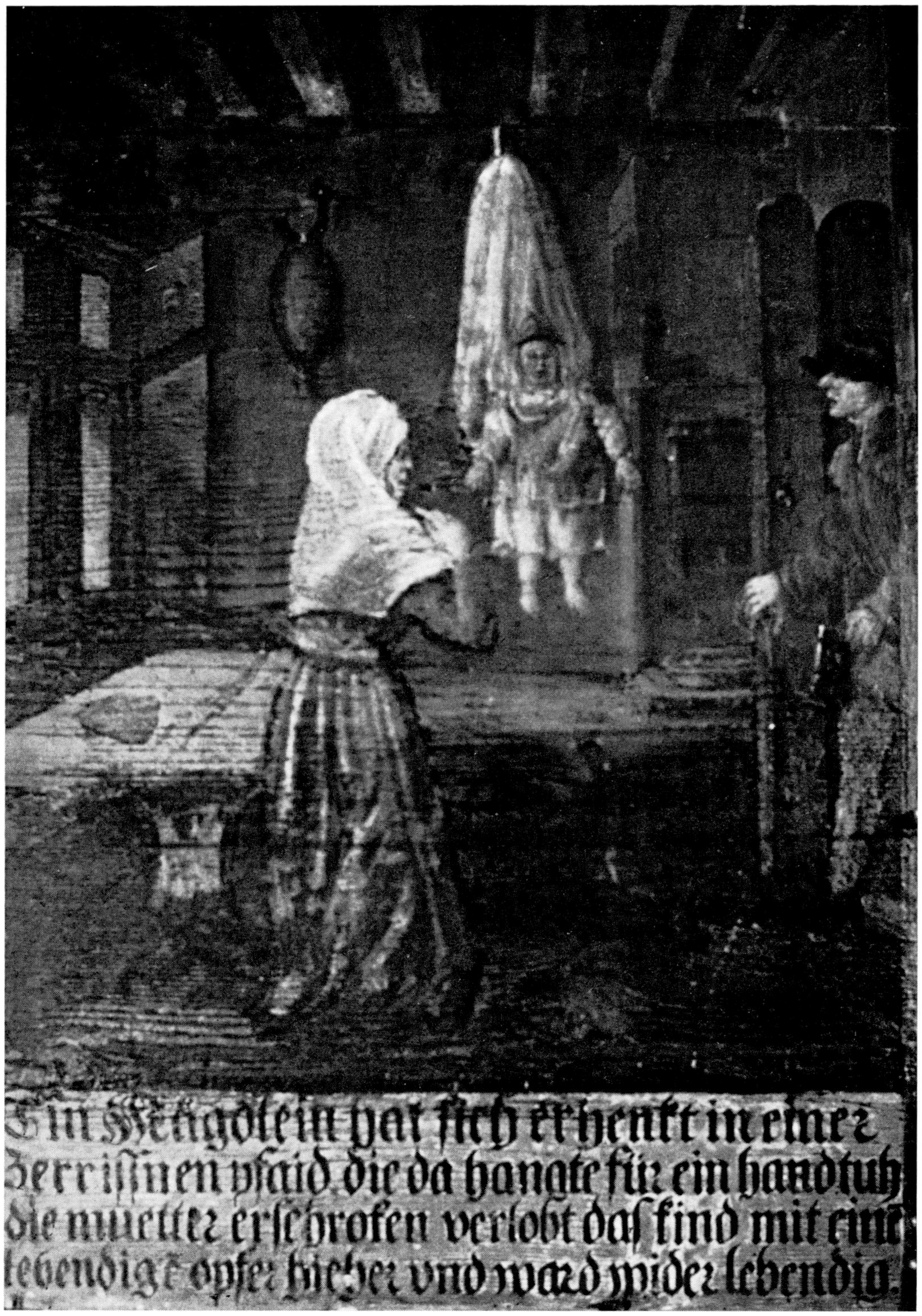

Strangulation eines Kindes: »Ein Mägdlein hat sich erhenkt in einer Zerrissnen pfaid die da hangte für ein handtu(c)h. die muetter erschroken verlobt das kind mit einen lebendigen opfer hieher und ward wider lebendig.« Mirakelbild in der Pfarrkirche Großgmain in Österreich. Um 1510.

Bei dieser Sachlage war es vielleicht verständlich, daß die Eltern eines kranken Kindes lieber den Dingen ihren Lauf ließen und den Doktor nur riefen, wenn es »desperat« wurde. Kam er dann, verbreitete er oft genug durch seine Rauhbeinigkeit Furcht und Schrecken in der Kinderstube, und zum Schluß verordnete er übel schmeckende Tropfen oder Pulver, die von den Kindern nur unter Zwang eingenommen wurden.
Fenner von Fenneberg hat treffend geschildert, wie schwierig die Kinderpraxis ist. Sie erfordert vom Arzt ein besonderes Talent, sagt er, das längst

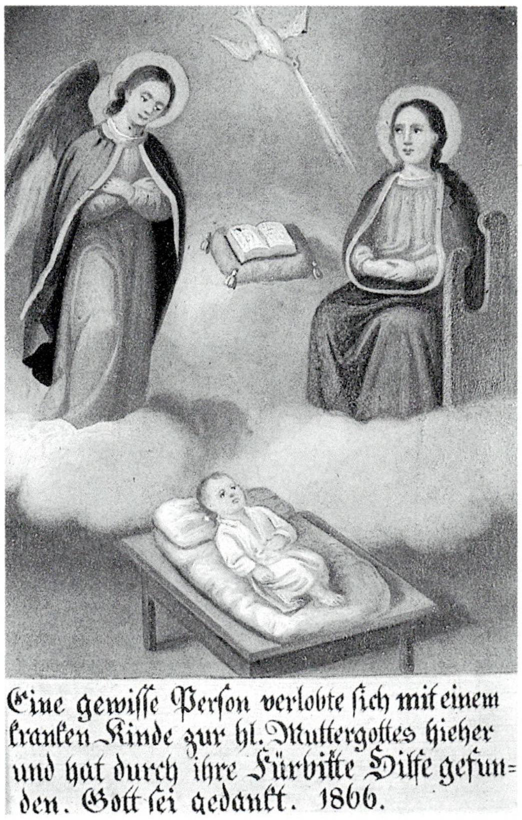

Manche Bittsteller vermieden es peinlich, ihren Namen bekannt zu geben, weil sie vielleicht den Spott ihrer Mitmenschen fürchteten. »Eine gewisse Person«, mehr erfährt man nicht. Auch über die Krankheit des Kindes erfährt man nichts Näheres.
Die Votivtafel, Mariä Verkündigung darstellend, stammt aus der Wallfahrtskapelle Marienbrunn in Oberbayern.

Rechts:
Kranke Mutter mit krankem Kind.
Votivtafel aus der Sammlung Richter im Germanischen Museum zu Nürnberg.
18. Jahrhundert.

Eine ganze Familie vereint in Liebe, Sorge und Gebet für ein krankes Wickelkind.
Hechenberg in Österreich. 1862.

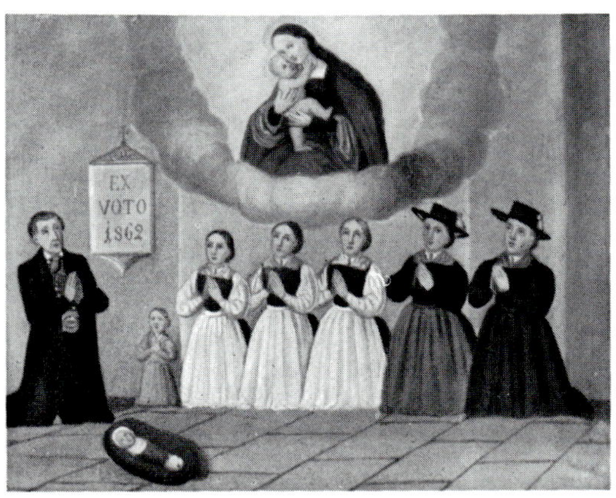

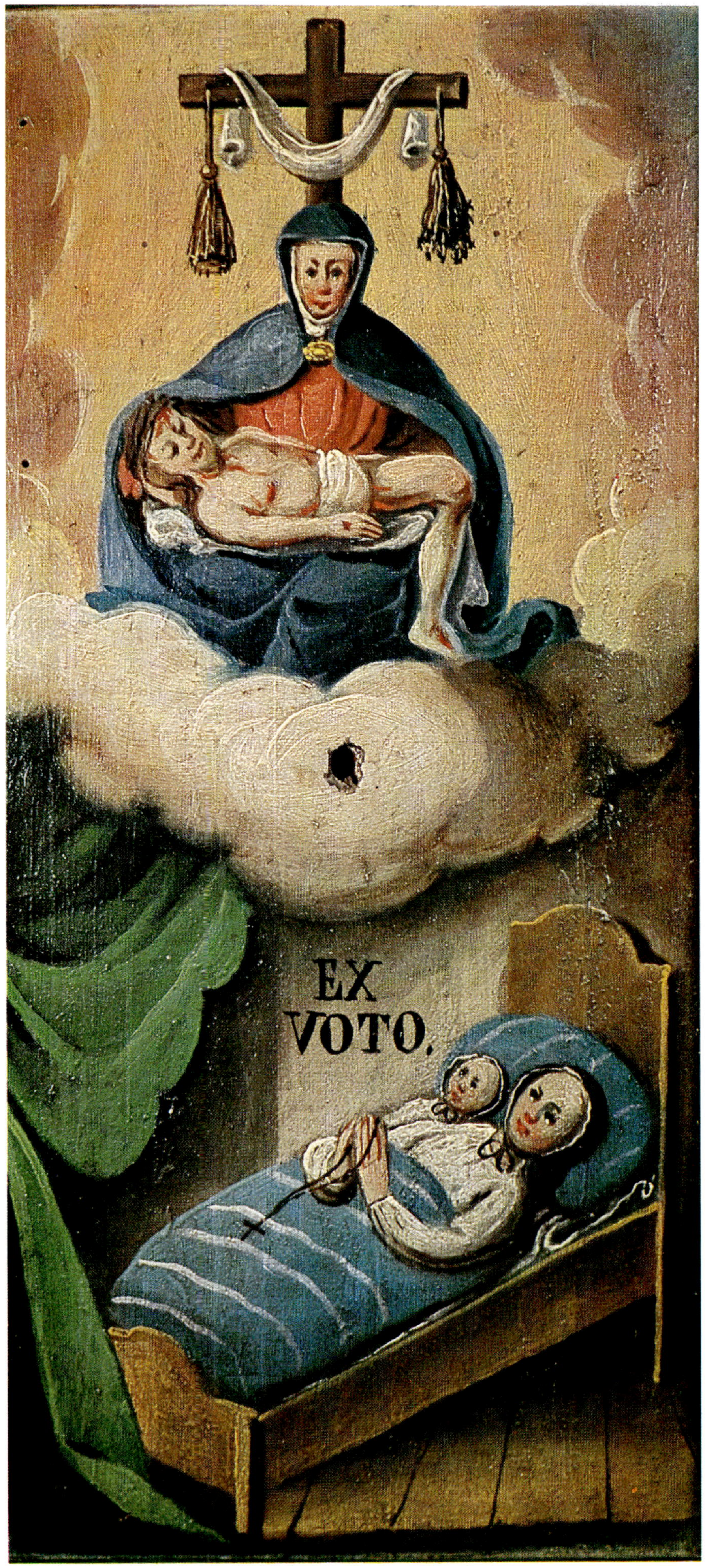

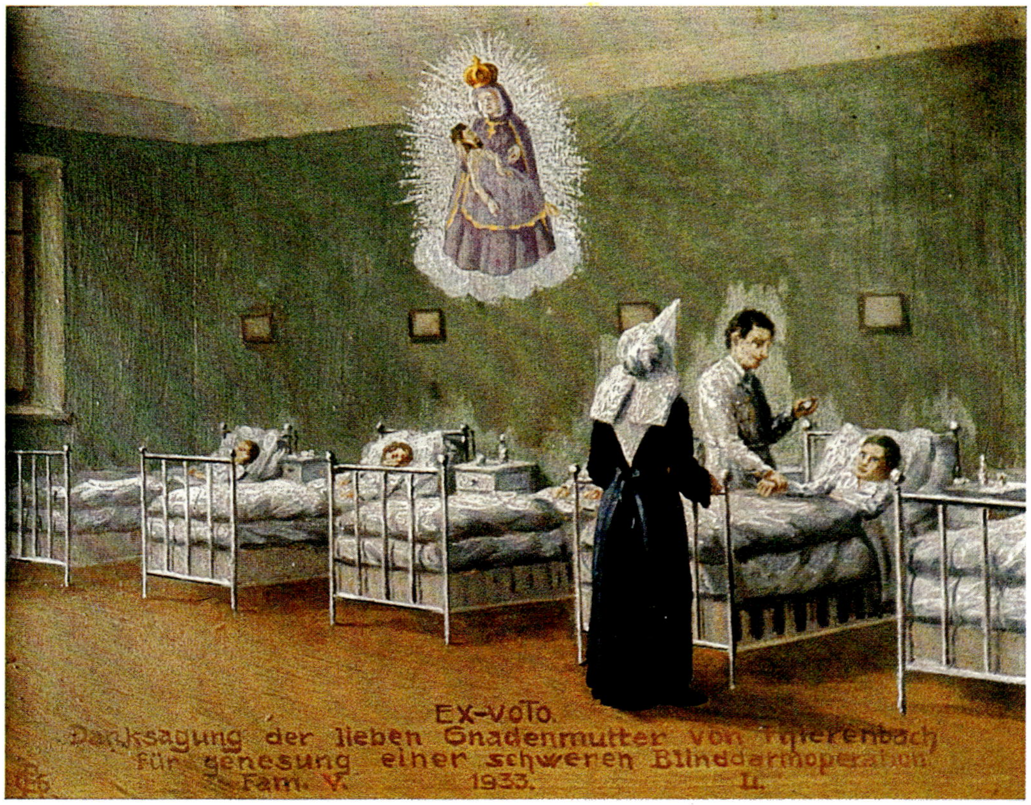

Selbst als an die Stelle der alten Wundärzte die modernen Chirurgen getreten waren, verstummte das Bedürfnis des Patienten nach überirdischem Beistand nicht: Dank für glückliches Überstehen einer schweren Blinddarmoperation.
Votivtafel der Wallfahrtskirche Thierenbach im Elsaß. 1933.

nicht jedem, auch nicht jedem guten Arzt verliehen ist. Er muß vor allem Nachsicht und Duldsamkeit besitzen, und er muß ein Kinderfreund sein, dessen Blick so fein zu beobachten versteht, daß der dem Säugling eigene Mangel an Sprache die Diagnose nicht allzusehr fälscht. Seine Hand sollte beim Untersuchen sanft und beim Verschreiben zögernd sein. So wenig Arzneien wie nur möglich sollte er dem Kind verordnen und immer nur wohlschmeckende. Keine polternde Rede sollte ihn begleiten, und er täte gut daran, wenn er nicht im Scharlachrock, sondern in schlichtem Gewande daherkäme, um das Kind nicht zu ängstigen.
Fast alles, was die frühen Schriften über den Kinderarzt anführen, gilt auch heute noch. Nicht allein, daß er sich immer zwei Patienten, Mutter und Kind, gegenübersieht — er muß wie kein anderer Arzt fortwährend seine Praxis erneuern, weil ihm seine Kranken in wenigen Jahren entwachsen. Aber dafür darf er Kinder betreuen, Geschöpfe von großer körperlicher Anmut, deren Leib noch nicht durch Alter und Verfall gezeichnet ist, schön in der Harmonie aller Bewegungen und fast immer noch fähig, die Krankheit zu überwinden und mit neu gewonnener Gesundheit einem langen Leben entgegenzugehen.
Doch damals sagte man: kranke Kinder zu behandeln ist wie die Arbeit unter den Tieren auf dem Felde, aus deren Verhalten die Hirten ungefähr schließen, was ihnen fehlen könnte. Diese Einstellung erklärt, warum das einfache Volk dem Schäfer oder der Kräuterfrau ein größeres Vertrauen schenkte als dem studierten Arzt.
In Waldburg bei Ravensburg wird immer noch das Andenken an den seligen Habnit bewahrt. Er lebte in der ersten Hälfte des 17. Jahrhunderts und war ein einfacher Hirte. Man weiß nicht viel über sein Leben, er wurde nie

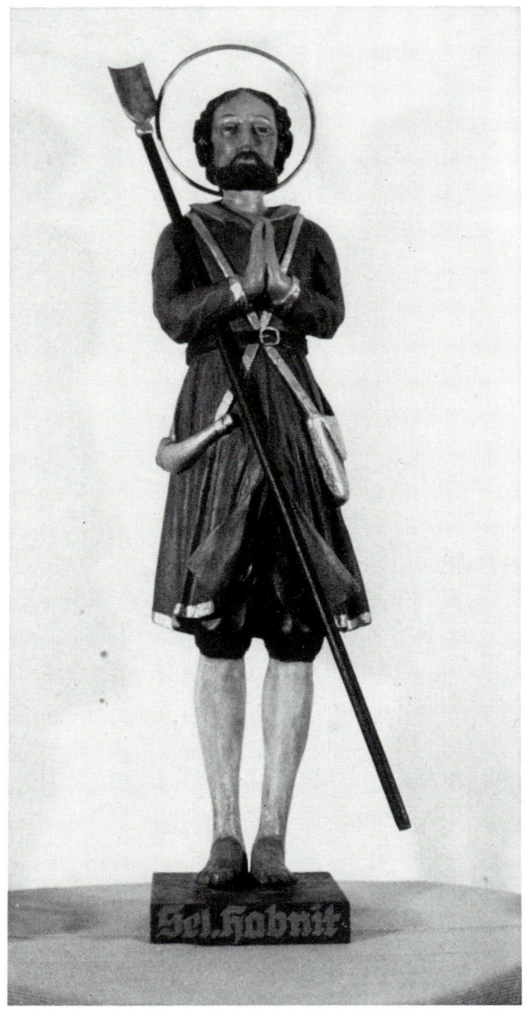

Holzplastik des seligen Habnit, eines Schäfers und Wunderheilers, der zu Anfang des 17. Jahrhunderts in Waldburg in Schwaben lebte.

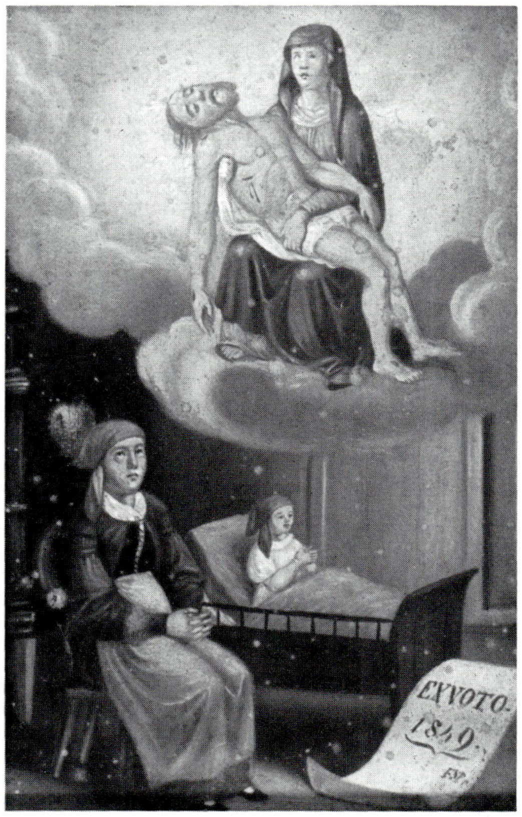

Ergeben und mit ernstem Gesicht, durch ihre ganze Haltung Vertrauen ausdrückend, sitzt die Mutter am Bett ihres kranken Kindes, das mit ihr um Hilfe zur Muttergottes betet. Votivtafel aus der Pfarrkirche Fischen im Allgäu. 1849.

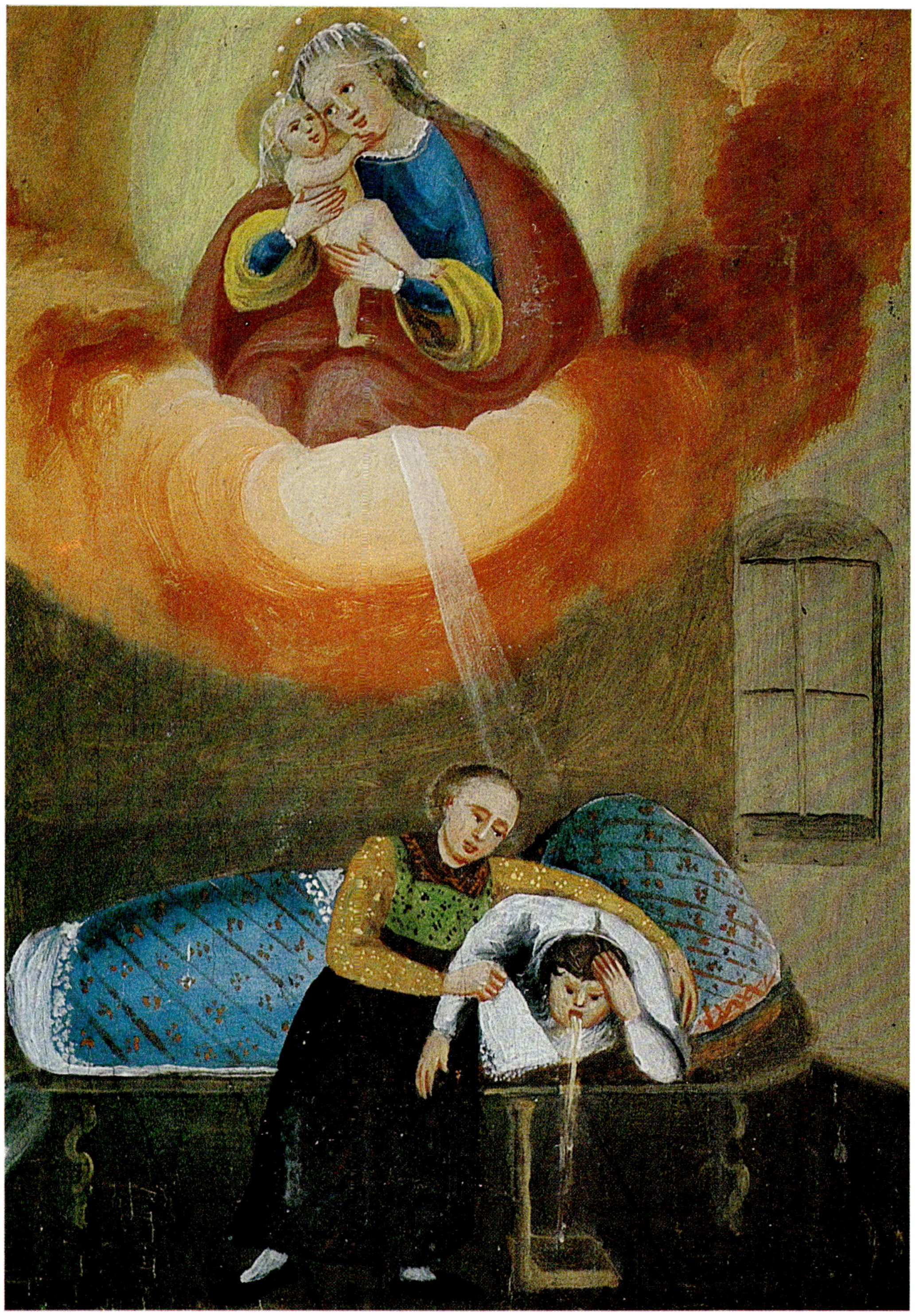

Rechts:
Erbrechen als vieldeutiges und häufiges Symptom bei Kinderkrankheiten: »Hier hat sich der Sohn Adam Danner sambt den Ältern zu der Seligsten Jungfrau Maria im He(c)henberg verehrtt im Jänner 1839.«
Votivtafel der Wallfahrtskapelle Hechenberg bei Niederndorf in Österreich.

kanonisiert, und die Heiligenlexika kennen nicht einmal seinen Namen. Im Volke stand er im Ruf, Kinderkrankheiten zu heilen, gegen die die Ärzte machtlos waren. Von überall her kamen die Hilfesuchenden zu ihm, und selbst nach seinem Tode riß der Strom der Kranken nicht ab, die an seinem Grabe Heilung erhofften. Adolf Fuchs berichtet über ihn: wenn ein Kind nicht gedieh, mußte man seinen »Schlotzer«, wie im Schwäbischen die Schnuller heißen, an die Heiligenfigur heften oder zu ihren Füßen niederlegen und zugleich vom Friedhof, der des frommen Mannes Grab umschloß, eine Handvoll Erde mit heim nehmen. Diese Erde legte man einen Tag lang unter den Kopf des kranken Kindes und entzündete dabei eine geweihte

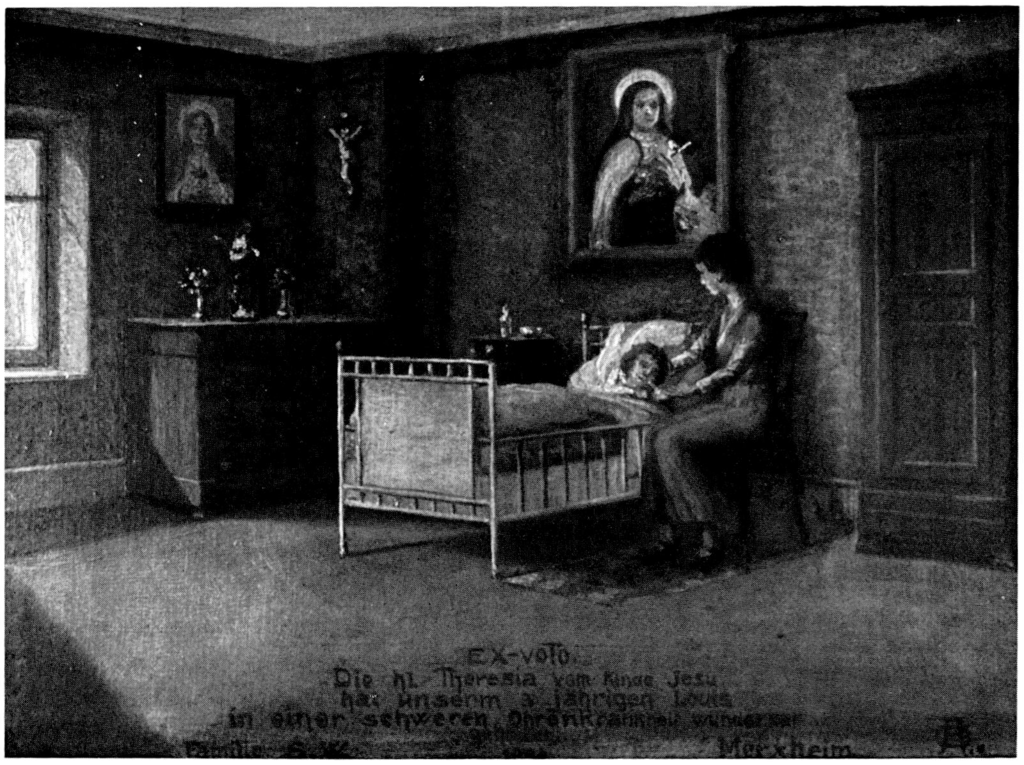

Immer wieder, durch Jahrhunderte hindurch, findet man das Bild der Mutter, die am Bett ihres kranken Kindes wacht. Hier ein Bild aus neuerer Zeit aus der Wallfahrtskirche in Thierenbach im Elsaß.

Kerze. Danach trug man die Erde und mit ihr die Krankheit wieder auf den Kirchhof zurück.

Die hölzerne Figur Habnits, eine Schnitzarbeit des späten 18. Jahrhunderts, steht noch heute in der Kirche von Waldburg. Wohl ist sie nicht mehr wie früher über und über mit kindlichen Schnullern bedeckt. Aber immer noch spricht der Geistliche über den Kleidungsstücken der Säuglinge den alten Segen.

In vergangenen Zeiten begnügte man sich also, anstelle ärztlicher Hilfe den kranken Kindern die Linderung zu verschaffen, die aus den mütterlichen Händen kam, und viele Votivtafeln zeigen die Mutter am kindlichen Krankenbett, oft mit betend erhobenen Händen. Ihre Augen sind zum Himmel gerichtet, aus dem die Gnade kommen soll, und ihr Gesicht spiegelt die Besorgnis, die sie erfüllt. Es ist das Gesicht einer Frau, die gewohnt ist, sich für andere aufzuopfern. Selbst wenn das Gebet erhört wurde, wenn die glückliche Wende eingetreten war, legen die Maler kein Lächeln in ihre Züge. Ihre Antlitz behält den gleichen Ernst, den seit alters her die Bildnisse von Müttern tragen — von Müttern, die wußten, wie groß und wie zahllos die Gefahren waren, die ihre Kinder bedrohten. So bezeugen auch diese Tafeln die enge Verbundenheit, die zwischen Mutter und Kind besteht und über über die heute so viel nachgedacht wird.

Votivtafeln tragen nicht regelmäßig einen erklärenden Text, und da der Maler selten die körperlichen Krankheitszeichen im Bilde festhielt, muß der Betrachter oft rätseln, um welches Leiden es geht. Oft dürfte man der Krankheit auch keinen besonderen Namen beigelegt haben. Es war eben eines der häufigen Schleim- oder Faulfieber, das wie angeflogen kam und mit Gottes und der Heiligen Hilfe wieder ging. Daher genügte es dem Maler meistens, das Kind im Bett abzubilden, und dann konnte ein jeder sehen: es war ein krankes Kind. Wollte er den ansteckenden Charakter der Krank-

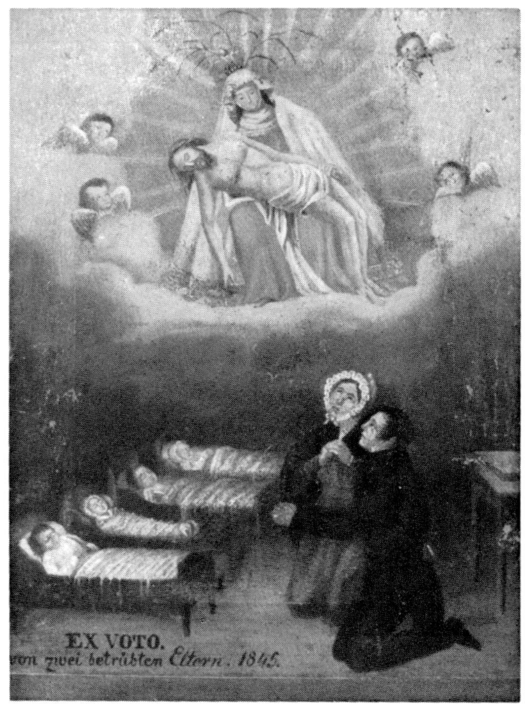

Vier Kinder einer Familie wurden von einer infektiösen Krankheit befallen. Die betrübten Eltern erflehen ihre Genesung.
Votivtafel der Wallfahrtskirche Drei Ähren (Trois Épis) bei Kolmar im Elsaß. 1845.

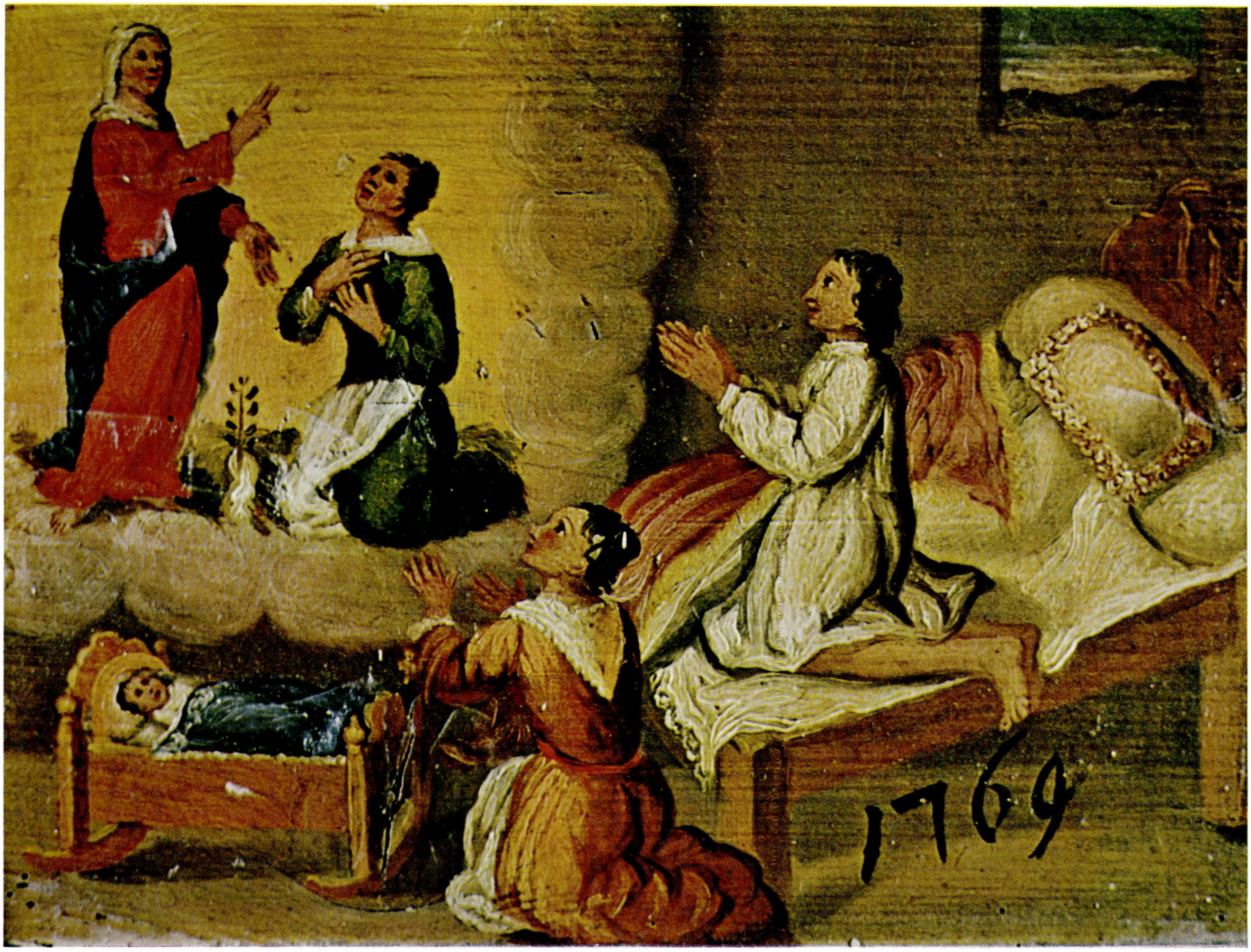

In die Bitte um die Genesung des erkrankten Vaters wird auch das Wiegenkind einbezogen. Im Glauben erscheint die Familie als eine Einheit. Die 1769 gestiftete Tafel stammt aus Montagnaga im Trentino. Die selige Domenica Targa verwendet sich bei der Jungfrau Maria für die Votanten.

heit deutlich machen, ließ er mehrere bettlägerige Kranke im Bild erscheinen — ein überzeugender Hinweis auf das epidemische Vorkommnis. Die alte Medizin ordnete ohnehin Krankheiten wie Pest und Cholera, Typhus und Fleckfieber ohne feinere Unterschiede in die große Gruppe der pestilenzischen Seuchen ein. Nur die Pockenkrankheit, die den Körper mit ihren Blattern überzog, trennte man zuverlässig von den übrigen fieberhaften Infektionen ab.

Auch die Tuberkulose, die so oft mit einem Blutsturz einherging, ließ sich meistens gut von anderen Fiebern unterscheiden. Daß man an fast allen Wallfahrtsstätten Tafeln findet, die einen Blutflüssigen abbilden, zeigt, wie weit damals die Schwindsucht oder, wie man meistens sagte, die Lungensucht verbreitet war. Sie kam in allen Lebensaltern vor. Fast stets werden die Kranken im Augenblick der Lungenblutung dargestellt: der Blutstrom quillt zum Munde hervor und wird in einer Schüssel aufgefangen.

Erst mit der Chemotherapie im 20. Jahrhundert hat die Tuberkulose ihre Gefährlichkeit verloren, und man begreift, wenn Kranke in früheren Zeitaltern, die nur Heilmittel wie Holunderabkochungen, Melissengeist oder gezuckerten Rübensaft kannten, vom Gebet zu den Schutzpatronen eine stärkere Zuversicht empfingen. Zu den Heiligen, die bei der Lungensucht um Hilfe gebeten wurden, zählten vor allem Blasius und Erasmus. Beide starben zur Zeit der diokletianischen Verfolgung den Märtyrertod.
Es gibt immer wieder Säuglinge, die ohne erkennbaren Grund in langanhaltendes Geschrei ausbrechen und nicht zu beruhigen sind. Die Ratlosigkeit, die sich dann ihrer Umgebung bemächtigt, ist erheblich, erscheint aber begreiflich. Früher versuchte man, das Kind mit einem Schnuller zu besänftigen, der in Mohnsaft oder Branntwein getränkt war. Verweigerte das Kind dieses Mittel, blieb das Gebet zu einem Schutzpatron, er möge den Schlaf auf die kleinen Augenlider legen.
Häufig schreiende, sensible Kinder wurden früher oft für böse gehalten. Es ist die kalte Bosheit, glaubte man, wenn sie immer wieder in das unerträgliche Geschrei ausbrechen, das doch wohl keiner Gemütsbewegung entspringen konnte. Denn weinende Säuglinge hatten noch keine Tränen, sie konnten daher auch nicht von den Empfindungen des Kummers oder des Zornes bewegt sein, die allein den Tränenfluß auslösen. Streng genommen, so die damalige Medizin, haben Säuglinge überhaupt kein richtiges Seelenleben.
Manche alte Tafel berichtet von Krankheiten, deren Name uns heute fremd geworden ist. Das gilt zum Beispiel für die Frais. Sie bezeichnet die Zuckungen und das Augenverdrehen der kleinen Kinder, und sie konnte, wenn sich neben diesen Erscheinungen ein Wasserkopf entwickelte, in die Kopffrais übergehen. Durchfallserkrankungen der Säuglinge mit ihren schmerzhaften Leibkrämpfen und den oft grünlichen Entleerungen nannte man

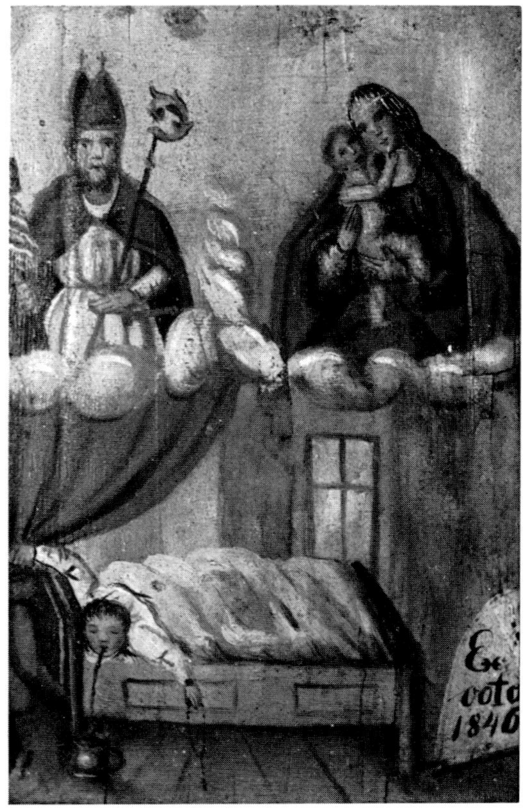

Blutsturz bei einem Knaben. Die Häufigkeit derartiger Bilder beweist die große Verbreitung der Lungensucht.
Wallfahrtskapelle Heiligenberg in Niederbayern. 1846.

Rechts:
Blutsturz bei einem an Tuberkulose erkrankten Knaben.
Frauenbrunn. 1758.

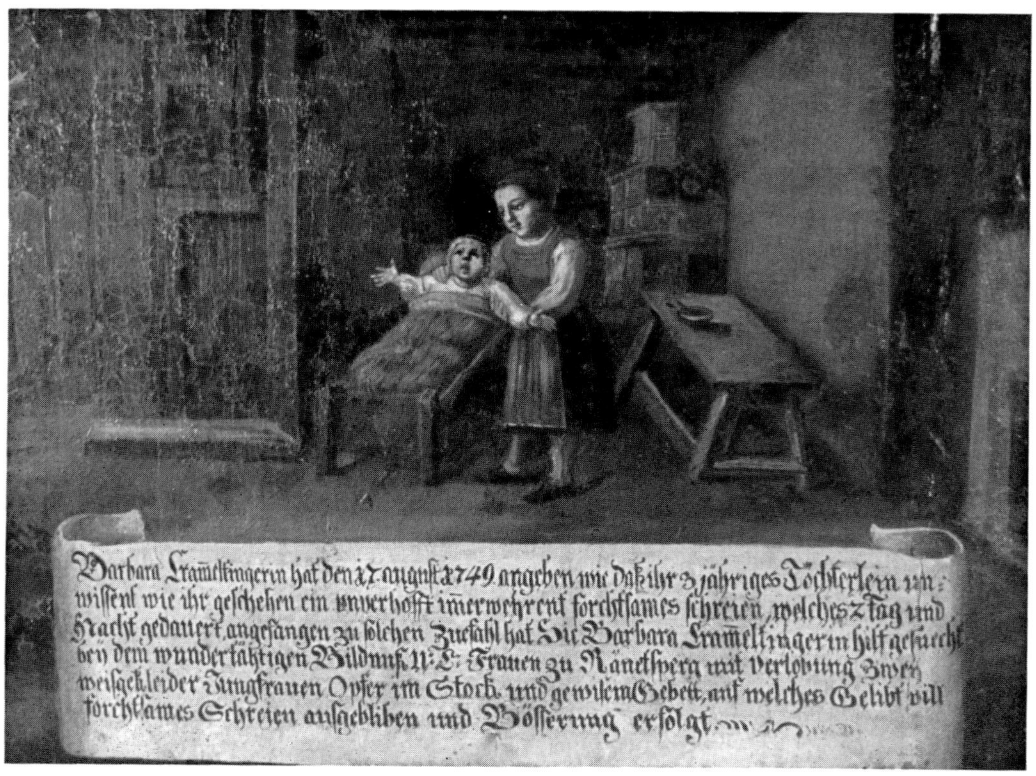

»Barbara Crammeltingerin hat den 17. august 1749 angeben wie daß ihr 3jähriges Töchterlein, unwissent wie ihr geschehen, ein unverhofft immerwehrent forchtsames schreien, welches 2 Tag und Nacht gedauert, angefangen. zu solchen Zuefahl hat Sie Barbara Crammeltingerin Hilf gesuecht bey dem wundertähtigen Bildnuß U. L. Frauen zu Ränetsperg mit verlobung zwey weisgekleider Jungfrauen Opfer im Stock und gewisem Gebett, auf welches Gelibt vill forchtsames Schreien ausgebliben und Bösserung erfolgt.«
Mirakelbild in der Pfarrkirche Ranoldsberg in Oberbayern.

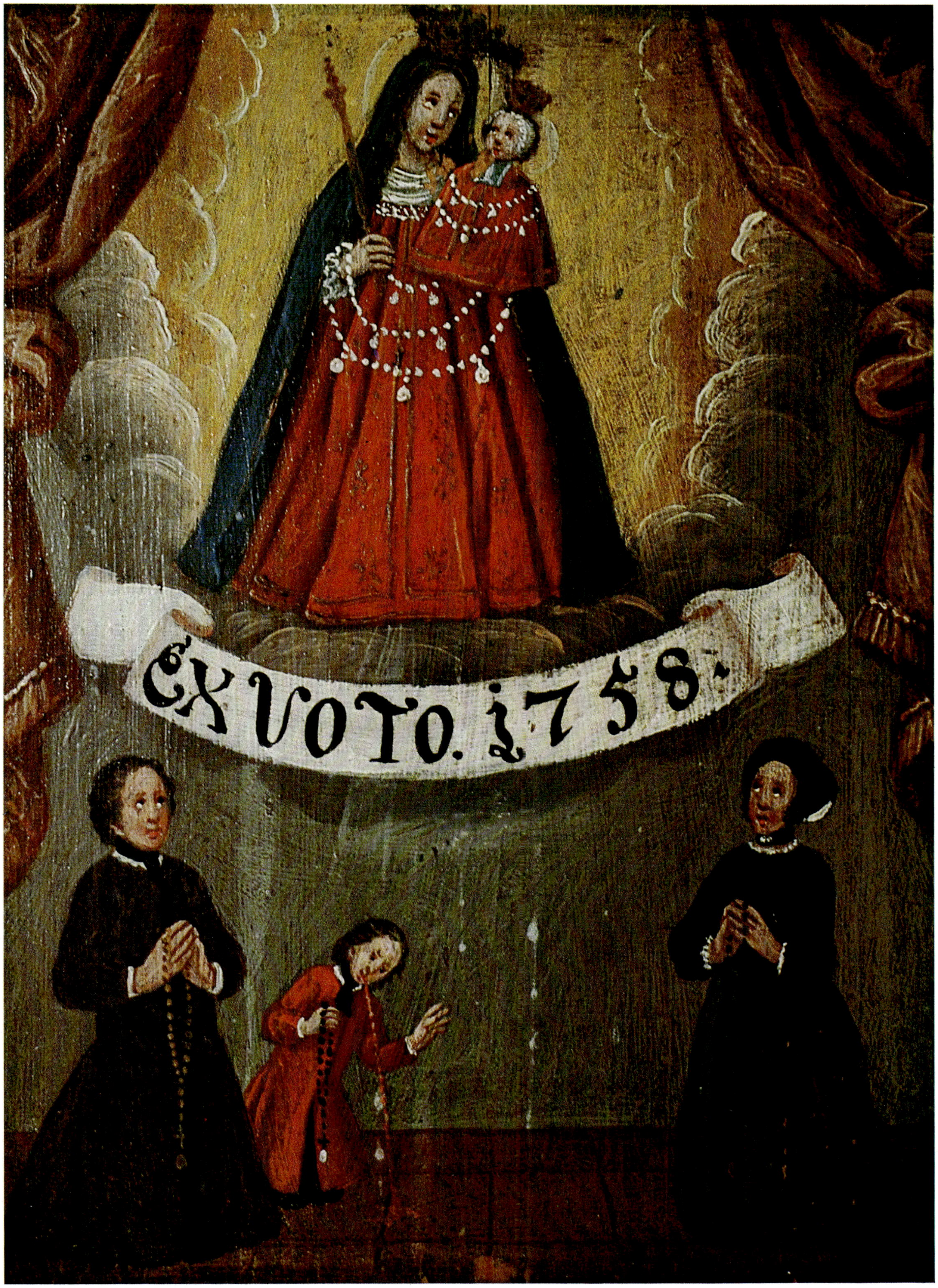
EX VOTO. 1758.

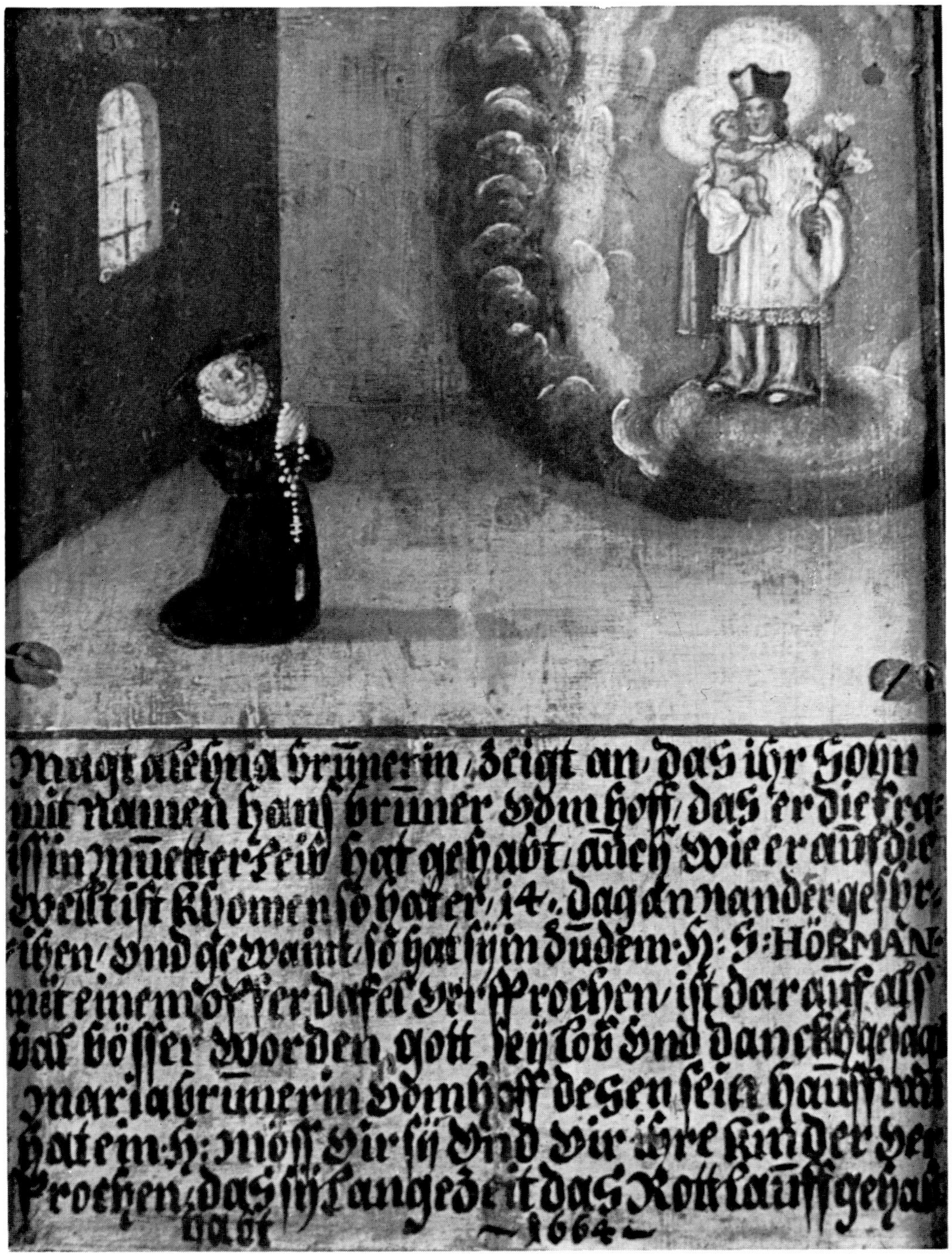

Im 20. Jahrhundert glaubte man lange Zeit, der mütterliche Schoß sei für das Kind der sicherste Platz auf Erden, nirgendwo könnte es besser behütet sein. Erst spät sah man ein, daß auch das Ungeborene den Gefahren der Welt ausgesetzt sein kann — eine Erkenntnis, die in früheren Jahrhunderten selbstverständlich war: »Magtalehna brunerin zeigt an, das ihr Sohn mit namen Hans bruner v(on) d(e)m Hoff, das er die fraiss in Muetter Leib hat gehabt, auch wie er auf die Wellt ist Khomen, so hat er 14 dag anander geschrihen und gewaint, so hat sy i(h)n zu dem H(eiligen) S(ankt) HÖRMAN mit einem opferdafel versprochen, ist darauf alsbal bösser worden, gott sey lob und Danckh gesagt Maria brunerin v(on) d(e)m Hoff desen sein hausfrau hat ein H. Möss vir sy und vir ihre Kinder versprochen, das sy lange Zeit das Rottlauff gehabt habt. 1664.«
Der selige Einsiedler Herrmann wird in Bischofsmais im Bayerischen Wald verehrt, aus der dortigen Wallfahrtskapelle stammt auch diese Votivtafel.

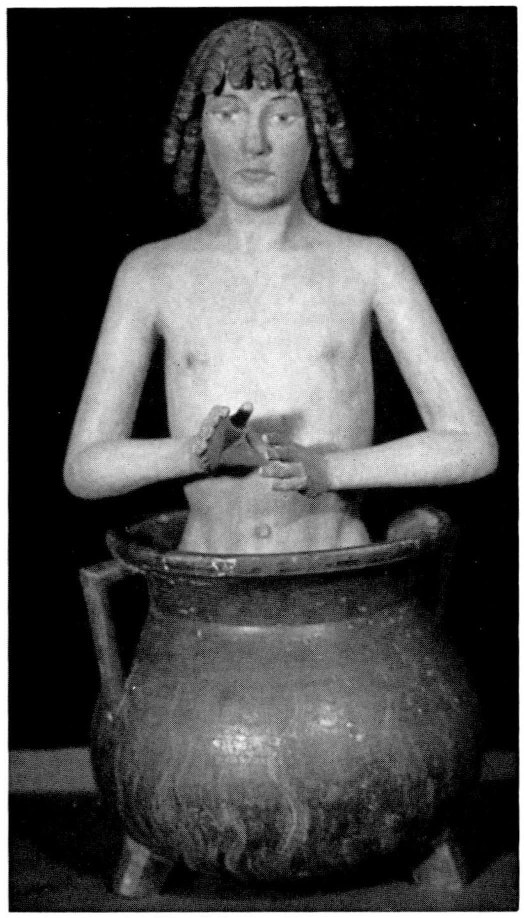

Der heilige Vitus im Kessel. Holzplastik in der Wallfahrtskapelle Rauns in Schwaben. Früher wurden Gläser mit Harn von bettnässenden Kindern in den Kessel gesteckt.

grüne, die Gelbsucht der Neugeborenen auch gelbe und den Rotlauf der Kinder die rote Frais. Der von einer Infektion der Nabelwunde ausgehende, früher häufig vorkommende Wundstarrkrampf des neugeborenen Kindes hieß wegen der bestehenden Kieferklemme die Sperrfrais.
Wie aus dieser Aufzählung hervorgeht, bezeichnete die Frais stets einen gefährlichen Zustand. Die Hebammen und die geschworenen Weiber kannten allerlei Heilmittel gegen dieses Leiden. Meistens bereiteten sie einen Kräuteraufguß, etwa von der Dreifaltigkeitsblume, dem Stiefmütterchen (Viola tricolor), oder sie hingen dem Kind eine Kette von Päoniensamen um den Hals. Manche stülpten ihm auch ein geweihtes Häubchen auf den Kopf. Daher war es beinahe tröstlicher und gewiß nicht weniger erfolgreich, wenn man sich einem Schutzheiligen anvertraute. Hier durfte man am stärksten auf die Macht des heiligen Vitus zählen. Der Legende nach

Am 3. Mai 1764 verschluckte ein fünfzehn Monate altes Kind einen Siegelring, den ihm der Vater zum Spielen überlassen hatte und verzehrte anschließend zwei Zuckerplätzchen: »pischgotten stritzel«. Kurz darauf »fangte das unschuldtige Tröpflein an förchterlich zu Rasslen (und) im ganzen Leibangesicht, hals und Leib blau und schwarz zu werden«. Weder die erschrockenen Eltern, noch der eiligst herbeigerufene Bader vermochten zu helfen. Da riefen alle miteinander die Schmerzhafte Muttergottes an, und augenblicklich verwandelte sich die Szene: »Immasen der Ring, da der Vatter dem auf dem disch ligenden Kindt mit zächer fliessenden augen immerdar in den offen stehenden Mundt hineinsahe, widerumb aus dem hals, nicht anderst als ob er heraufgezogen wurde, durch dem Mundt biß auf die leftzen hervorkommen«, und das schon für tot gehaltene Kind wieder gesund »und ohne mindiste Verlezung hergestellt« war.
Mirakelbild in der Pfarrkirche Murnau in Oberbayern.

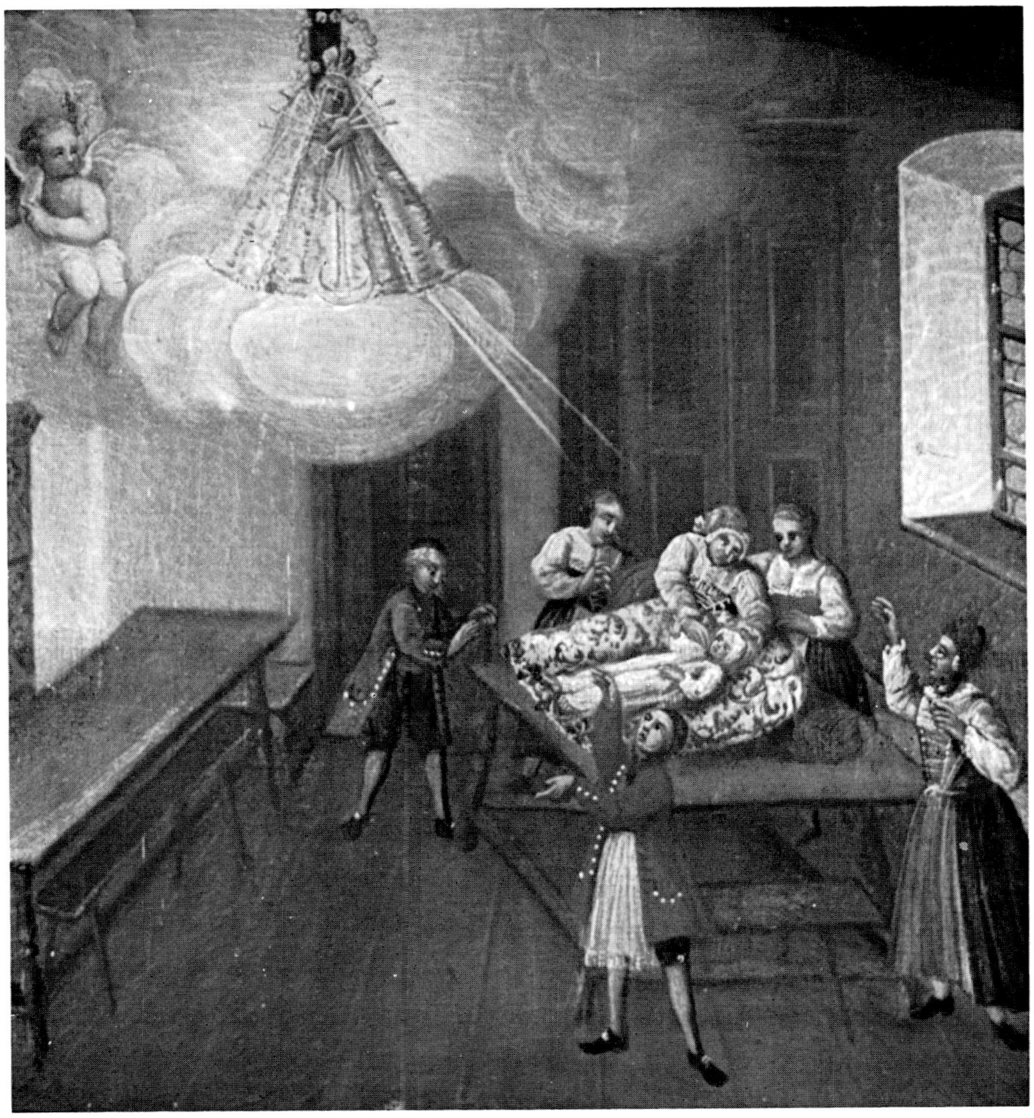

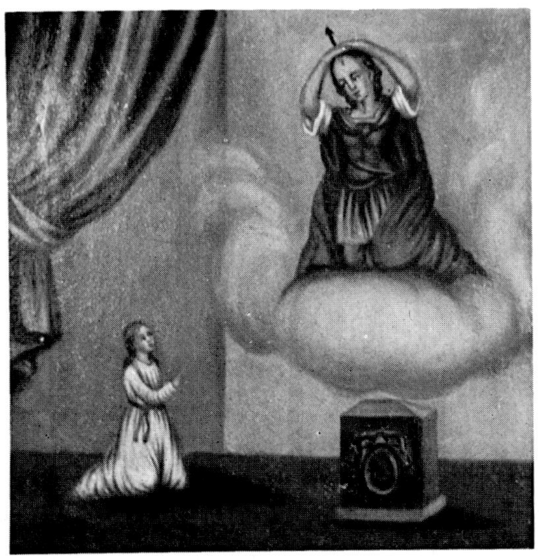

Ein dreijähriges Kind trieb sich unvorsichtig einen Nagel so tief in die Nase, daß er nicht wieder entfernt werden konnte und zwei Jahre lang darin steckte. Nachdem sich die Eltern zu den Vierzehn Nothelfern verlobt hatten, wurde das Kind am Tage des heiligen Pantaleon (28. Juli) von so heftigem Niesen überfallen, daß der Nagel wieder zum Vorschein kam. Pantaleon war ein Arzt, ihm wurden während seines Martyriums angeblich die Hände auf dem Kopf festgenagelt. Daher half er bei Kopfbeschwerden.
Votivtafel aus Mondsee in Österreich. 1865.

wurde er in einen Kessel von heißem, flüssigem Blei gestoßen. Dieser Kessel begleitet ihn in allen Darstellungen, und da dieses Attribut vom Volke als Nachtgeschirr gedeutet wurde, nannte man Vitus auch den Helfer der bettnässenden Kinder. In der kleinen Wallfahrtskirche von Rauns, südlich von Kempten, steht heute noch eine hölzerne Vitusfigur, in deren Kessel früher die Harngläser von einnässenden Kindern gelegt wurden.
Wenn ein Kind irgendeinen Gegenstand verschluckt, was ziemlich oft vorkommt, erhebt sich in seiner Umgebung gewöhnlich eine beträchtliche Aufregung. Gefährdet sind besonders ältere Säuglinge und Kleinkinder, die dazu neigen, alle möglichen Dinge mit den Lippen zu berühren und in den Mund zu stecken. Gerät ein Fremdkörper in die »falsche« Kehle, gelangt er in die Atemwege, kann das Kind schnell einem bedrohlichen Zustand verfallen. Dann versuchte man früher, es zum Husten zu bringen, man stellte es auf den Kopf und schlug es zwischen die Schulterblätter. Oft ließ sich auch damals der Luftröhrenschnitt nicht vermeiden.
Weniger dramatisch ging es zu, wenn ein Gegenstand wirklich verschluckt wurde und in die Verdauungswege gelangte. Meistens handelte es sich um Münzen, Knöpfe oder Nadeln. In der Regel passieren sie den Darmkanal ohne Zwischenfall, es sei denn, sie blieben im unteren Abschnitt der Speise-

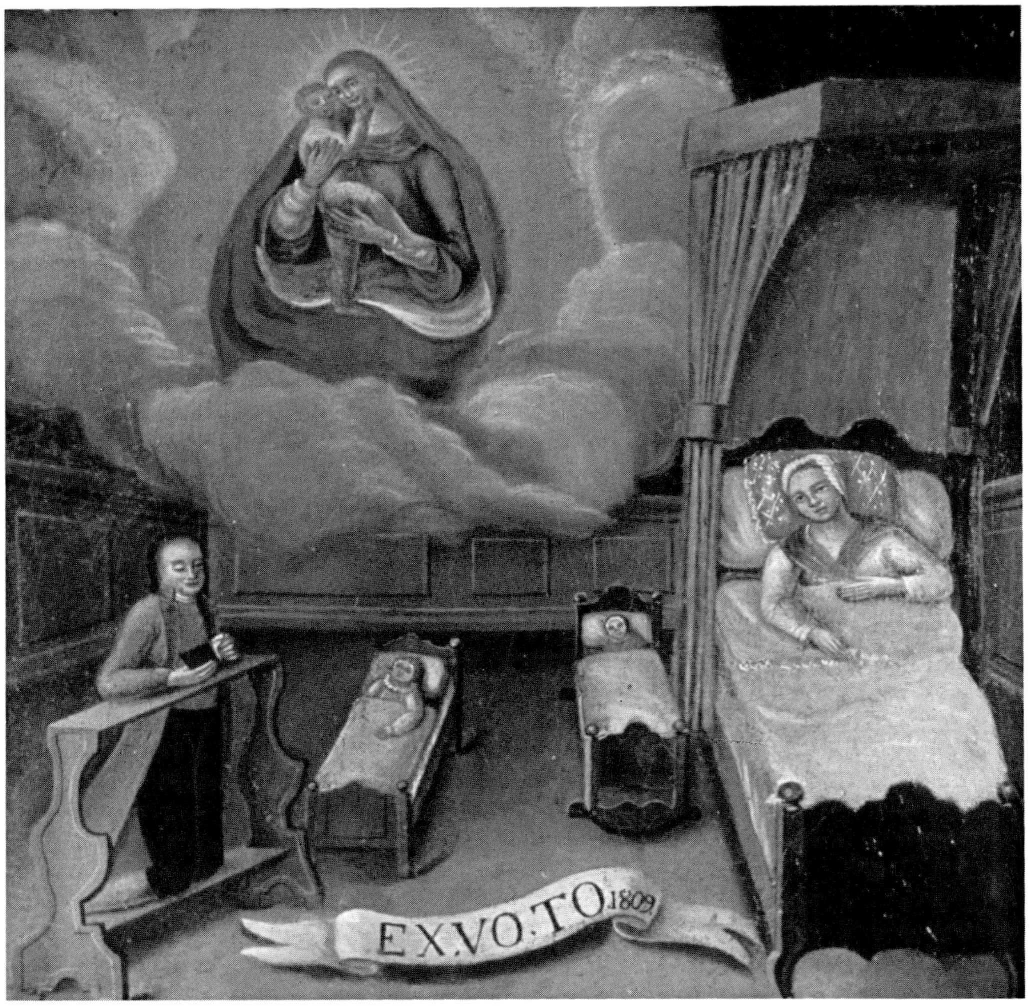
EX.VO.TO 1809

Viele Tafeln in der Wallfahrtskapelle Notre-Dame des Pleurs in Kientzheim, Elsaß, stammen von der Hand des gleichen Malers. Hier handelt es sich um eine ansteckende Krankheit, die eine Mutter und zwei Kinder befallen hat. 1809.

röhre stecken. Saßen sie dort so tief oder so fest, daß der Wundarzt sie nicht fassen oder in den Magen hinabstoßen konnte, wurde die Lage unter den damaligen Operationsbedingungen allerdings fatal. Manchmal konnte ein Brechmittel Hilfe bringen. Und selbst Unzer, der nicht schnell um einen Rat verlegen ist, weicht hier aus und meint, man müßte eben den richtigen Einfall haben, »und dazu ist ein Mensch nötig, der sich zu helfen weiß«.

Eingeweidebrüche bei Kindern waren wegen ihrer Einklemmungsgefahr gefürchtet. Sie ist im Säuglingsalter besonders groß. Man glaubte damals, ein Bruch entstünde bei heftig und lange schreienden Kindern, durch falsches Wickeln und zu frühes Anlegen von Schnürleibern, durch häufiges Stolpern im Gängelband und bei Verstopfung, die gewöhnlich von Blähungen und Hartleibigkeit begleitet ist.

Wer den Bruch heilen wollte, mußte das Knabenkraut suchen. Den Namen verdankt es seiner Wurzel: ihre Doppelzwiebel erinnert an kindliche Hoden. Diese Wurzel mußte drei Tage vor Neumond ausgegraben und unter Anrufen der Heiligen Dreifaltigkeit dreimal auf den Leibschaden gepreßt werden. Danach begrub man sie wieder unter der Erde, und der Bruch verschwand. Verschwand er nicht, sollte man ein »brüchiges Kind« durch Erdlöcher oder Baumspalten ziehen, um gleichsam eine bessere Wiedergeburt aus dem Schoß der Mutter Erde oder der Mutter Natur einzuleiten. Kam es trotz dieser aus einer eigentümlichen Mischung von heidnischen und christlichen Vorstellungen stammenden Maßnahmen dennoch zu

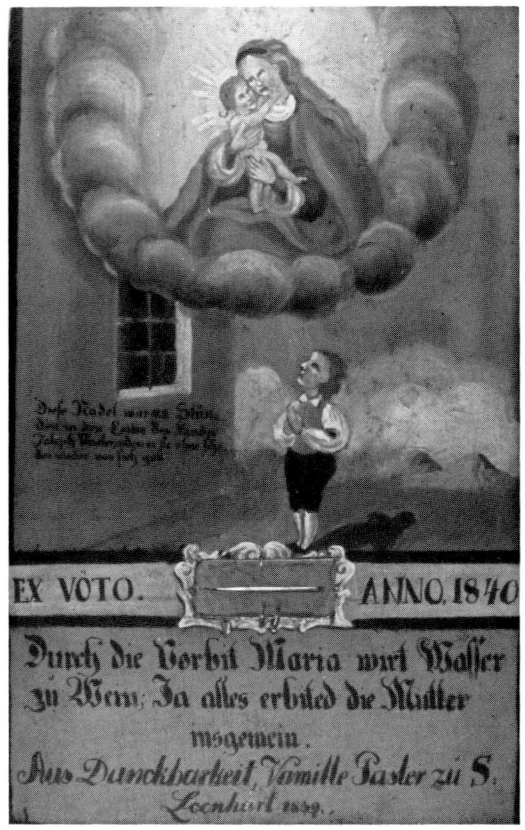
EX VOTO.
ANNO.1840
Durch die Vorbit Maria wirt Wasser
zu Wein; Ja alles erbited die Mutter
insgemein.
Aus Danckbarkeit, Vamille Paster zu S.

Wenn ein Kind eine Nadel verschluckte, herrschte, wie auch heute noch, eine beträchtliche Aufregung. Die Nadel, die unter dem Bild des Knaben in die Tafel eingelassen ist, befand sich 42 Stunden in seinem Leibe, ehe er sie »ohne Schaden wieder von sich gab«. Votivtafel aus dem Diözesanmuseum Brixen in Südtirol.

Rechts:
An Kopfweh leidendes Kind. Der Maler, Franz Joseph Murer, bedient sich eines alten Stilmittels der Malerei: Durch die Gebärde weist das Kind auf den Sitz der Krankheit hin. Votivtafel aus der Heiligkreuzkapelle in Emmetten (Schweiz).

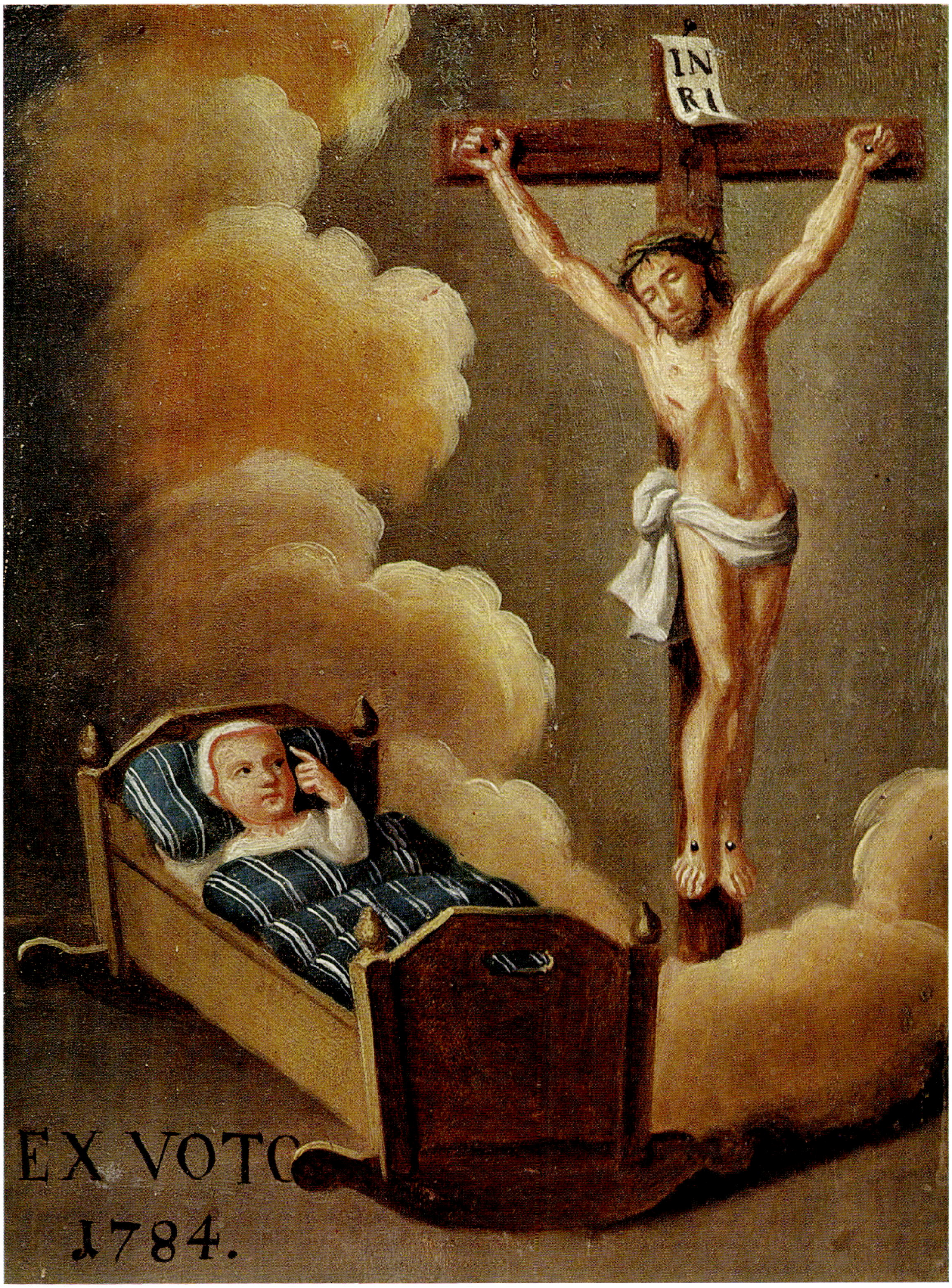
INRI
EX VOTO
1784.

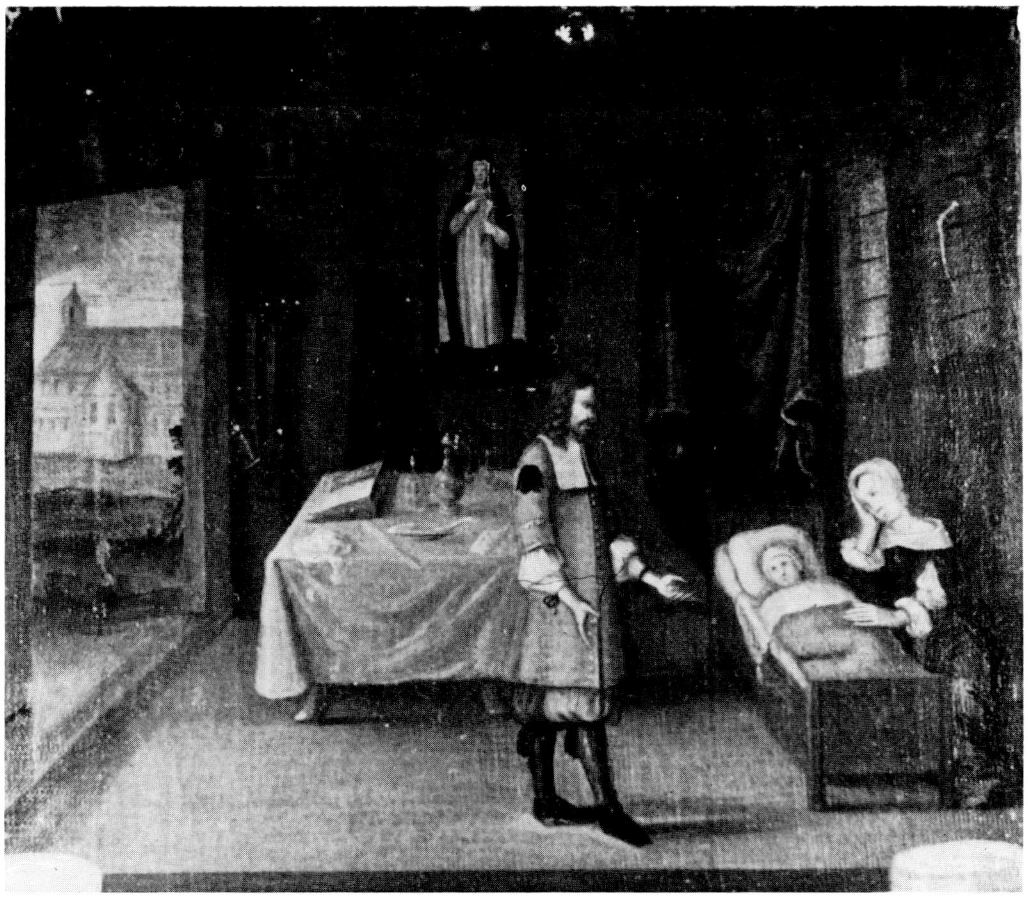

Genesung eines Kindes nach schwerer und gefährlicher Krankheit: »Herr Albrecht Leys obervogt zue herren fining und Anna sein ehewürthin betraurten Ihr töchterlein mariam Elisabetham 6 tag alß Einsen sterbenden nach vorhero in dem 1663 Jahr langwiriger außgestandener krankheit. Alß sie aber soliches hieher zue der seel. MARGARETHAM und dero MIRARCULOS IESU bildtnuß mit Einer heyl. meeß verlobten, hat eß bald sein erwinscht gesundheit Erlangt und desen zur zeut hünß (haben sie) diß bild her henkhen laßen.« Mirakelbild aus der Klosterkirche Maria Medingen in Schwaben.

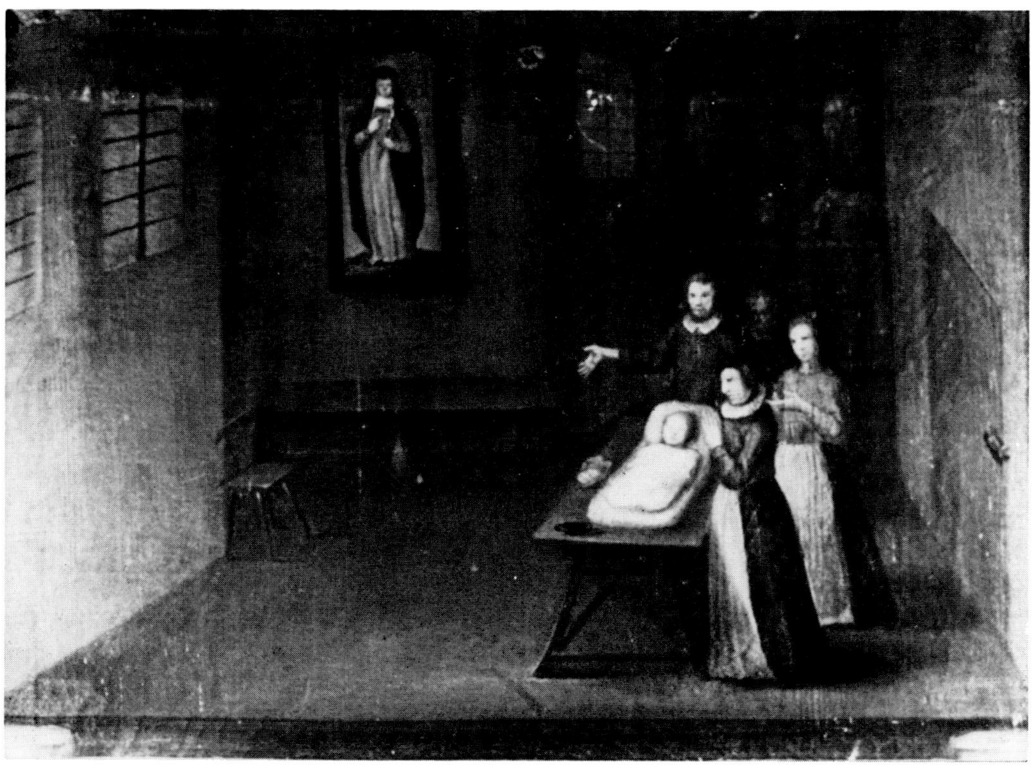

Oft läßt die Beschreibung der Kinderkrankheit keine klare Diagnose zu: »In dem Jahr Christi 1656 Hat hannß Trauß, schneider zue wittislingen Und Catharina, sein Hausfrauw, Ein döchterlein maria namenß, so 3 tag die aiglein nit Eröffnen kündte. Alß sie aber solieheß Auff Rath Einer Ander persohn mit Einen wax opfer Zue der wundstetigen IESU Bildtnuß B. MARGARETTAE Hieher verlobten, Eröffnete Eß mit verwunderung der Eltern und Benachbahrten noch selbigen Tagß die Äuglein und Erlangte den voligen schein, liecht und gesundtheit.« Mirakelbild aus dem Kloster Maria Medingen.

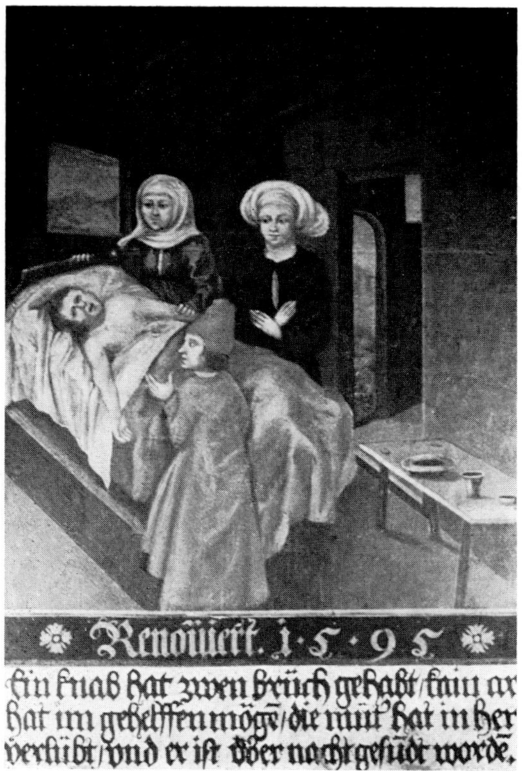

Bruchleiden: »Ein knab hat zwen brüch gehabt, kain arz hat im gehelffen mögen, die mut(ter) hat in herverlübt, und er ist ober nacht gesund worden.«
Mirakelbild in der Pfarrkirche Großgmain in Österreich. Um 1510.

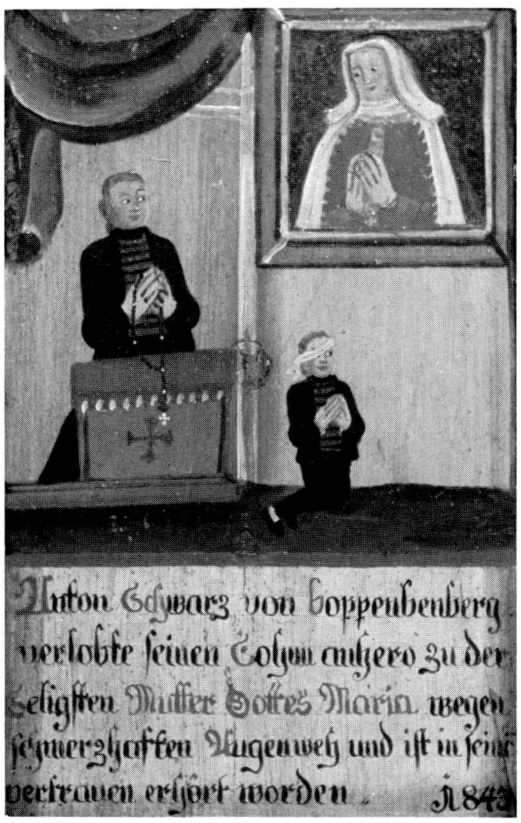

Ein Knabe wurde von schmerzhaftem Augenweh befreit.
Regensburg. Privatbesitz. 1843.

einer Einklemmung, blieb nur die Operation übrig. Daß sie auch bei Kindern durchgeführt werden konnte, wenn man sie nur richtig festband, hatte schon der Schnitt- und Augenarzt Caspar Stromayr 1559 in seiner berühmten Handschrift dargelegt.

Schnittärzte versorgten auch die Augenkranken. Sie zogen als Okulisten von Markt zu Markt und nahmen sich auch der Kinder an. Bei ihnen konnten sie freilich nicht ihrem Haupterwerb nachgehen und den Star stechen. Aber kindliche Augenverletzungen waren nicht gerade selten. Im Votivbild erscheinen Augenkranke oft mit einer Binde, die über das kranke Auge gelegt ist. Unter den zahlreichen Schutzheiligen, an die sie sich wenden konnten, wird bevorzugt der heilige Augustinus genannt. Niemand weiß eigentlich, warum gerade er für Augenleiden zuständig sein soll. Als Schutzpatron gegen ein bestimmtes Leiden kam gewöhnlich nur ein Heiliger in Betracht, der mit dieser Krankheit besondere Erfahrungen besaß. Es mochte sein, daß er sie selbst überstanden hatte oder daß er während seines Martyriums ähnliche Qualen erdulden mußte. Nichts von alledem bei Augustinus. Daher bleibt nur zu vermuten, daß der Gleichklang seines Namens für die Wahl zum Augenpatron ausschlaggebend war. Übrigens kommt das auch bei anderen Patronaten vor.

Offenkundig und unbestritten war dagegen die Zuständigkeit, derer sich der heilige Peregrinus bei Beinleiden rühmen durfte. Er wurde im Jahre 1260 zu Forli als Sohn eines begüterten Vaters geboren und beteiligte sich als junger Mann an Ausschreitungen der Bürgerschaft gegen einen päpstlichen Legaten. Bei einem Tumult schlug er ihm die Faust ins Gesicht und wurde im gleichen Augenblick von der Niedrigkeit seiner Handlungsweise so überwältigt, daß er sich von seinen Freunden zurückzog und einen stillen Lebenswandel führte. Bald darauf wählte er das Ordenskleid, und kaum einer übte sein Priesteramt mit so tiefem Ernst aus wie er. Seiner glühenden Beredsamkeit widerstanden auch die verstocktesten Sünder nicht.

Da erkrankte er an einem Knochenfraß, der von so üblem Geruch begleitet war, daß er ihm die Menschen fernhielt. Er trotzte auch allen Mühen der Ärzte. Daher beschloß man, ihm den faulenden Fuß abzunehmen. In der Nacht vor der Operation schleppte sich Peregrinus in die Kapelle seines Klosters und sank in heißem Gebet vor dem Kruzifix nieder. Ein sanfter Schlummer überkam ihn, und als er am Morgen daraus erwachte, hatte ihn »der allmächtige Arzt der Seele und des Leibes« vollkommen geheilt. Seither wird Peregrinus oft bei Krankheiten der Gliedmaßen, besonders der Beine, um Hilfe gebeten.

Krankheiten der Gliedmaßen kamen bei Kindern oft vor. Das Gliederreißen, der Fluß oder der Rheumatismus waren Umschreibungen für die Gruppe entzündlich-rheumatischer Leiden, die auch der heutigen Medizin immer noch erhebliche Rätsel aufgeben. In der Votivmalerei erscheinen auch Kinder mit deformierender Gelenkentzündung, die versteiften Gliedmaßen verzweifelt emporreckend. Man glaubte, alle schweißtreibenden Prozeduren würden diese Beschwerden vertreiben und steckte die Kinder daher in heiße Bäder, flößte ihnen Lindenblütentee ein oder man setzte das heiße Bügeleisen auf die mit Flanell bedeckten schmerzenden Gelenke. Besondere Wirkung schrieb man dem Hundefett zu: ein bis zwei Eßlöffel, in heißer Flüssigkeit eingenommen, sollten das heftigste Gliederweh schnell vertreiben.

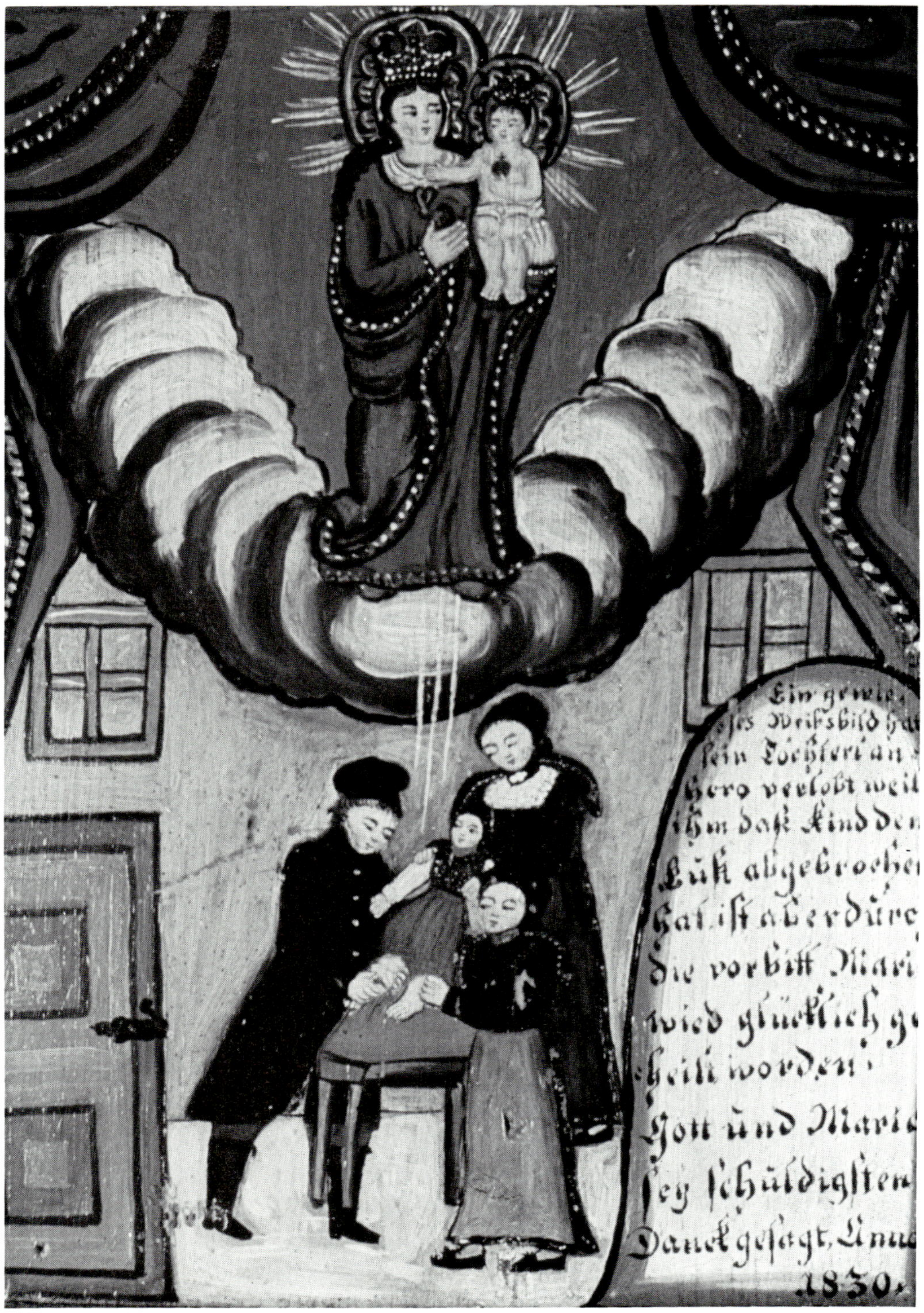

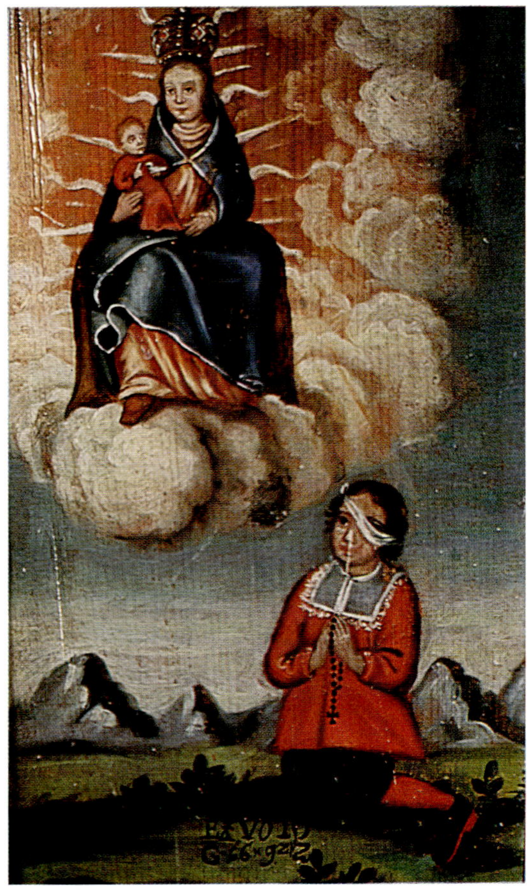

Augenkranker Knabe.
Votivtafel aus der Wallfahrtskirche Maria Kirchenthal am Lofer. Österreich. 1692.

Links:
Der Wundarzt richtet den gebrochenen Fuß eines Kindes: »Ein gewieses Weibsbild hat sein Töchterl anhero verlobt, weil ihm daß Kind den Fuß abgebrochen hat, ist aber durch die vorbitt Maria wied glücklich geheilt worden. Gott und Maria sey schuldigsten Danck gesagt. Anno 1830.«
Das Bild stammt von der Hand des »Meisters zwischen Rott und Inn«. Viele seiner Tafeln hängen in der Wallfahrtskirche Sammerei in Niederbayern. Dieses Bild stammt aus der Sammlung Richter und befindet sich im Germanischen Nationalmuseum in Nürnberg.

Unter den Krankheiten der Gliedmaßen waren die Knochenbrüche besonders gefürchtet. Sie entstanden nicht nur durch Gewalteinwirkung, sondern auch beim Scharbock, wie damals der häufig vorkommende Skorbut hieß und bei der Franzosenkrankheit. Zwar heilten die kindlichen Frakturen schneller als beim Erwachsenen. Aber man wußte nie, ob bei einer schlechten Stellung der Bruchenden nicht eine Heilung zustande kam, die mit einer bleibenden Entstellung verbunden war. Beinbrüche erforderten außerdem eine besondere Sorgfalt, weil sie immer die Gefahr einschlossen, daß das gebrochene Glied nach der Heilung kürzer war und daß der Kranke später hinkte. Daher mußte der Arzt vornehmlich darauf ach-

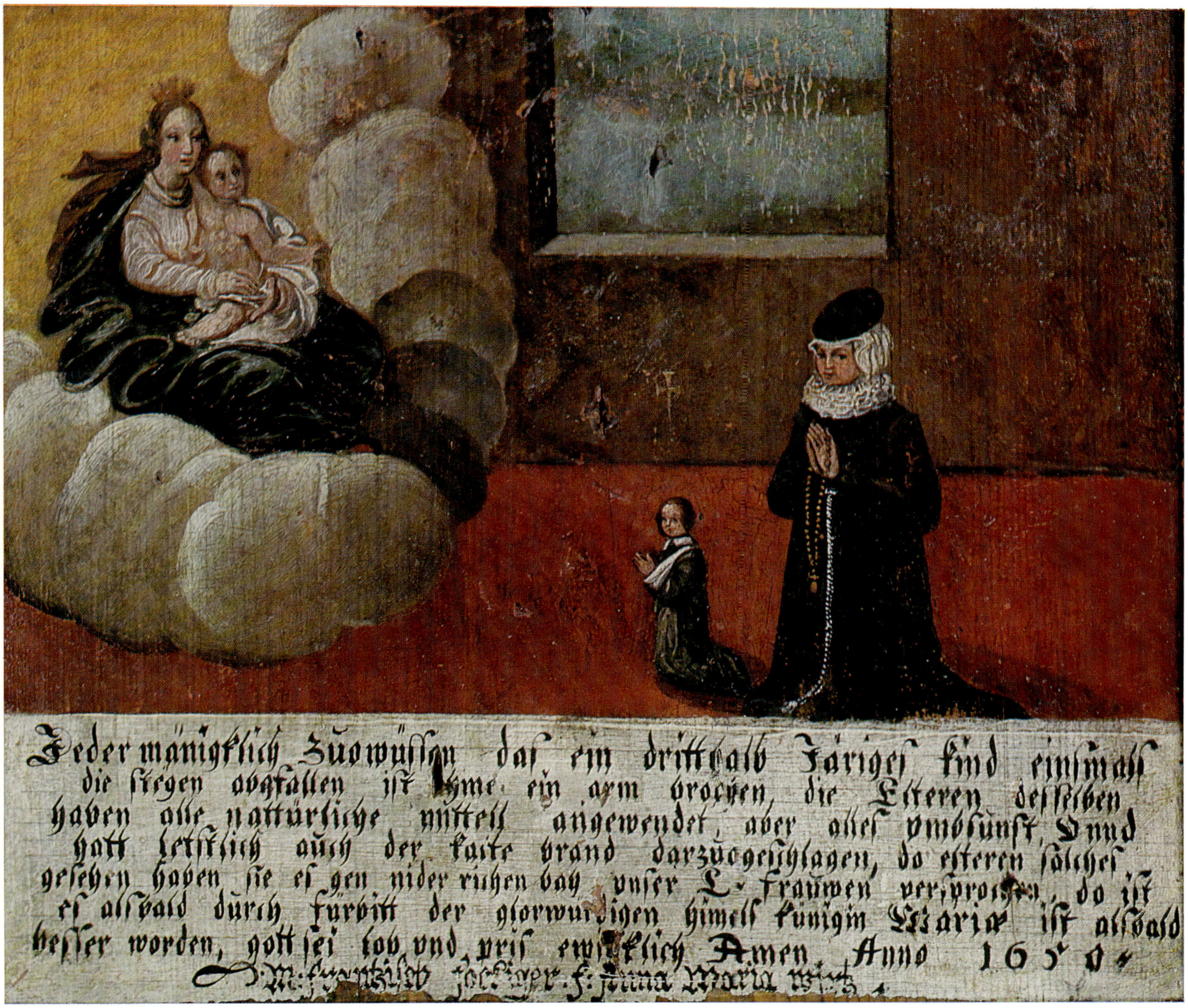

Komplizierter Armbruch bei einem dreijährigen Kind: »Jeder mänigklich zuo wüssen das ein dritthalb Järiges kind einsmals die stiegen abgfallen ist ihme ein arm brochen, die Elteren desselben haben alle nattürliche mittell angewendet, aber alles umbsunst, unnd hatt letstlich auch der kalte brand darzuogeschlagen, do elteren solches gesehen haben sie es gen nider richen bach unser L. frauwen versprochen, do ist es alsbald durch fürbitt der glorwürdigen himels künigin Mariae ist alsbald besser worden, gott sei lob und pris ewigklich Amen. Anno 1650. J. M. frantziseb fockiger. F. Anna Maria Wirtz.«
Votivtafel aus der Wallfahrtskirche Niederrickenbach in der Schweiz. 1650.

ten, die Knochenfragmente in eine günstige Stellung zu bringen, ehe er seine Schienen und Binden anlegte. Das geschah, indem einige starke Personen durch heftiges Ziehen das gebrochene Glied in die gewünschte Position brachten. Man konnte das auch mit einer Streckbank tun, die als Bank des Hippokrates bekannt war. Aber ein solches Gerät war meistens nicht zur Hand, wenn man es brauchte, und daher verließ sich der Wundarzt am besten auf die Kraft der anwesenden Personen. Heilte der Bruch schlecht, mußte das Glied, wiederum mit Hilfe starker Männer, gewaltsam frisch gebrochen und neu geschient werden. Und weil der Patient das alles lebendigen Leibes und meistens ohne Betäubung erleiden mußte, erscheint es schon verständlich, wenn er sich in seinen Schmerzen und Nöten an Helfer wie den heiligen Peregrinus wandte, der ähnliche Qualen erduldete und auf so wunderbare Weise geheilt wurde.

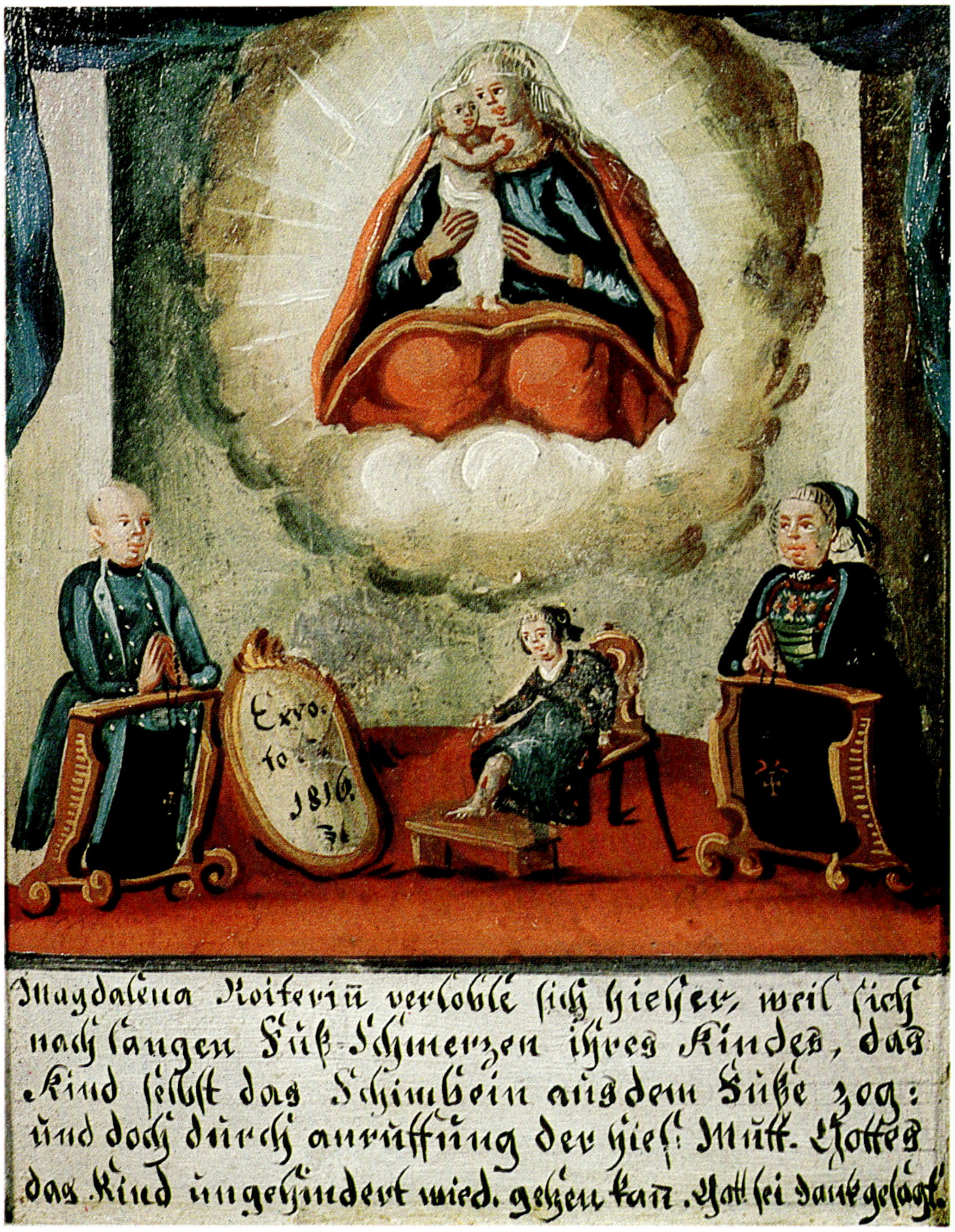

Bericht über ein Kind, das wahrscheinlich an einer Osteomyelitis litt: »Magdalena Roiterinn verlobte sich hieher, weil sich nach langen Fuß Schmerzen ihres Kindes, das Kind selbst das Schimbein aus dem Fuße zog. und doch durch anruffung der hies. Mutt. Gottes das Kind ungehindert wied. gehen kann. Gott sei Dank gesagt.«
Votivtafel aus der Wallfahrtskirche Sammerei in Niederbayern. 1816.

Rechts:
Die Muttergottes von Mariazell in Österreich schenkte einem epileptischen Kinde die Genesung. Links im Bild sieht man die um Hilfe flehenden Eltern mit dem im Anfall hingesunkenen Kinde, rechts das getröstete und dankbare Elternpaar mit dem geheilten Knaben im Gnadenstrahl, der von der Madonna kommt. Die Wildheit der Landschaft und die schäumend niederstürzenden Gewässer symbolisieren die Gewalt des Leidens.
»Ein von der Hinfallender kranckheit hefftig geplagtes kind, da es mit schäumenden mund dahin lage, streckhen die betriebten Eltern mit villen gebett ihre hend auß gegen Maria Zell, und erlangen dem kind von der Muetter deß heyls die erwünschte gesundheit. 1483.«
Mirakelbild der Wallfahrtskirche Mariazell in Österreich.

Hilflos und voller Entsetzen mußten die Menschen mit ansehen, wenn ihr Kind unter Krämpfen litt oder einer Geisteskrankheit verfiel. Beides konnte nach der landläufigen Meinung durch Würmer hervorgerufen werden, die sich im Darm der Kinder tummelten. Weil bei dem früheren starken Wurmbefall fast immer ein Parasit ausgetrieben wurde, wenn man nur den Darm mit Abführmitteln säuberte, glaubten viele, übrigens bis auf den heutigen Tag, die Fallsucht sei durch Würmer entstanden. Nach anderer Version und gestützt auf alte biblische Vorstellungen, kamen auch Dämonen in Betracht, die in den Leib des Kindes gefahren waren. Sobald sie darin zu toben begannen, stürzte das Kind zu Boden und wälzte sich in Krämpfen.
Als Helfer gegen die Fallsucht genoß der heilige Valentin das größte Vertrauen, aber auch er nur um seines Namens willen, den das Volk als Sankt Fallnithin aussprach.

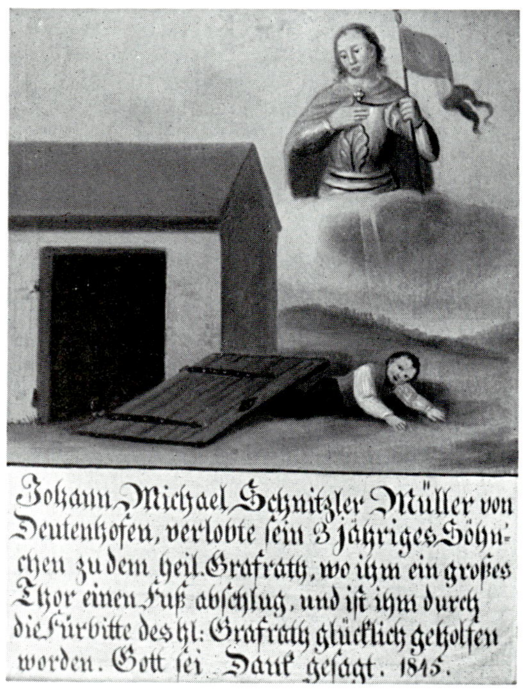

Ein dreijähriges Kind wird bei einem Unfall schwer verletzt. Der Vater bedankt sich für glückliche Hilfe beim heiligen Rasso in Grafrath. 1845.

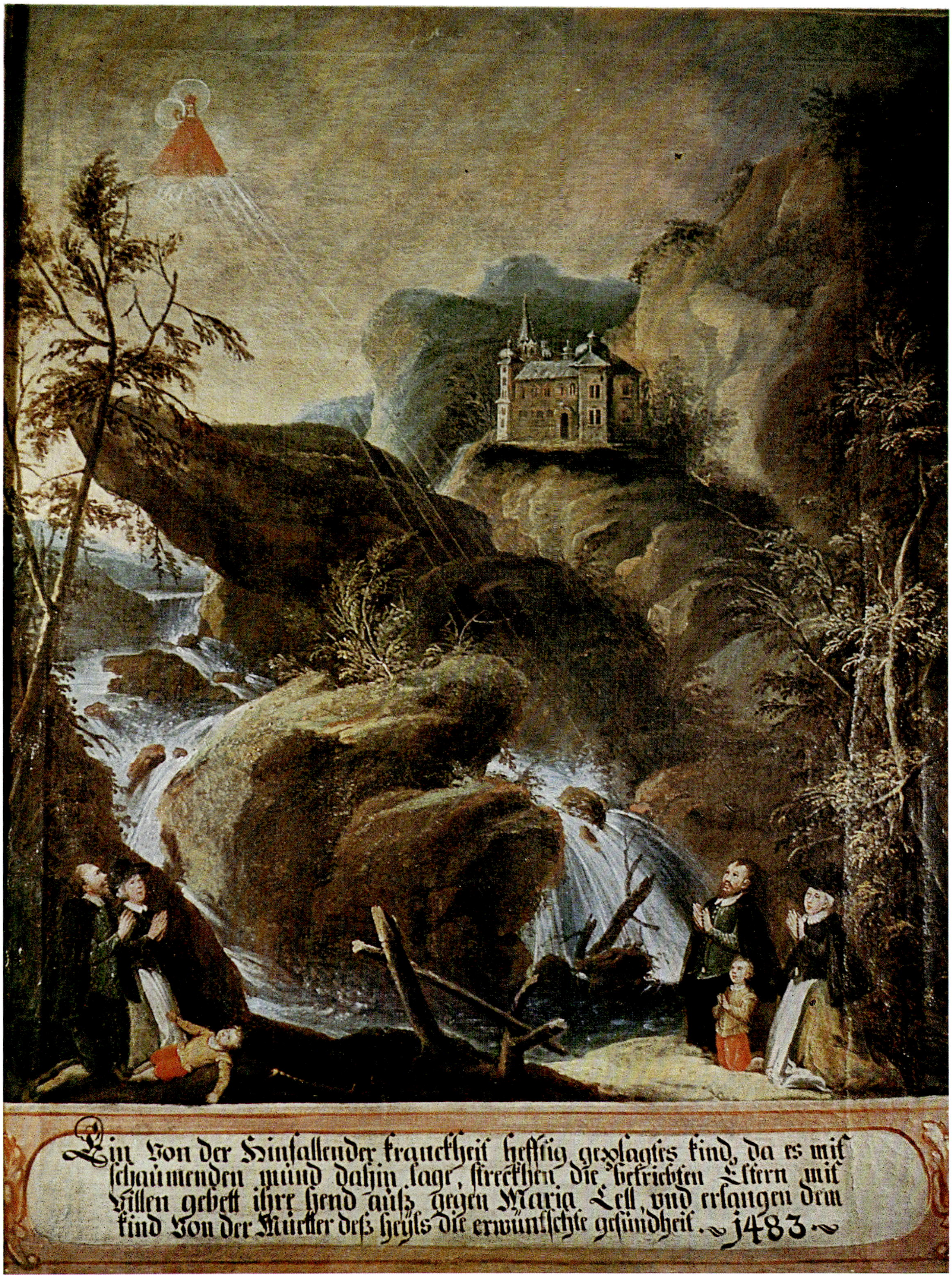
Ein von der Hinfallender kranckheit hefftig geplagtes kind, da es mit
schaümenden mund dahin lage, streckhen die betriebten Eltern mit
villen gebett ihre hend aüsz gegen Maria Zell, vnd erlangen dem
kind von der Müetter desz heyls die erwünschte gesündheit. 1483.

Daß auch seine Hilfe oft nur unvollkommen blieb, beweisen die Namen, mit denen der Volksmund das Leiden belegte. Man nannte es das Elend oder die schwere Not, und brachte dadurch die Trostlosigkeit zum Ausdruck, die nicht mehr auf einen guten Ausgang hoffen ließ.
Wer heute rückblickend über Krankheiten der Kinder schreibt, darf sich über die erstaunlichen Erfolge der Medizin freuen. Zum Beispiel: Neugeborene mit schwerer Behinderung der Atmung oder der Herztätigkeit, die früher rettungslos dem Tode verfallen waren, können diese Zwischenfälle überleben. Der Scharlach, der früher ein wochenlanges Krankenlager mit lebensbedrohlichen Komplikationen bedeuten konnte, schrumpfte zu einer Unpäßlichkeit von wenigen Tagen. Die Kinderlähmung, eine der gefürchtetsten Infektionen, verschwand vom Kontinent.
Dennoch muß man die Mühe der alten Ärzte würdigen, die oft unter schweren Bedingungen erstaunliche Heilungen erreichten, und man muß bekennen, daß auch der heutige Arzt an Grenzen steht, die unsere medizinischen Nachfahren überschreiten werden. Ihnen werden Krankheitsbilder vertraut sein, die wir nicht erkennen und deuten konnten. Sie werden Leiden heilen, die uns rätselvoll sind und denen wir machtlos gegenüberstehen.

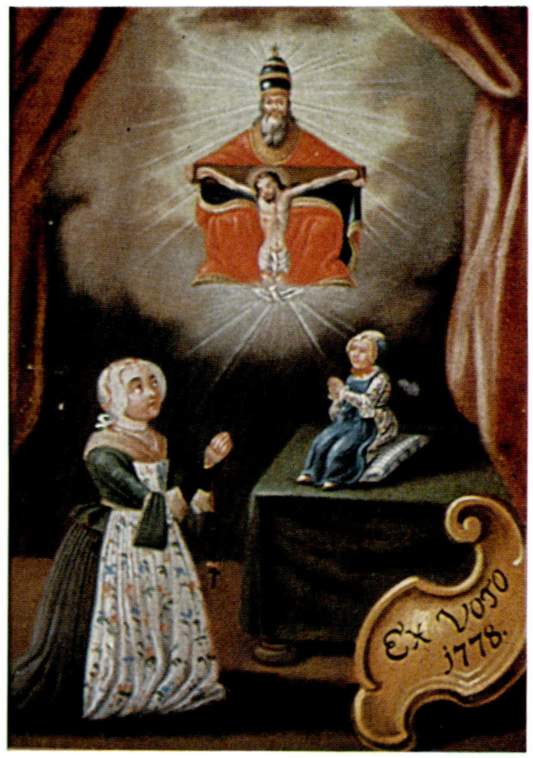
Ex Voto
1778.

Das gemeinsame Gebet von Mutter und Kind soll auch die enge Verbindung ausdrücken, die zwischen beiden besteht. — Votivtafel aus der Wallfahrtskirche Sonntagsberg in Österreich. 1778.

Zuweilen findet man Tafeln, auf denen der Vater um die Genesung seines Kindes bittet. Votivtafel aus der Wallfahrtskirche Niederrickenbach in der Schweiz.

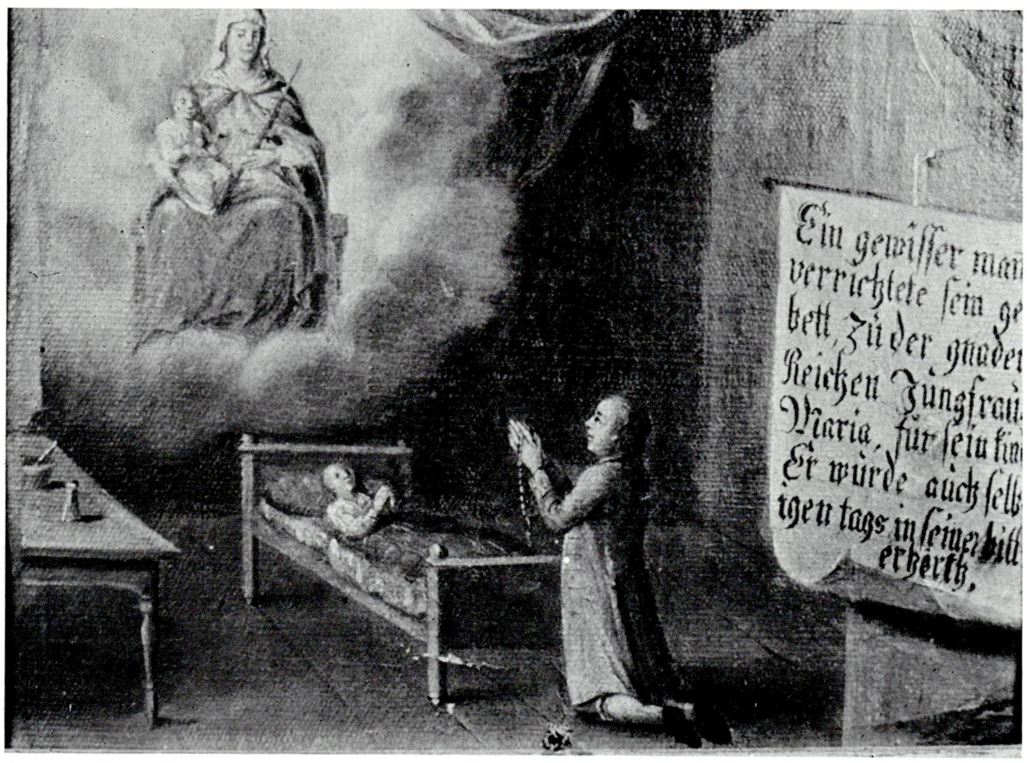
Ein gewisser man
verrichtete sein ge
bett zu der
Reichen Jungfrau
Maria, für sein
Er würde auch
tgen tags in seinem
erhörth.

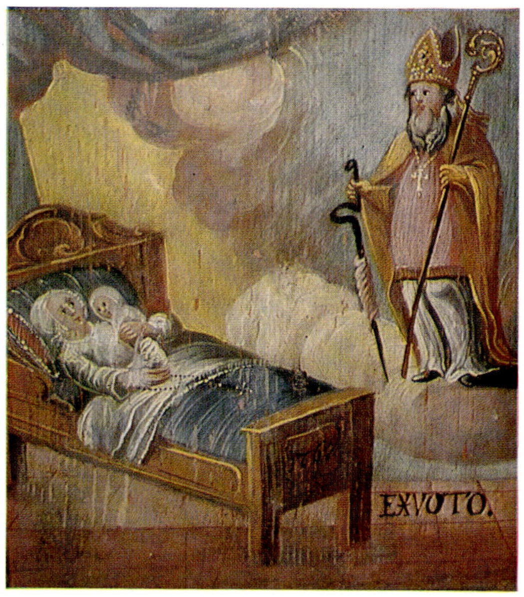

Kranke Mutter mit ihrem ebenfalls erkrankten Kinde. Über die Art des Leidens verrät die Tafel nichts. Der heilige Erasmus, der hier angerufen wird, erscheint mit einer Winde. Er trägt dieses Attribut, weil ihm während seines Martyriums der Darm aus dem geöffneten Leibe gespult wurde. Daher gilt er als Fürsprecher bei Krankheiten des Unterleibs, aber auch bei allen Krankheitszuständen, die mit der Geburt und dem Wochenbett zusammenhängen.
Votivtafel aus der Wallfahrtskapelle Heiligenberg in Niederbayern. 18. Jahrhundert.

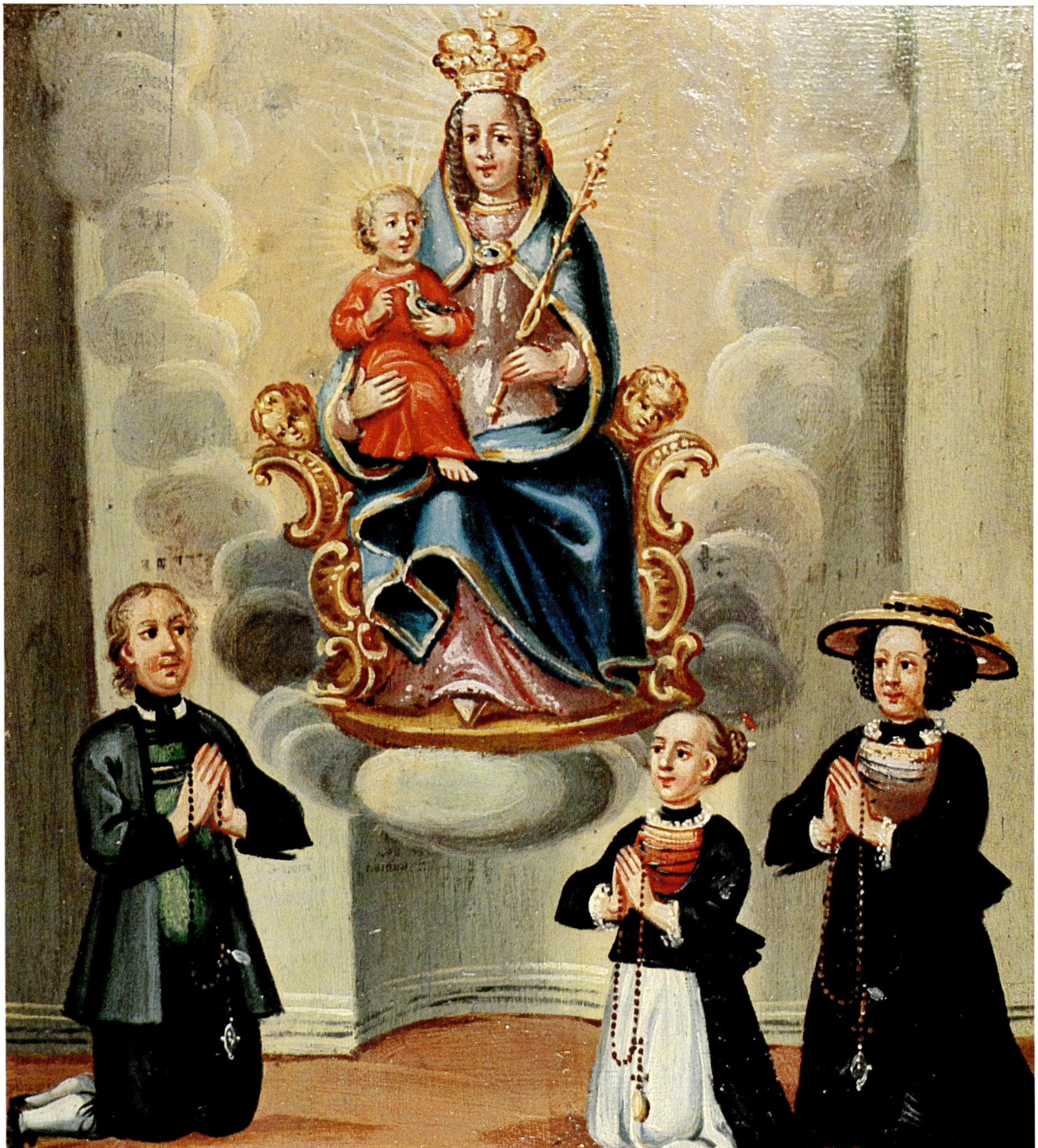

Die Eltern haben sich verlobt, »zu der gnadten vollen Muetter Maria ins khürchen Dall von wegen ihr Dochter, Daß Sie so Verwierth Und verrückht in kopf ist«. Ein Hinweis auf das Vorkommen jugendlicher Psychosen. Votivtafel aus der Wallfahrtskirche Maria Kirchenthal am Lofer in Österreich. 1777.

KINDER ALS MÄRTYRER

Andreas von Rinn und Simon von Trient

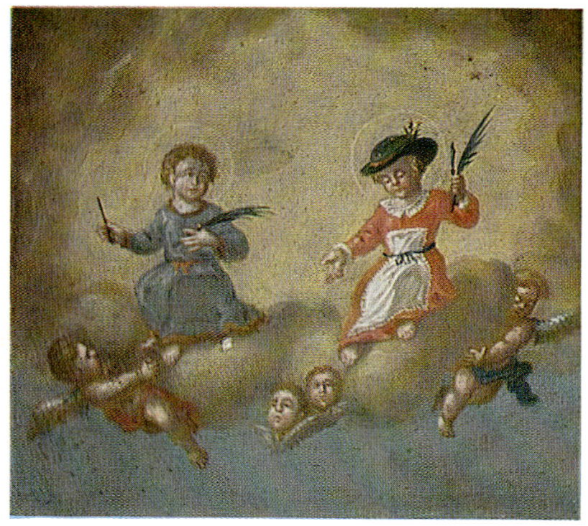

Die Märtyrerkinder Simon von Trient und Andreas von Rinn in ihrer charakteristischen Bekleidung.
Tafelbild aus dem Tiroler Volkskundemuseum Innsbruck.

Am 12. Juli 1462 geschah in der Nähe des zwischen Innsbruck und Hall auf dem südlichen Innufer und am Gebirgshang gelegenen Dorfes Rinn ein furchtbares Verbrechen: Der zweijährige Andreas Ochsner wurde in ein Birkengehölz gelockt, auf einen Felsblock geworfen und durch zahlreiche Messerstiche getötet. Dann hing der Verbrecher den entstellten und blutüberströmten Leichnam an einer Birke auf. Dort fand ihn die von der Feldarbeit heimkehrende Mutter nach längerem Suchen.
Der Mörder blieb unentdeckt, und die Aussichten, ihm auf die Spur zu kommen, waren schon wegen der abgelegenen und unsicheren Gegend, in der die Tat geschah, denkbar ungünstig.
Der Knabe lebte mit seiner Mutter bei seinem Taufpaten Hans Mayr, dem Besitzer des Weiselhofes, eines einsamen Gehöfts, das in der Nähe jenes Birkenwäldchens lag, etwa eine halbe Wegstunde vom Dorf entfernt. Die Mutter, die seit einigen Monaten Witwe war und ihren Lebensunterhalt im Tagelohn verdienen mußte, hatte das Haus in der Morgenfrühe verlassen und das Kind der Obhut Mayrs anvertraut. Mayr war trunksüchtig.
Nahe beim Weiselhof verlief die zum Brenner und nach Bozen führende Landstraße. Sie wurde von zahlreichen Reisenden benutzt, auch von den Kaufleuten, die zum berühmten, alle Vierteljahre stattfindenden Bozener Markt zogen. Wahrscheinlich kam auch der Mörder auf diesem Wege, sah auf dem Hof das spielende Kind und lockte es unbemerkt hinweg.
Andreas wurde auf dem Friedhof von Rinn begraben. Von seiner Mutter hört man in den späteren Berichten nichts mehr. Mayr endete im Säuferwahn. Allmählich geriet die Untat in Vergessenheit.
Da geschah dreizehn Jahre später in Trient ein weiterer Kindermord.
Dort verschwand in den Abendstunden des 23. März 1475, am Gründonnerstag, der zweijährige Simon Unverdorben. Das Kind wurde zuletzt gesehen, als es auf der Bank vor dem Hause seines Vaters saß, der in manchen Berichten als Schuhmacher, in anderen als Gerber bezeichnet wird.
Offenbar wurde sofort der Verdacht ausgesprochen, das Kind sei geraubt worden, und er wurde auch von Anfang an in eine bestimmte Richtung gelenkt: Man beschuldigte die Juden der Täterschaft. Dabei spielte ein Priester eine merkwürdige Rolle. Während der Fastenzeit hatte der weithin bekannte Bernardinus de Feltre an der Hauptkirche gepredigt und wiederholt vor dem Umgang mit den Juden gewarnt. Bernardinus gehörte dem Orden der Franziskaner von der strengeren Observanz an. Er war von kleiner Statur, mit großer Beredsamkeit begabt und wurde, angeblich aus Zorn über den Zinswucher, von einem glühenden Judenhaß getrieben.
Die angesehenen Juden Trients wohnten damals in dem Stadtviertel, das sich zwischen der Etschbrücke und dem fürstbischöflichen Palais ausdehnt. Sie pflegten den freundschaftlichsten Verkehr mit vielen vornehmen Häusern der Stadt. Zu den bekanntesten jüdischen Bürgern zählten der beliebte Arzt Tobias und der reiche Kaufherr Samuel, dessen Haus bei der Fahn-

Auf einer der ältesten Votivtafeln des deutschsprachigen Raumes erscheint das Kind Simon von Trient. In der Linken trägt es die Marterwerkzeuge: Nadeln, Zange und Messer. Ausschnitt aus einer Votivtafel, die der Ritter Ludwig Klinkhammer, der bei Rovereto schwer verwundet wurde, im Jahre 1487, zwölf Jahre nach dem Mord in Trient, stiftete. Kloster Wilten, Innsbruck.

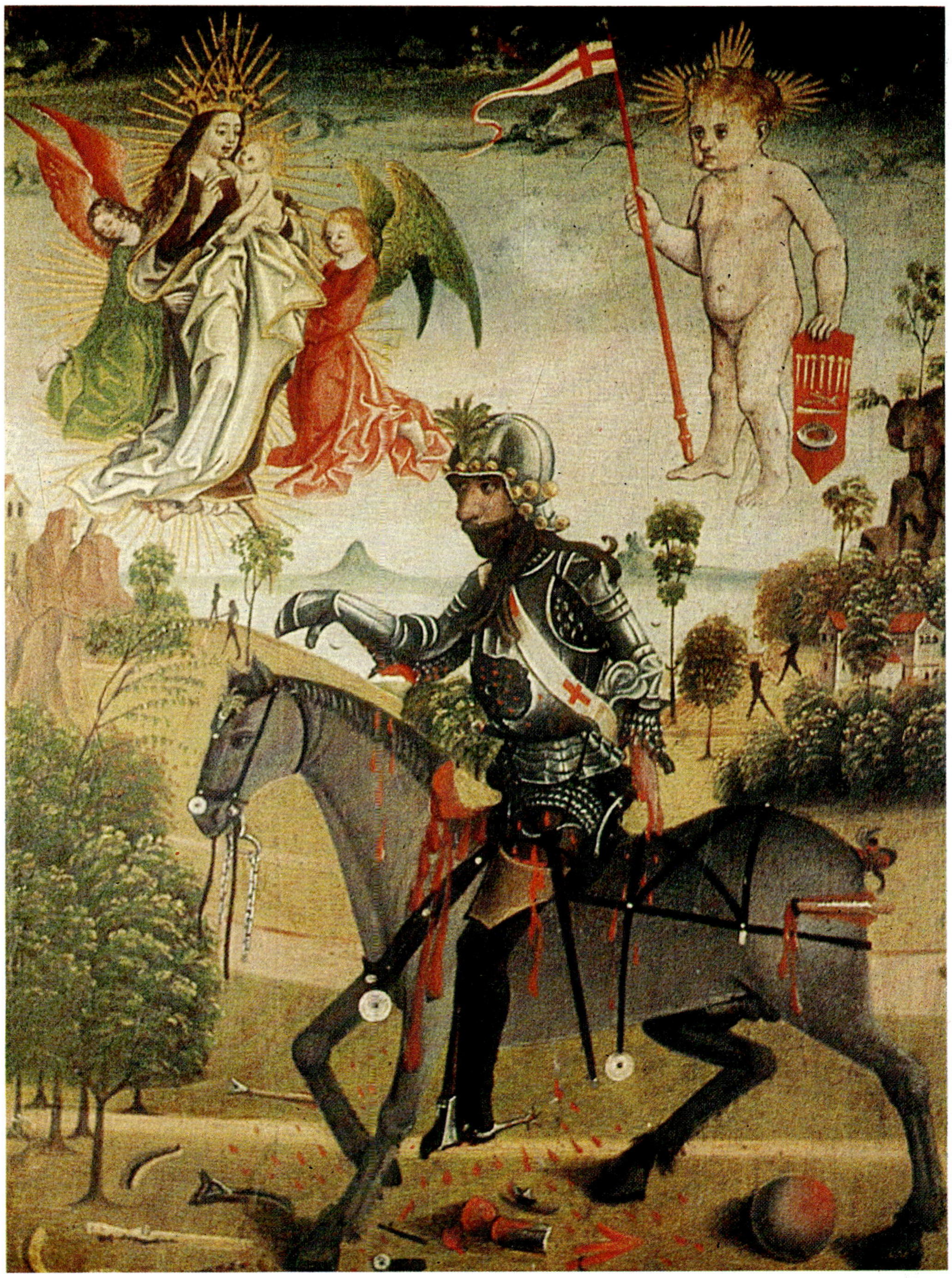

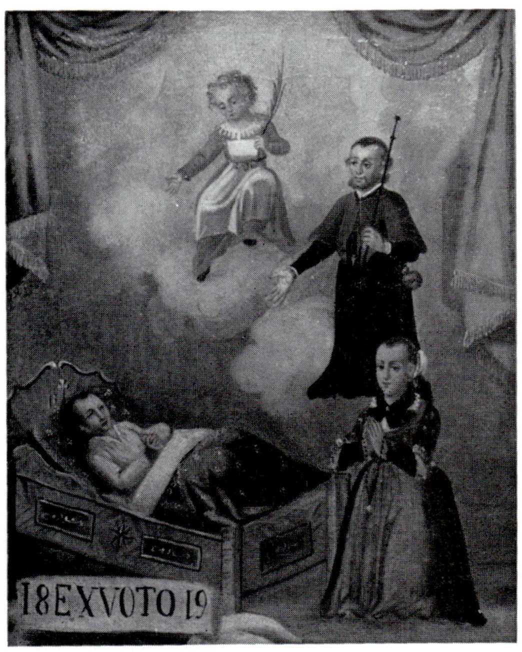

Anstelle eines Gnadenstrahls, der gewöhnlich auf den Kranken herniederfällt, zeigen hier die Gebärden der Schutzheiligen, vor allem des Andreas von Rinn, die Genesung an, die dem kranken Kind geschenkt wurde. Votivtafel in Privatbesitz. 1819.

dung nach dem verschwundenen Kind sogleich am Karfreitag gründlich, aber ergebnislos durchsucht wurde.

Am folgenden Tage entdeckte ein Diener Samuels die Kindesleiche in einem in die Etsch mündenden Wasserarm, der unter dem Hause hinströmte. Samuel, durch die feindselige Stimmung in der Stadt und die voraufgegangene Polizeiaktion zutiefst beunruhigt, verständigte seine Freunde und erstattete Anzeige beim Fürstbischof Johannes Hinderbach.

Der Bischof beauftragte den Stadtpräfekten Johann von Salis und einen weiteren Rechtsgelehrten, Jakob von Spaur, mit der Untersuchung. Beide nahmen Fundort und Leichnam in Augenschein. Der kindliche Körper war mit zahllosen Wunden übersät, die ihm durch Messer- und Nadelstiche bei-

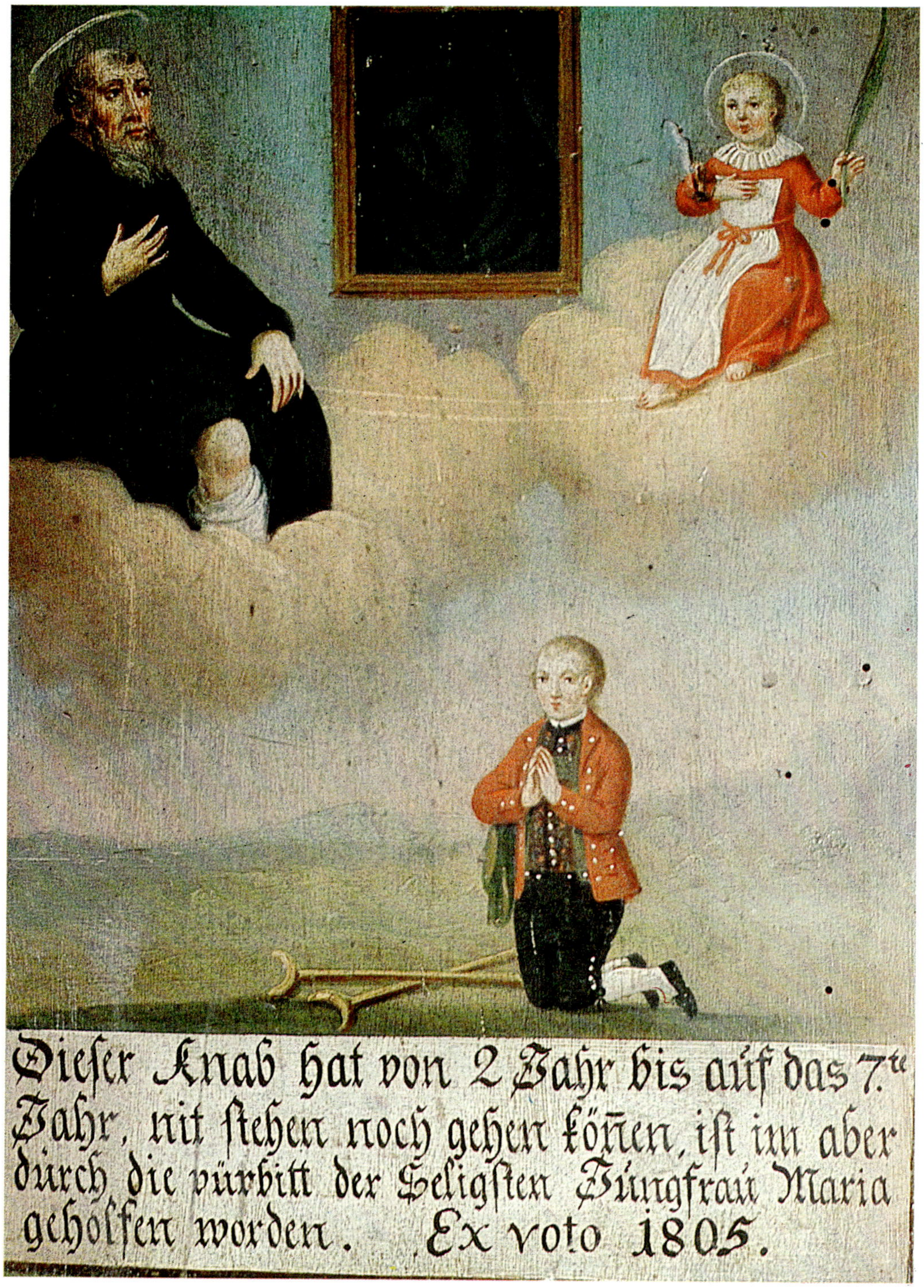
Dieser Knab hat von 2 Jahr bis auf das 7.te
Jahr, nit stehen noch gehen kōñen, ist im aber
durch die vürbitt der Seligsten Jungfrau Maria
geholfen worden. Ex voto 1805.

Danksagung für die Heilung eines gehbehinderten Knaben. Neben dem dunklen Bild der Muttergottes von Absam, wie es zum ersten Mal im Jahre 1797 von der 18jährigen Rosina Bucher beim Schein der untergehenden Sonne auf der Fensterscheibe gesehen wurde, links der heilige Peregrinus mit verbundenem Bein und rechts Anderl von Rinn. 1805.

Rechts:
Eine Mutter bittet um Hilfe für ihr Kind und ruft dabei auch das Kind Simon von Trient an, das hier in weißem Gewand und mit dem Palmzweig des Märtyrers dargestellt wird. Votivtafel aus der Wallfahrtskirche Herrgottsruh bei Friedberg in Schwaben. 1767.

gebracht, aber auch mit Zangen gerissen waren. Der Mörder hatte das Kind außerdem beschnitten.
Bei der Obduktion, die von einem Chirurgus und zwei gelehrten Ärzten durchgeführt wurde, ergab sich zweifelsfrei, daß der Tod nicht durch Ertrinken eingetreten, sondern daß das Kind zuerst umgebracht und dann ins Wasser geworfen war.
Sogleich beschuldigte Bernardin de Feltre in aller Öffentlichkeit die Juden des gemeinschaftlichen Verbrechens, und auch der Bischof erklärte, diese abscheuliche Tat könnte nur ein Feind des Christentums begangen haben.
Mord an einem Christenkind und Hostienschändung — das waren die häu-

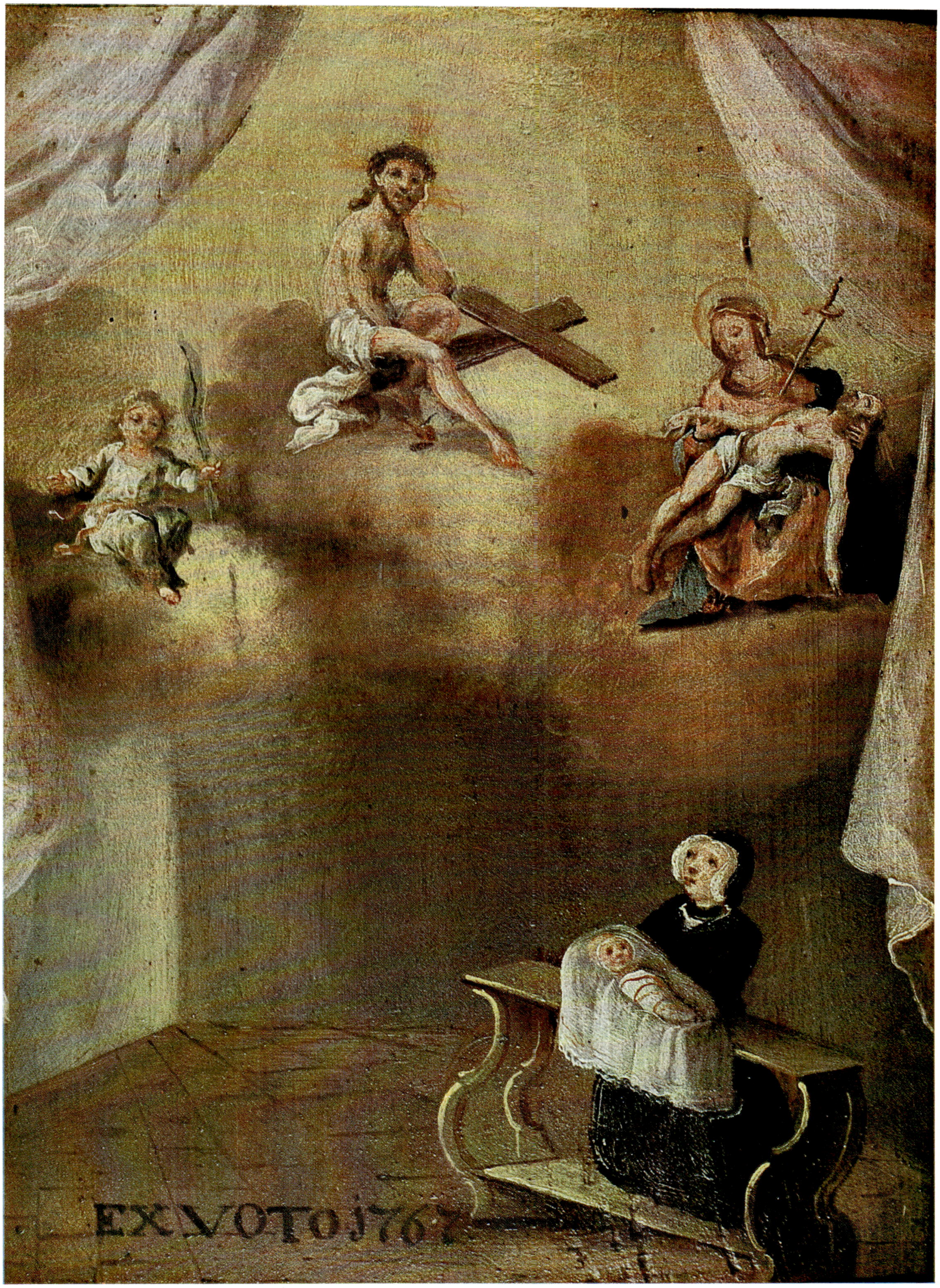
EX VOTO 1767

figsten und schwersten unter allen religiösen Beschuldigungen, die man im Lauf der Jahrhunderte immer wieder gegen die Juden erhoben hatte. Ihre Sonderstellung im Volke hatte sich erst allmählich entwickelt. Ursprünglich lebten sie, oft unbedeutend an Zahl, verstreut unter der Bevölkerung. Erst seit dem 13. Jahrhundert wurden sie gehalten, wie übrigens auch andere Ausländer, in eigenen Gassen zu wohnen und, den strengen Kleidervorschriften des Mittelalters entsprechend, eine besondere Tracht zu tragen, gewöhnlich einen spitzen Hut und einen langen, mit einem runden gelben Lappen drapierten Mantel.

Ihre Gewandtheit im Umgang mit dem Geld und ihre oft weitreichenden ausländischen Verbindungen bestimmten sie vorzüglich zu Geschäftsleuten, in deren Hand ganze Handelszweige lagen. Je mehr der Geldverkehr den Austausch von Naturalien verdrängte, desto größer wurde ihr Einfluß, und bei dem uneinheitlichen Münzwesen der Zeit waren sie als Geldwechsler beinahe unentbehrlich. Es lag nahe, daß sie sich auch als Geldverleiher betätigten. Ja, hier wurde ihnen geradezu ein Privileg zugeschoben, nachdem die Kirche für die Christen den Gelderwerb durch Zinsen mit drastischen Verboten einschränkte. Übrigens war der Zinsfuß, der in der Regel für eine Woche vereinbart wurde, nicht nur von den Juden, sondern auch von den Gemeinden, nicht gerade gering und lag, auf das Jahr gerechnet, zwischen dreißig und vierzig Prozent und manchmal auch darüber. Daher wuchsen manchem Schuldner die Zinsen schnell über den Kopf, und er mußte Hab und Gut veräußern.

Im ausgehenden Mittelalter war es also kennzeichnend für die Stellung der Juden, daß sie abgesondert lebten, ihrem eigenen Glauben anhingen, eine besondere Gerichtsbarkeit besaßen und meistens einer Tätigkeit nachgingen, die ihnen Wohlhabenheit, wenn nicht gar Reichtum, aber auch Haß und Neid eintrugen. In allen europäischen Ländern mußten sie daher zeitweilig Verfolgungen erdulden, besonders seit Beginn der Kreuzzüge und nach dem Einbruch der Pest. Man beschuldigte sie, die Brunnen zu vergiften und die Luft zu verderben. Man warf ihnen Zauberei vor und traute ihnen in Erinnerung an den bethlehemitischen Kindermord zu, kleine Kinder zu schlachten und deren Blut unter ihr ungesäuertes Brot oder in ihren Wein zu mischen.

Im Lauf der Zeit sind denn auch viele, fast immer mit bestialischer Grausamkeit ausgeführte Kindermorde, die alle den Stempel eines in Blutrausch geratenen Sexualtäters oder eines Geisteskranken tragen, den Juden angelastet worden. Wenn die Tatumstände auch in Einzelheiten abweichen, so stimmen sie doch in den Grundzügen weitgehend überein. Fast immer waren es Knaben, die den Mördern zum Opfer fielen. Ihre Leichen waren mit zahllosen Wunden bedeckt und ausgeblutet, ihre Geschlechtsteile verstümmelt. Als ob sie beschnitten und geschächtet wären, folgerten Richter und Klerus und spielten damit auf die religiösen Vorschriften an, nach denen die Juden ihre Schlachttiere töten: dem nicht betäubten Tier wird mit schnellem Schnitt die Halsschlagader durchtrennt, um ein völliges Ausbluten zu erreichen.

Juden töten Christenkinder, so war die Vorstellung, weil sie mit einer lästerlichen Nachahmung der Martern Christi den Heiland verhöhnen und das eigene Volk entsühnen wollen. Die meisten dieser Kindermorde werden daher in die Karwoche verlegt.

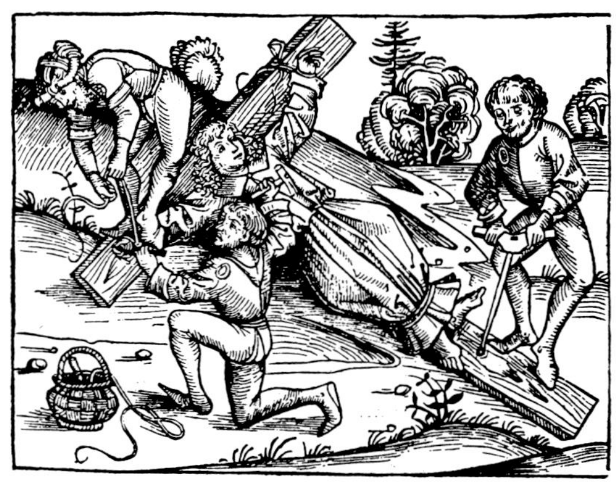

Ermordung des Kindes Wilhelm von Norwich. Aus der Schedelschen Weltchronik. Nürnberg 1493.

Votivtafel zur Legende des Andreas von Rinn. Links neben der von Birken umstandenen Kirche der Felsblock mit Mordmesser und Blutlache, rechts das blumengeschmückte Grab, aus dem die weiße Lilie hervorbricht. Von Engeln umgeben, erscheint das selige Kind in den Wolken, es trägt den Palmzweig des Märtyrers. Tiroler Volkskundemuseum Innsbruck. 18. Jahrhundert.

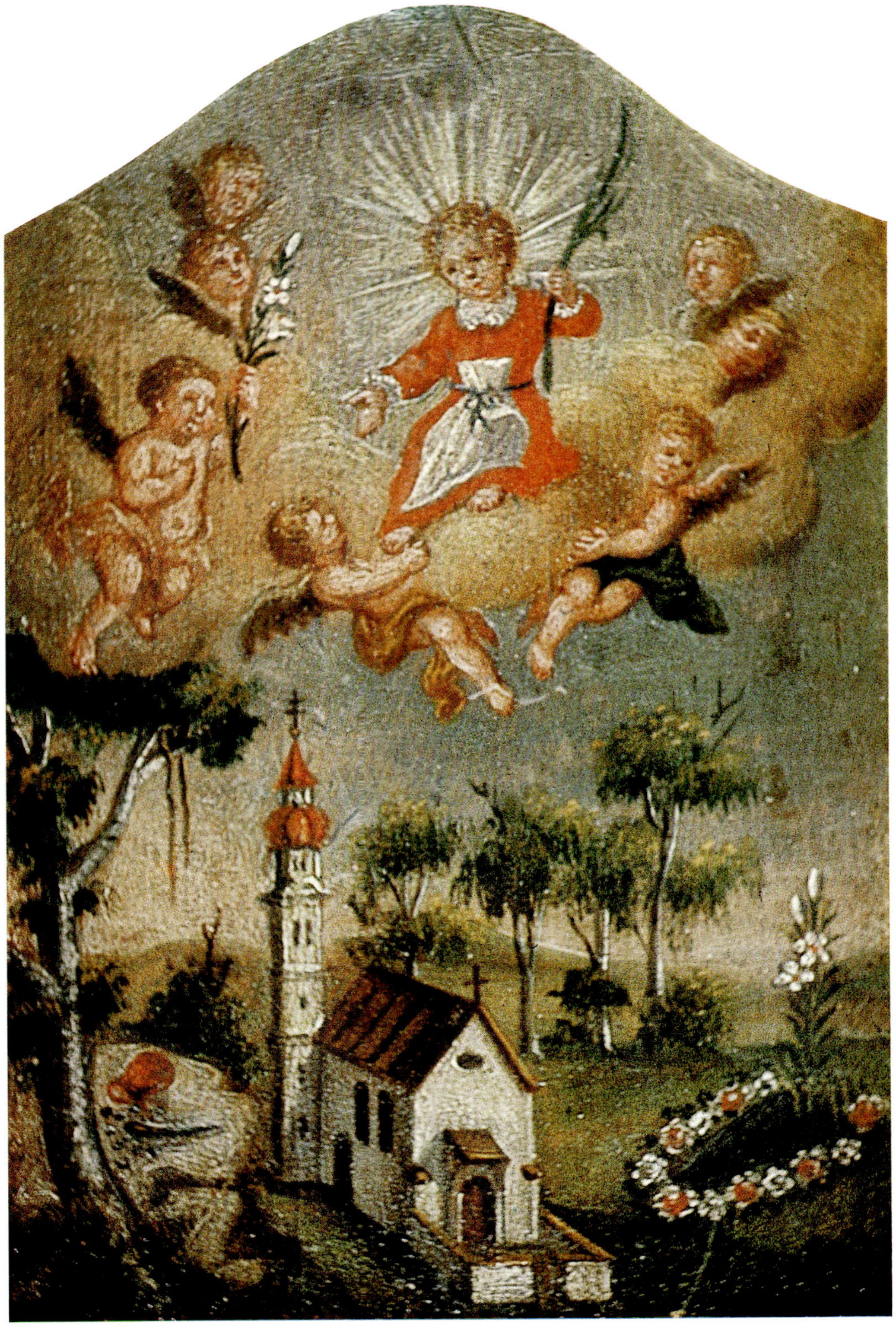

Kirchliche und weltliche Quellen führen eine ganze Reihe derartiger Greueltaten auf. Am bekanntesten sind die folgenden Vorfälle:

1137 Wilhelm, ein zwölfjähriger Knabe aus Norwich in England, soll von Juden gekreuzigt und zu Tode gemartert worden sein. Bei dem Versuche, ihn im Walde zu vergraben, wurden die Mörder gestört. Sie entkamen. Die kindlichen Reliquien wurden im Dom zu Norwich ausgestellt.

1180 Richard, aus Pontoise bei Paris gebürtig, wurde angeblich von Pariser Juden in ein Haus gelockt, gekreuzigt und getötet. König Philippe II. soll daraufhin die Juden aus Frankreich ausgewiesen haben.

1250 Domenico del Val, ein siebenjähriger Knabe aus Saragossa, wurde enthauptet. Den kopflosen Rumpf fand man im Ebro.

1255 Hugo von Lincoln in England soll im Alter von zehn Jahren in einer Art Schauspiel wie Christus verurteilt und dann gegeißelt, mit Dornen gekrönt und gekreuzigt worden sein. Die Leiche, die in der Brust auch einen Lanzenstich aufwies, wurde in einem Brunnen gefunden. Daraufhin wurden achtzehn Juden hingerichtet, entweder von Rossen zu Tode geschleift oder aufgehängt.

1270 Heinrich, ein Kind aus Weißenburg, wurde auf grausame Weise ermordet.

1287 Wernher, der Sohn armer Eltern aus Womerath, wurde von seinem Stiefvater wiederholt mißhandelt und schließlich aus dem Hause geworfen. Er ging nach Oberwesel und schlug sich mit einfacher Arbeit durch. Als er am Gründonnerstag von der Kommunion kam, fiel er seinen Mördern, angeblich Juden, in die Hände. Sie hingen ihn an den Füßen auf und peinigten ihn drei Tage lang, bis er starb. Die Leiche warfen sie bei Bacharach in ein Dornengestrüpp.

1287 Rudolf von Bern wurde im Keller eines Hauses ermordet. Das Haus gehörte einem Juden, der als vermeintlicher Urheber gerädert wurde. Seine Mitwisser wurden aus der Stadt vertrieben.

1303 Konrad, ein Schulkind aus Weißensee in Thüringen, wurde zu Ostern ermordet.

1346 Heinrich, ein Kind aus München, wurde umgebracht.

1401 Konrad Lary, der vierjährige Sohn eines Ratsherrn aus Diessenhofen am Rhein, fiel einem Mord zum Opfer.

1429 Ludwig, zu Brugg in der Schweiz geboren, lebte bei einem Bürger in Ravensburg, wo er zur Schule ging. Er sprang zur Aushilfe in der Küche eines jüdischen Hauses ein, in dem eine Hochzeit gefeiert wurde. Danach fand man seine Leiche im Wald hängend, sie war durch viele Wunden entstellt, die Geschlechtsteile waren amputiert. Juden aus Ravensburg, Konstanz, Lindau und Überlingen, die an der Hochzeitsfeier teilgenommen hatten, wurden auf dem Scheiterhaufen verbrannt.

1442 Ursula Pöck, die vierjährige Tochter eines in der Judengasse wohnenden Bürgers in Lienz, wurde nach dem Geständnis einer verkommenen christlichen Weibsperson mit Namen Margareth Praitschedl gegen Geld an die Juden ausgeliefert, die das Mädchen dann umgebracht haben sollen. Unter der Folter gaben die Juden die Tat zu. Den vermeintlich Hauptschuldigen flocht man auf das Rad und hängte noch einen Hund daran, andere kamen an den Galgen. Die Praitschedl wurde zusammen mit zwei jüdischen Frauen verbrannt. Einige weitere Jüdinnen, die mit ihren Kindern die christliche Taufe begehrten, wurden begnadigt. Zugleich wurden alle Juden aus Lienz verbannt, später auch aus Kärnten.
Das Kind fand seine Ruhestätte an der Kirchenmauer. Darüber hing eine im Lauf der Zeit mehrfach erneuerte Gedenktafel. Viele Trostsuchende pilgerten zu diesem Kindergrab, bis 1731 die Überreste der kindlichen Ge-

In der Wallfahrtskapelle von Heiligwasser in Tirol, in der mehrere Tafeln das Bild des Andreas von Rinn tragen, erscheint auf dieser Votivtafel zwischen der mit Krone und Szepter geschmückten Muttergottes und dem heiligen Blasius das Jesuskind im roten Gewand des Märtyrerkindes aus Rinn. 1842.

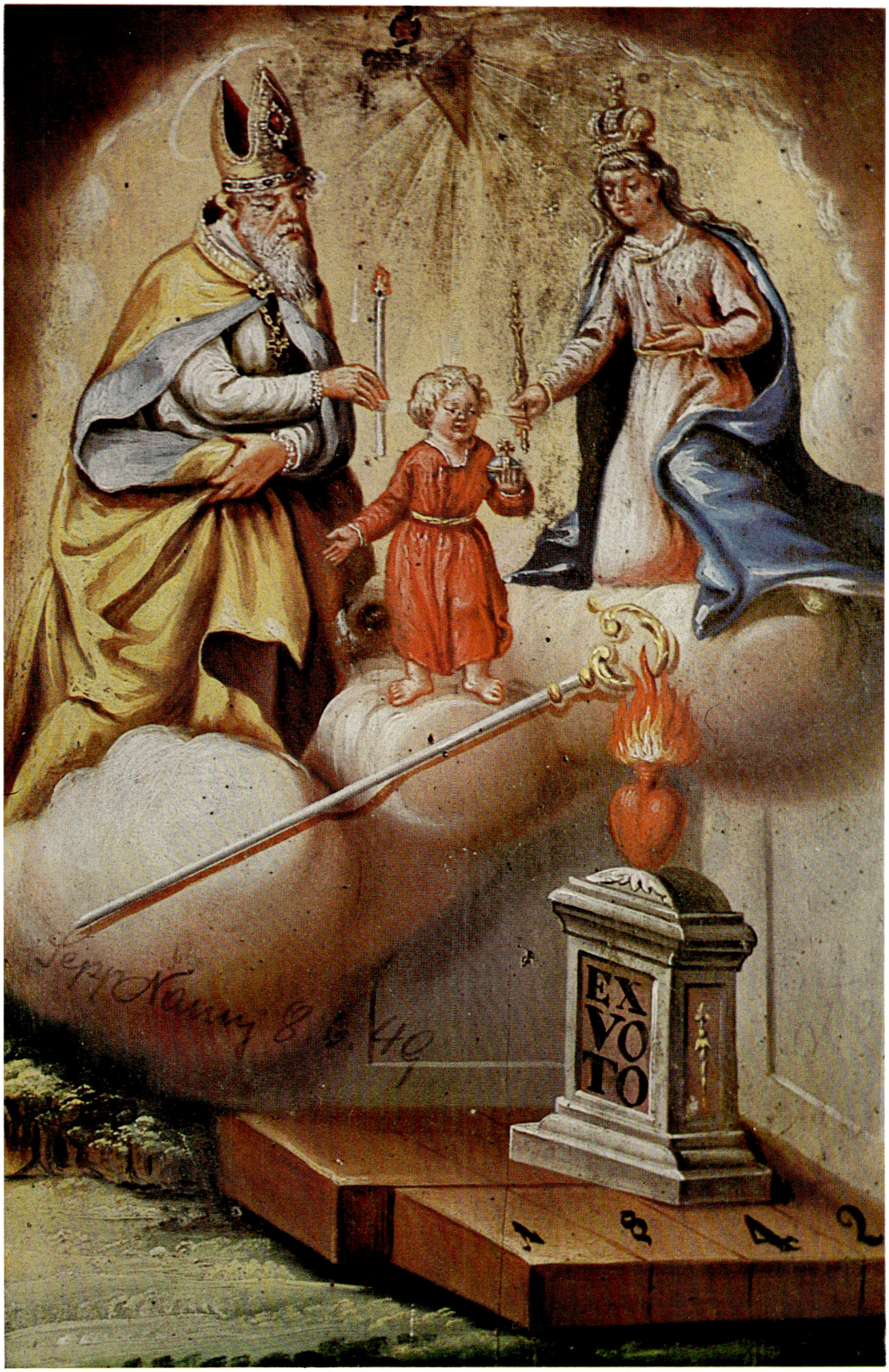
EX VOTO
1842

beine geborgen, aber erst 1904 in einem Reliquienschrein in der Kirche aufgestellt wurden.
Mit dieser Aufzählung schlägt man eines der dunkelsten Kapitel im Buch der Menschheitsgeschichte auf. Grausame Morde, die wahrscheinlich von Triebtätern an wehrlosen Kindern begangen wurden, stürzten ganze Familien schuldlos ins Unglück. Man erfolterte ein Geständnis, man tötete im Namen der Gerechtigkeit oder man verwies des Landes und machte Menschen heimatlos. Immer aber beraubte man die Juden ihrer Habe. Ihr Besitz fiel dem Landesherrn oder den Städten zu. Und im Volke wuchsen Haß und Verachtung gegen sie.
Im Lauf der Zeit verlagerten sich diese Kriminalfälle mehr und mehr nach Osteuropa, besonders nach Polen. Dort häuften sie sich im 18. Jahrhundert so sehr, daß die Juden hilfesuchend den Heiligen Stuhl in Rom anriefen. Das römische Offizium beauftragte den Kardinal Lorenzo Ganganelli, den späteren Papst Clemens XIV., mit einem berühmt gewordenen Gutachten, in dem die Blutbeschuldigung gegen die Juden verworfen wurde.
Aber im Trient des Jahres 1475 wurden die Juden noch angeklagt, gemeinschaftlich in ihrer Synagoge das Kind Simon Unverdorben gequält, ausgeblutet und schließlich getötet zu haben. Als untrüglicher Schuldbeweis, so melden die Prozeßakten, diente die Beobachtung, daß die Wunden des Kindes wieder zu bluten begannen, als man die Verdächtigen an den Leichnam herantreten ließ. Innerhalb weniger Tage hatten die Behörden mehrere vermögende Juden verhaftet und ins Gefängnis geworfen.
Alle bestritten die Tat, und sie wurden alle gefoltert. Als man die Tortur verschärfte, kamen die ersten Geständnisse. Samuel blieb standhaft. Aber gerade von ihm wollte man ein Schuldbekenntnis. Daher »gab man ihm den Strick«.
Das war eine alte italienische Foltermethode, die aber auch in der Reichsjustiz, noch zur Zeit Maria Theresias, üblich war: man band dem Delinquenten die Hände im Rücken zusammen und zog ihn mit einem Strick an den Armen empor. Beschwerte man die Beine mit Steinen, konnte man die Qualen steigern. Sie wuchsen ins Unerträgliche, wenn man den Strick plötzlich nachließ und der Gemarterte ein Stück in die Tiefe stürzte. Dabei vermochte man die Höhe des Falles und damit den Grad der Gewalt abzustufen. Durch den entsetzlichen Ruck, der den Sturz beendete, konnten Sehnen und Muskeln reißen. Oft verlor der Gefangene dabei das Bewußtsein oder er begann, irre zu reden.
Blättert man nur ein wenig weiter im Buch der Geschichte, mag man bei jenem 10. April des Jahres 1498 verweilen, als mit Einbruch der Nacht in Florenz der mit Ketten beladene Savonarola ins Gefängnis getragen und an den Folterstrick gehängt wurde. Dreimal zog man ihn hinauf, da gab er nach. »Hört auf«, sagte er, »ich will euch mein ganzes Leben aufschreiben.«
Samuel ein Geständnis abzupressen verlangte den Henkersknechten eine größere Mühe ab. Da die Schmerzen, die ihm das einfache Hochziehen bereiteten, seine Lippen nicht öffneten, erhielt er den Sprung, mit dem er niederstürzte, um schnell wieder emporgerissen zu werden. Er wurde ohnmächtig und »animum repetendi« abgeführt. In den nächsten Tagen wiederholte man die Tortur. Man ließ ihn aus zweifacher, dann aus dreifacher Armlänge herabschnellen, man zog ihn wieder hoch und ließ ihn fast eine Stunde lang hängen.

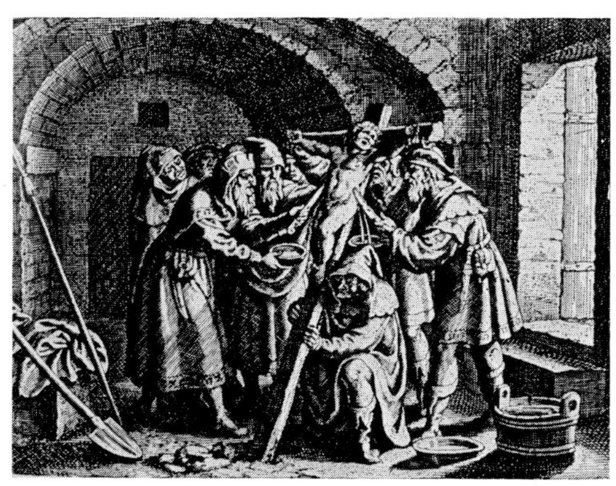

Über die Martern des Trientiner Kindes Simon gab es zahlreiche Abbildungen.
Hier eine Darstellung aus Johann Ludwig Gottfrieds Historischer Chronik. Erster Theil. Franckfurt am Mayn 1743.

Darstellung des Kindermords von Trient, hier ein Holzschnitt aus der Hartmann Schedelschen Weltchronik, die 1493, achtzehn Jahre nach der Untat, in Augsburg erschien.

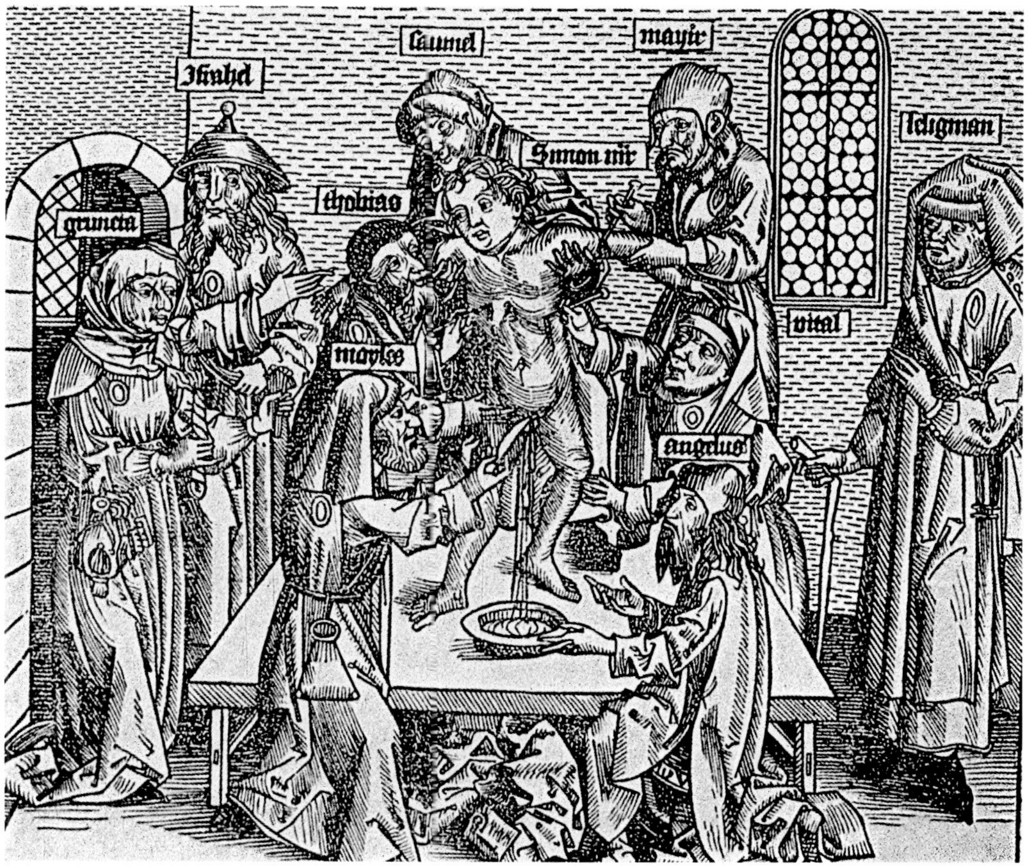

Tortur. Der Delinquent hängt am Folterstrick. Votivtafel in der Basilika der Madonna del Monte in Cesena, Italien. Mitte 16. Jahrhundert.

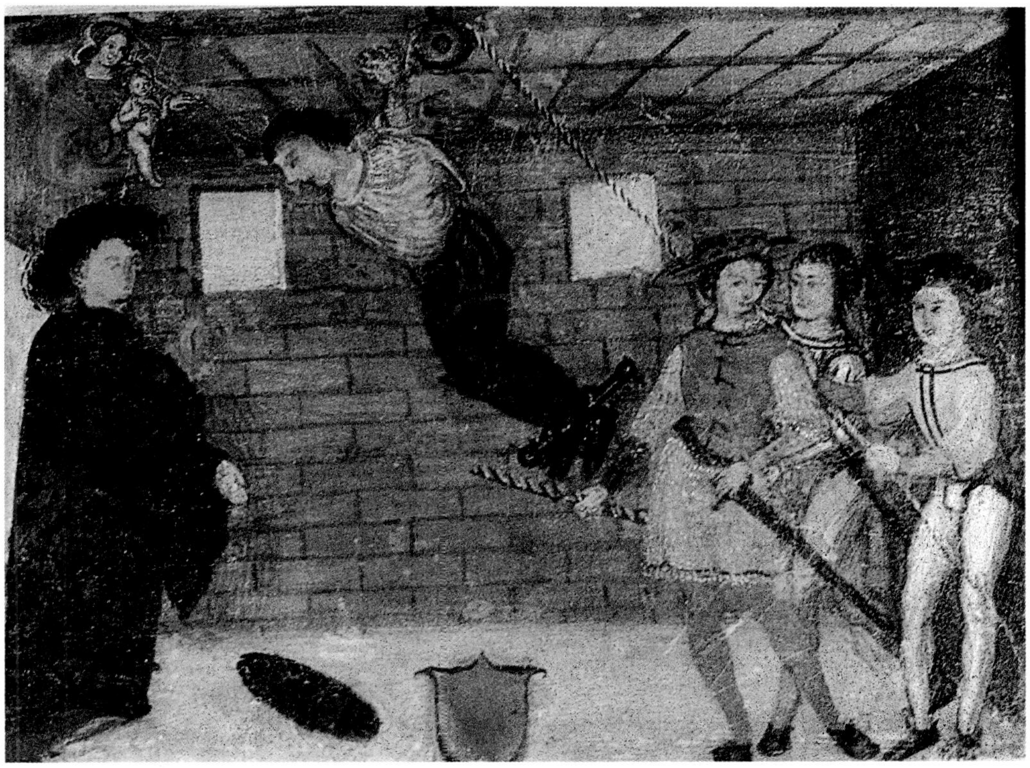

Der entstellte und gebrochene Mann ergab sich endlich der Hoffnungslosigkeit seiner Lage und gestand gegen das richterliche Versprechen, »nur« den Feuertod erdulden zu müssen. Dann wurde er mit den anderen verbrannt. Ihr Vermögen wurde eingezogen.

Im folgenden Jahre ließ der Papst, der das Vorgehen des Trientiner

Bischofs nicht vorbehaltlos billigte, durch einen Legaten die Prozeßführung überprüfen. Dabei tauchte die Aussage des Bürgers Anzelius auf, ein Schweizer mit Namen Zanesus, der ein Pate des Kindes und ein Nachbar Samuels war, hätte den Knaben ermordet, weil er dem Juden in einem Rechtsstreit unterlegen war.
Dennoch ging der Prozeß in die Annalen als Sühne für eine Mordtat ein, die von den Juden vollbracht wurde. Auch Hartmann Schedel, der Nürnberger Stadtarzt, berichtet das in seiner 1493 erschienenen Weltchronik. Bald mehrten sich in Trient die Wunderzeichen, die von den Gebeinen des ermordeten Kindes ausgingen. »Es weichen die Pestilenzischen Seuchen, und die Krankheiten vergehen«, schrieb der Bischof, »und was immer der menschlichen Gebrechlichkeit schädlich ist, das wird durch Anrufen des Kindes vertrieben.«
Und in einem anderen Bericht heißt es, niemand ist unter den deutschen Wallfahrern, die nach Rom pilgern, der nicht auch nach Trient geht, um eine Andacht vor dem unschuldigen Märtyrer zu verrichten.
Als nun die Leute von Rinn hörten, »wie man zu Trient den seligen Simonem verehrte und sein heiliges Leiblein in eine kostbare Verwahr eingeschlossen, gingen ihnen die Augen auf«, und in späteren Berichten liest sich der Mordfall von Rinn wie eine Heiligenlegende:
Einige Juden aus Nürnberg, die zum Markt nach Bozen zogen, sahen von der Straße aus das hübsche Kind und waren begierig, es in ihre Gewalt zu bringen. Im Wirtshaus trafen sie den zechenden Mayr, der sich »als ein nasser Bruder unter den Gläsern lustig machte«. Sie erboten sich, dem Kind eine sorgfältige Erziehung zu schenken und verabredeten, sie wollten es bei ihrer Rückreise mitnehmen, wobei sie dem Mayr eine gute Belohnung versprachen.
Auf der Heimreise kehrten sie dann wieder im Gasthaus ein. Den Tag verbrachten sie mit dem Betrunkenen, der sie dann am folgenden Morgen, nachdem die Mutter zum Kornschneiden gegangen war, durch die Hintertür in das Haus einließ. Gegen das versprochene Geld lieferte er ihnen den Knaben aus.
In diesem Augenblick aber brach ein schreckliches Gewitter los, und Donner und Blitz vertrieben die Bauern von den Feldern. Aus Sorge, sie könnten von den Landleuten überrascht werden, schlichen sich die Juden eilends davon und kehrten erst zurück, als das Wetter vorüber war. Sie trugen das Kind in den nahen Wald, warfen es auf den Stein und ließen es in einer scheußlichen Metzelei, die in den Chroniken sorgsam geschildert wird, allmählich ausbluten. Dann machten sie sich aus dem Staube, und man hat nie wieder etwas von ihnen gehört oder gesehen.
Wunderbare Ereignisse, die sich von nun an in Rinn zugetragen haben sollen, schmücken bis auf den heutigen Tag die Legende, die sich um das Gedenken an dieses Kind rankt.
Da heißt es, die Mutter war am Mordtage von einer unerklärlichen Bangigkeit befallen. Als das Gewitter herniederfuhr, sank sie in Ohnmacht. Später, am Vormittag, als das Kind angeblich bereits in der Hand der Juden war, fiel plötzlich zum Erstaunen der anderen Schnitterinnen aus heiterem Himmel ein Blutstropfen auf ihre Hand und dann ein zweiter und noch ein dritter. Eine böse Ahnung befiel ihr Herz. Sie eilte nach Haus und fand ihr Kind nicht mehr. Der böse Mayr, zur Rede gestellt, gestand ihr den Han-

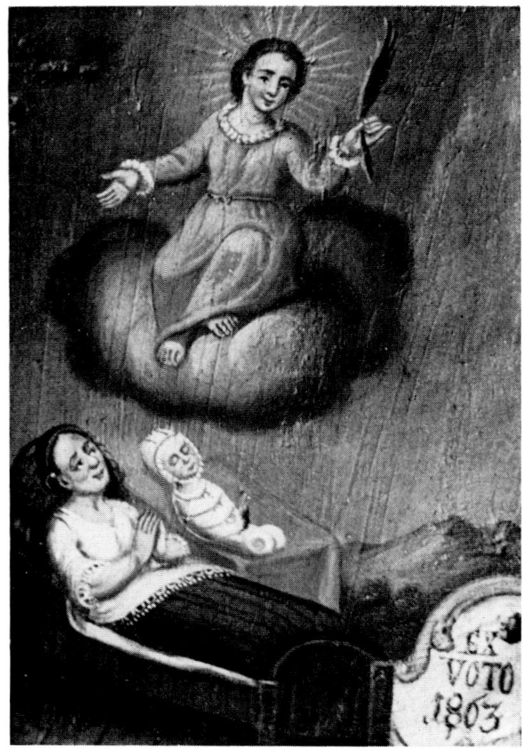

Eine Wöchnerin und ihr Neugeborenes sind erkrankt. Die Mutter erbittet Hilfe vom heiligen Kinde Andreas von Rinn. Judenstein in Tirol. 1803.

*Rechts:
Votivtafel mit dem Grab des Andreas von Rinn aus der Wallfahrtskapelle Heiligwasser in Tirol. 1836.*

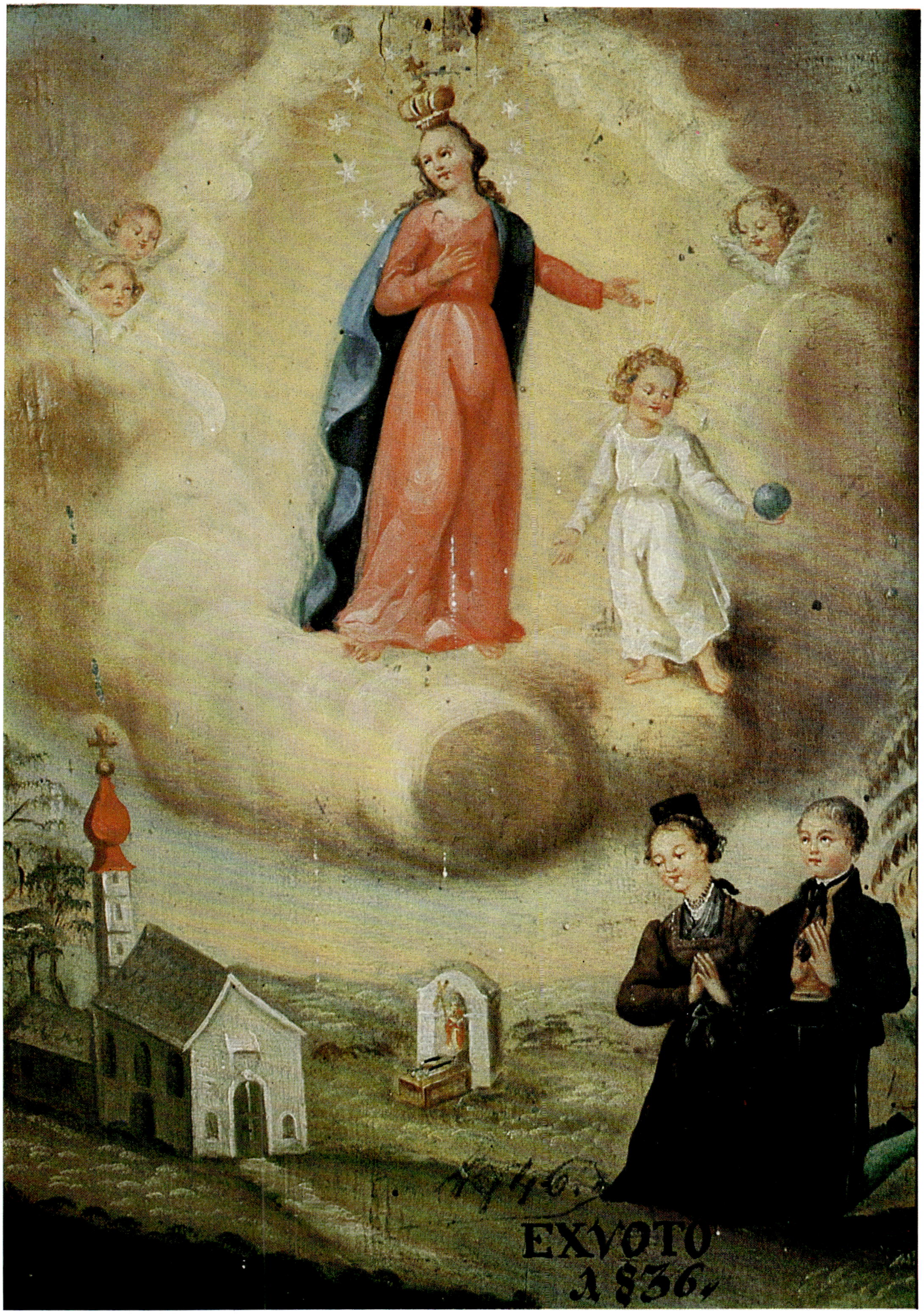
EXVOTO
1836.

del und holte den Hut herbei, in dem das Gold lag, das er von den Juden empfangen hatte. Aber im selben Augenblick verwandelte es sich in gelbes, raschelndes Laub.
Doch dem treulosen Gevatter war noch Schlimmeres beschieden. Er wurde tobsüchtig und mußte »wie ein Wüthiger unsinniger Hund« mit Ketten in der Kammer gefesselt werden, in der er das unschuldige Blut verkauft hatte. Dann begann er, von den Fußsohlen an, lebendigen Leibes zu verfaulen, und man mußte ihn, des fürchterlichen Gestankes halber, im Stall anschmieden, wo er nach zweijährigem Wüten und Toben »endlich die Seel ausgespyhen«.
Der Himmel sandte aber nicht nur Strafen, er schickte auch Zeichen, die von der Heiligkeit des toten Kindes künden sollten. Im Herbst, als alle Blumen welkten, brach aus dem Grab an der Kirchhofmauer eine schneeweiße Lilie, die Blume der Unschuld, hervor. Ein mutwilliger Knabe brach sie. Damit brachte er viel Unglück über seine eigene Familie, deren Mitglieder in Wahnsinn verfielen oder eines gewaltsamen Todes starben.
Der Birkenbaum, an dem die Kindesleiche gehangen hatte, verlor die Blätter nicht mehr. Sieben Jahre lang behielt er sein grünes Laub. Dann fällte ihn ein Hirte, weil er nicht länger seinen Geißen nachsetzen wollte, die immer wieder zu dieser Birke liefen und von ihren Blättern fraßen. Die Tat trug ihm einen üblen Lohn ein. Er brach dabei den Fuß und starb am Brand, der in der Wunde entstand.
Obgleich es also der überirdischen Zeichen nicht ermangelte, waren die Leute dennoch mit Blindheit geschlagen. Sie mußten erst durch das Schicksal Simons von Trient erfahren, welch ein Märtyrer auf ihrem Friedhof ruhte. Nun grub man die Gebeine aus und trug sie in feierlicher Prozession zur Kirche. Dem Kinde errichtete man eine eigene Kapelle über dem Marterstein, zu deren Bau der Kaiser ein schönes Stück Geld zuschoß.
Wegen der wunderbaren Heilungen, die sich hier zutrugen, hat die Stätte einen herrlichen Ruhm erlangt. Vor allem sind es kranke Kinder gewesen, denen geholfen wurde. So steht aufgezeichnet: einem Kinde, das durch die Blattern erblindet war, wurde das Augenlicht neu geschenkt. Oder ein Knabe, der im Alter von sechs Jahren noch nicht sprechen konnte und schon für stumm gehalten wurde, erhielt während der Messe zu Rinn seine Stimme, und der fünfjährige Prinz Leopold Joseph von Lothringen, der noch nie hatte laufen können, erlangte durch ein Gelübde zum heiligen Anderl von Rinn alsbald den völligen Gebrauch seiner Füße.
Jahrhundertelang sind Menschen, die von Not und Sorge beschwert waren, nach Tirol und ins Trentino zu den Reliquien dieser beiden Kinder gezogen, und viele Votivtafeln zeugen vom Trost und von der Hilfe, die sie dort empfingen.

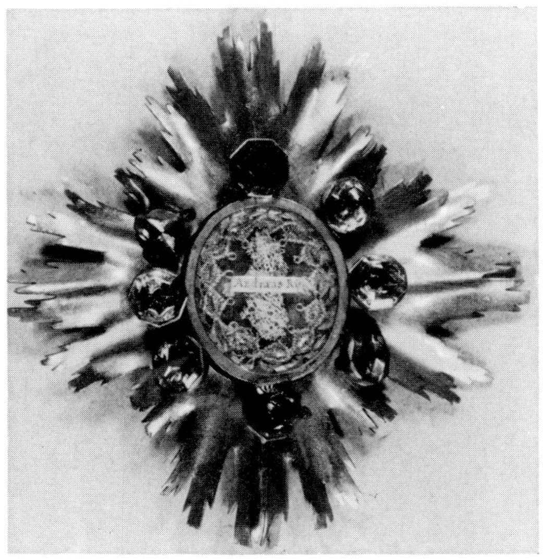

Reliquienkapsel. Unter dem von bunten Steinen umgebenen gläsernen Deckel liegt senkrecht ein Stückchen Knochenspongiosa, das angeblich vom seligen Kinde Andreas von Rinn stammt. Auf der Unterseite wird die Echtheit durch das Stift Wilten beglaubigt.
Hall in Tirol. Privatbesitz.

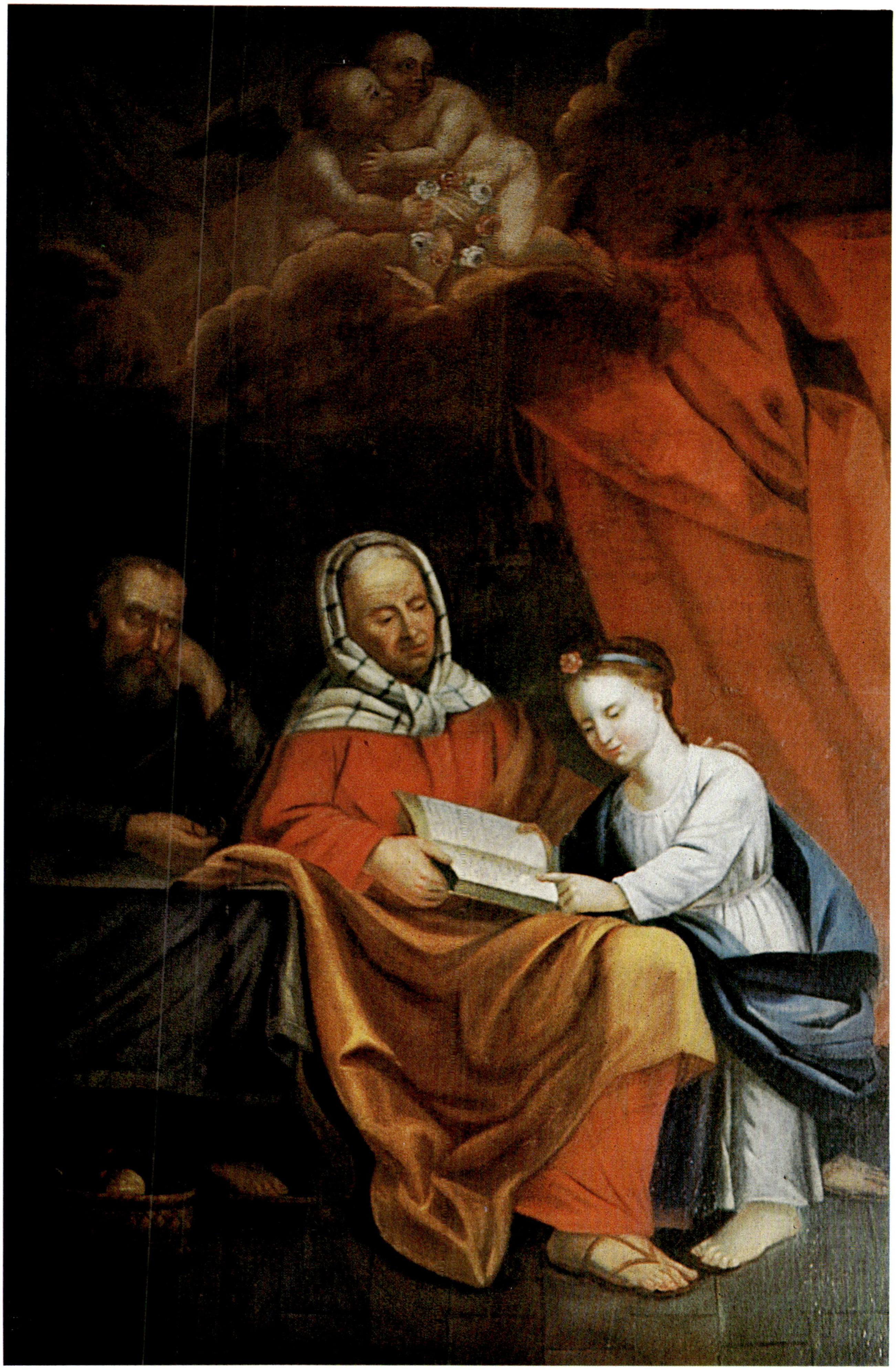

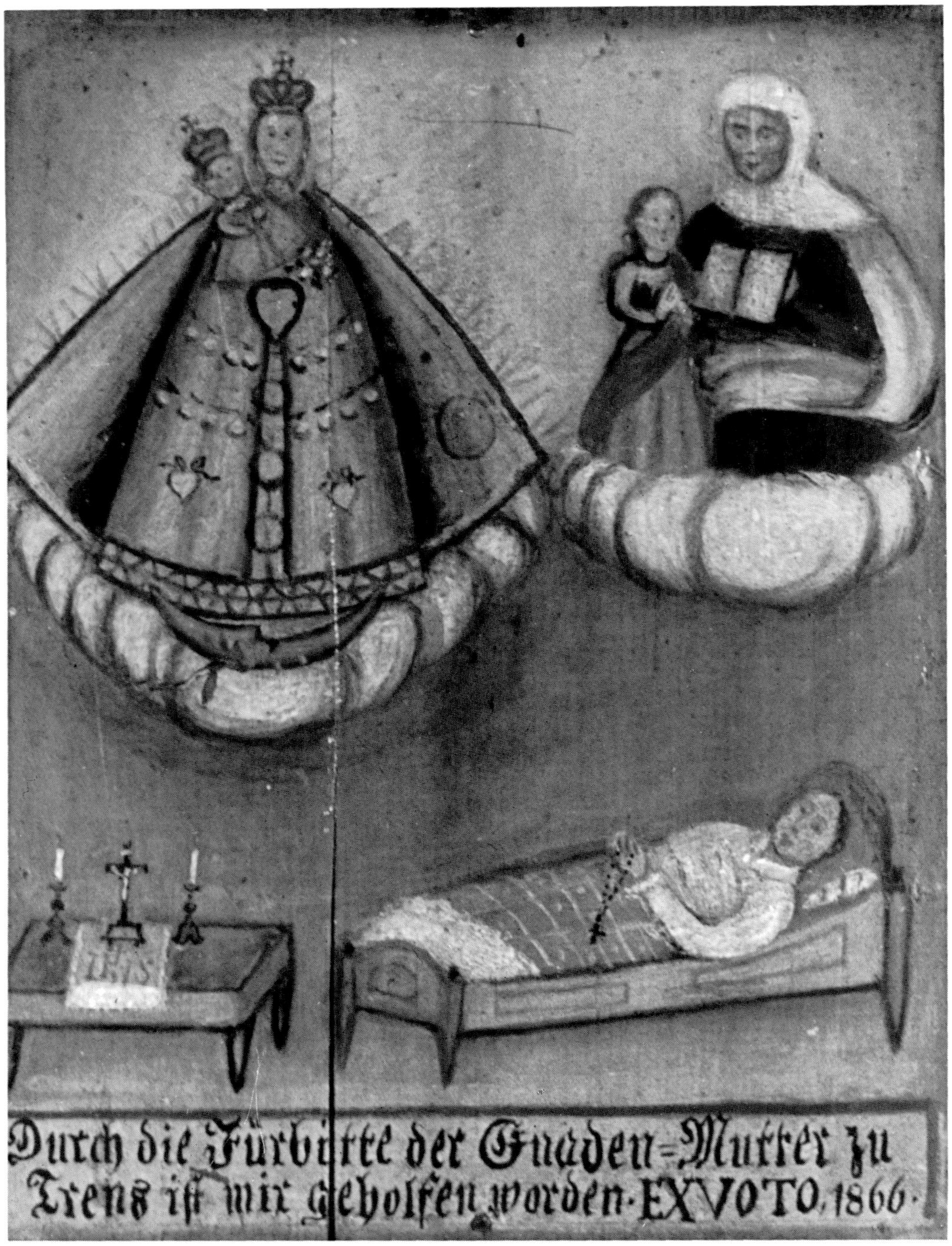

Die Jungfrau Maria in zweifacher Darstellung, einmal als Madonna mit Jesuskind, zweitens als Marienkind mit der heiligen Anna. Wallfahrtskirche Maria Trens in Südtirol. 1866.

dernen Menschen und seine Stellung zum Christentum ist es ohnehin nicht bedeutsam. Um so unbefangener erfreut sich der Betrachter an der Gestalt des Marienkindes, das durch seine Natürlichkeit bezaubert, auch wenn es nicht wie andere Kinder war.

Zu den Besonderheiten der christlichen Ikonographie zählt es, Jesus und Maria in wechselnder Darstellung abzubilden, typischen Phasen ihrer Lebensgeschichte und ihrer Passion entsprechend. Und es gehört zu den Besonderheiten der Votivmalerei, mehrere dieser Varianten auf einer Tafel nebeneinander zu stellen, etwa den gegeißelten neben den gekreuzigten Christus.

Das gilt auch für die Mariendarstellung. Es gibt Votivtafeln, auf denen Maria als Kind neben der schmerzhaften Muttergottes erscheint, die den bleichen Leichnam ihres getöteten Sohnes in den Armen hält.

Wenn die heilige Anna neben Maria, der Himmelskönigin erscheint, steht sie unter ihr und leitet mit bittender Gebärde, wie alle anderen Heiligen, die Gebete der Menschen zu ihr hinauf.
Wallfahrtskapelle Kirchwald in Oberbayern. 1745.

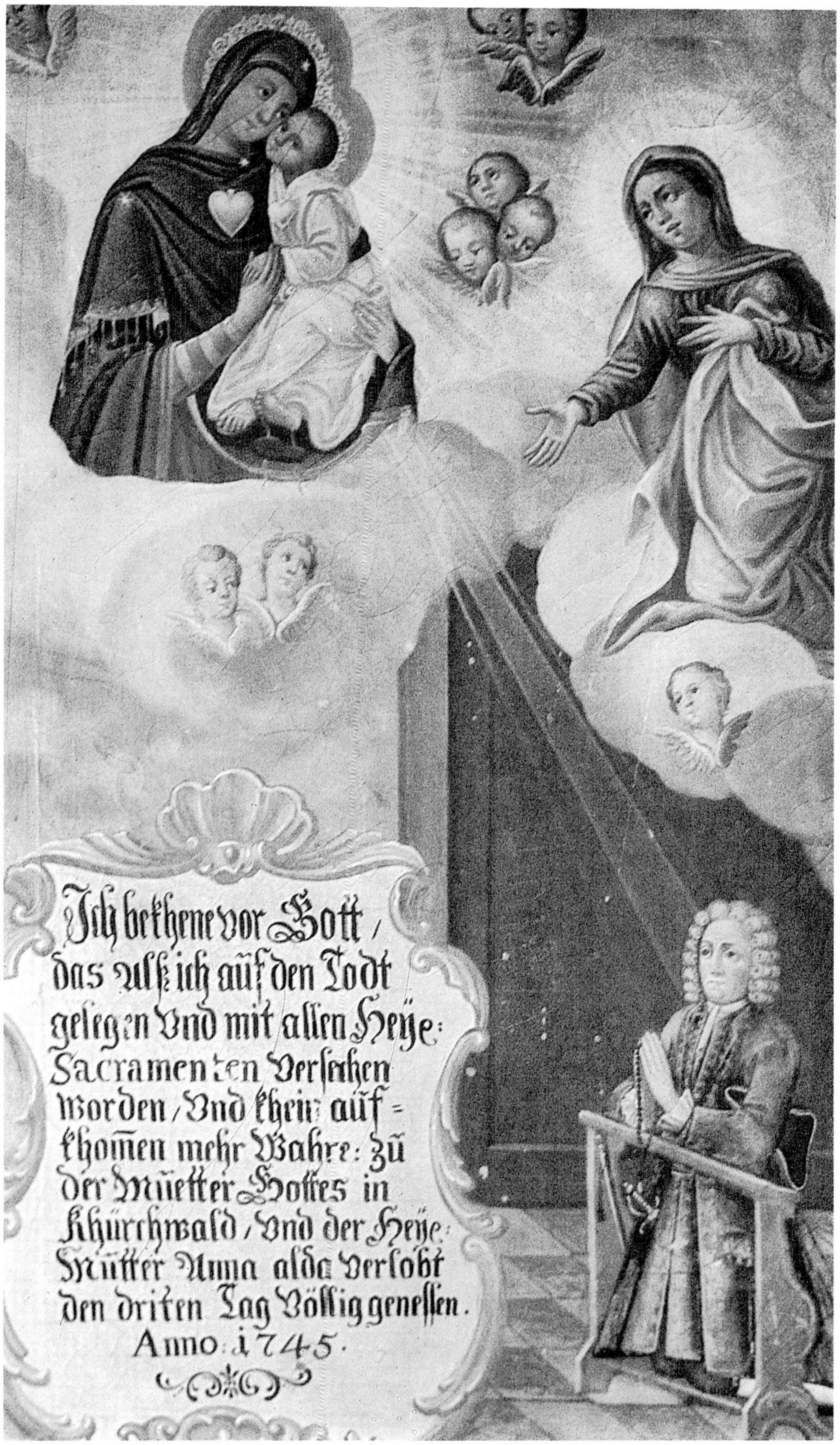
Ich bekhene vor Gott /
das Alß ich auf den Todt
gelegen Und mit allen Heil:
Sacramenten Versehen
worden / Und khein auf=
khomen mehr Ware: zu
der Müetter Gottes in
Khürchwald / Und der Heil:
Müetter Anna alda Verlobt
den driten Tag Völlig genessen.
Anno 1745.

In reizvoller Gegenüberstellung empfiehlt eine kranke Mutter ihr krankes Kind der heiligen Anna, die ebenfalls mit ihrem Kinde dargestellt ist.
St.-Anna-Kapelle in Beckenried in der Schweiz. 1834.

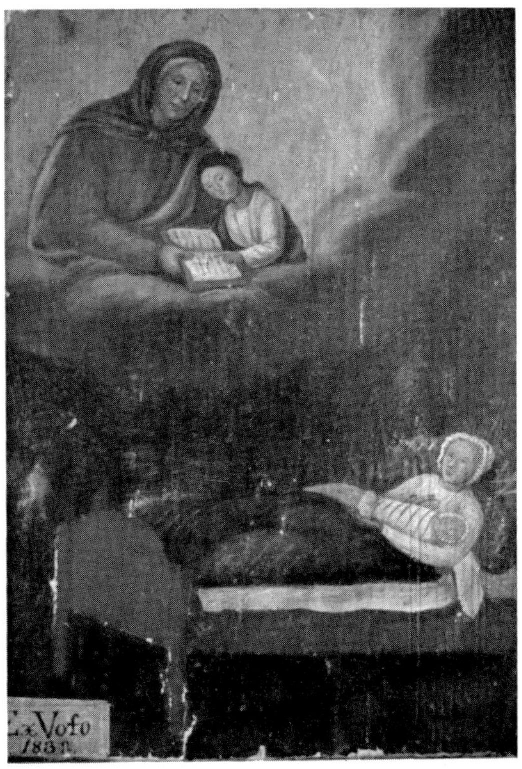
Ex Voto
1834

Das Jesuskind

Unter den Kinderdarstellungen in der Votivmalerei tritt immer wieder die Gestalt des Jesuskindes hervor. Oft erscheint es nur als Nebenfigur, und der Bittsteller wandte sich eigentlich an die Mutter Gottes, die ihr Kind auf dem Schoß oder im Arme hält und zugleich Würde und Glück der Mutterschaft verdeutlicht. Neben ihr gibt es noch andere Patrone, denen das heilige Kind beigegeben ist, und auch diese Tafeln bezeugen, daß der Stifter sein Anliegen nicht dem gewissermaßen zufällig anwesenden Kinde, sondern dem Heiligen selbst unterbreiten wollte.

Man findet aber auch Tafeln, auf denen das Jesuskind ganz im Mittelpunkt steht, Tafeln, die von der göttlichen Allmacht dieses Kindes zeugen und Dank und Verehrung eines Menschen ausdrücken sollen, der von ihm Hilfe in der Not empfing.

Sieht man einmal von der Weihnachtsgeschichte ab, in der die Geburt Jesu geschildert wird, so überliefern uns die synoptischen Evangelien so gut wie nichts über seine Kindheit. Wir erfahren nur, daß die Eltern das acht Tage alte Kind in den Tempel trugen, weil es beschnitten werden und einen Namen erhalten sollte. Dann soll die Familie, um den Häschern des Herodes zu entgehen, nach Ägypten geflohen und nach dem Tode des Tyrannen nach Nazareth zurückgekehrt sein. Später ist erst wieder vom zwölfjährigen Knaben die Rede, der seinen Eltern in Jerusalem abhanden kam und der, als er im Tempel wiedergefunden wurde, eifrig mit den Schriftgelehrten disputierte.

Obgleich Jesus wahrscheinlich aufwuchs wie andere Kinder auch, überrascht es dennoch, über dieses Kind, das die Welt für zweitausend Jahre erleuchten sollte, eine so dürftige Berichterstattung vorzufinden. Das mag auch erklären, warum die Maler das Jesuskind vornehmlich als Säugling abbilden. Die einfachen Votivtafelmaler folgten später dem Beispiel ihrer großen Vorgänger.

Die Kunsthistoriker haben verschiedene Typen des Marienbildes klassifiziert und lassen sich dabei auch durch die Haltung bestimmen, die das Kind zur Gottesmutter einnimmt. Manchmal wird es auf dem rechten, zuweilen auf dem linken Arm getragen oder im Schoß gehalten. Auf manchen Darstellungen herzt die Mutter ihr Kind, in anderen liebkost das Kind seine Mutter. Es ist oft nackt und bloß, zuweilen allerdings auch in ein Kleid und dann nicht selten in ein kostbares Gewand gehüllt. Verschiedene Bilder zeigen das Kind mit Szepter und Krone, den Insignien künftiger Weltherrschaft, oder ein Kind, das irgendein Symbol in der Hand trägt, einen Vogel oder auch eine Weintraube, ein Zeichen, das schon auf den späteren Erlösertod hinweisen soll: so wie man die Traube auspreßt, wird sein sterbend vergossenes Blut den Kelch der Kirche füllen. Zuweilen greift das Kind auch nach einem Apfel, dem Symbol der Sünde, die schon im Paradies begangen wurde, und die Gebärde soll zeigen, daß es geboren wurde, um die Sünde der Welt auf sich zu nehmen.

Unter allen diesen Darstellungen gibt es auf alten italienischen Tafeln eine liebenswerte Variante: Das Jesuskind streckt dem Bittsteller die Arme entgegen. Es ist unbekleidet und trägt, im Gegensatz zum Heiligenschein der

Rechts:
Das von der Madonna gehaltene Jesuskind streckt dem Votanten die Arme entgegen. Votivtafel des Bernardino von Perugia (Ausschnitt). Cesena, Basilika der Madonna del Monte. Ende des 15. Jahrhunderts.

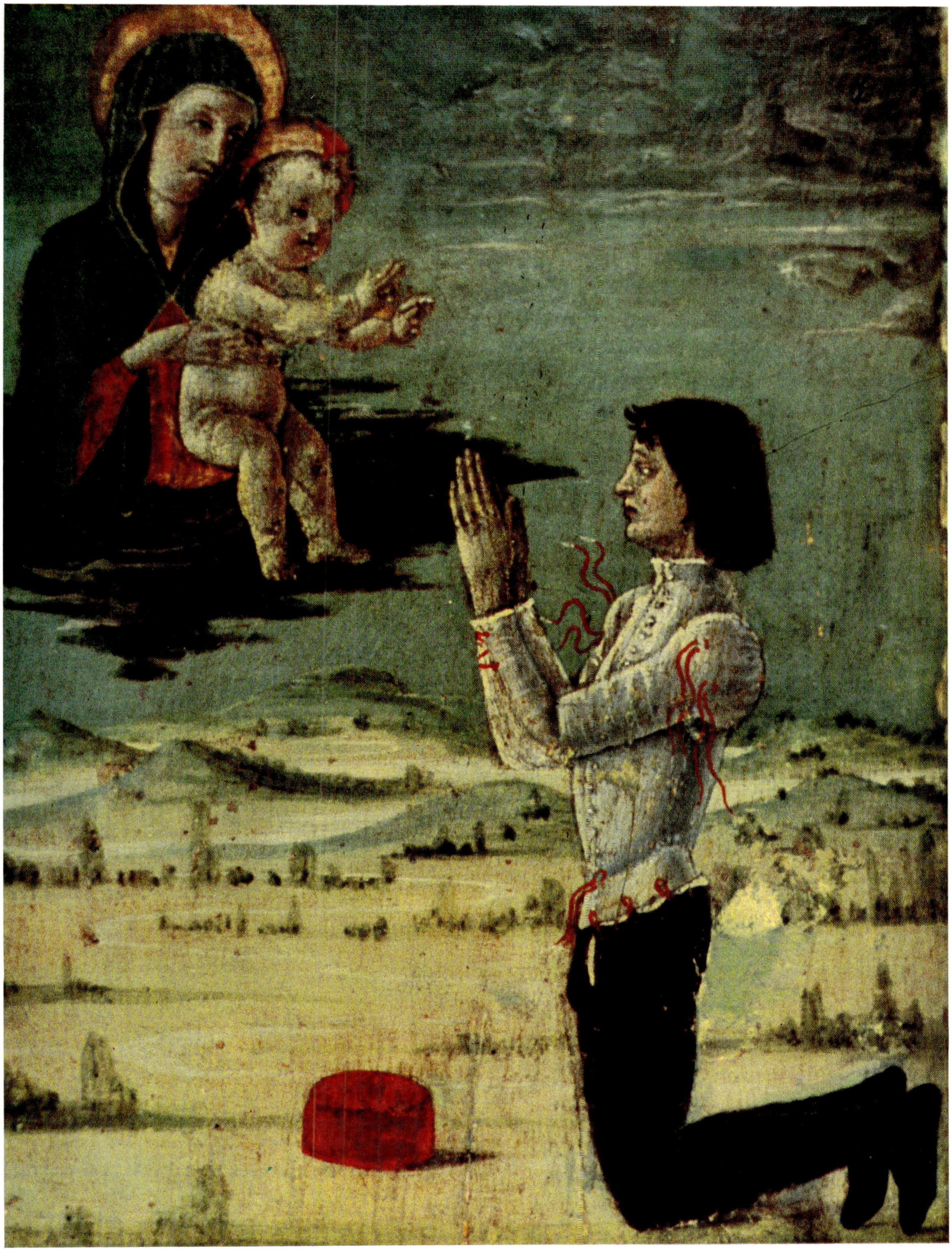

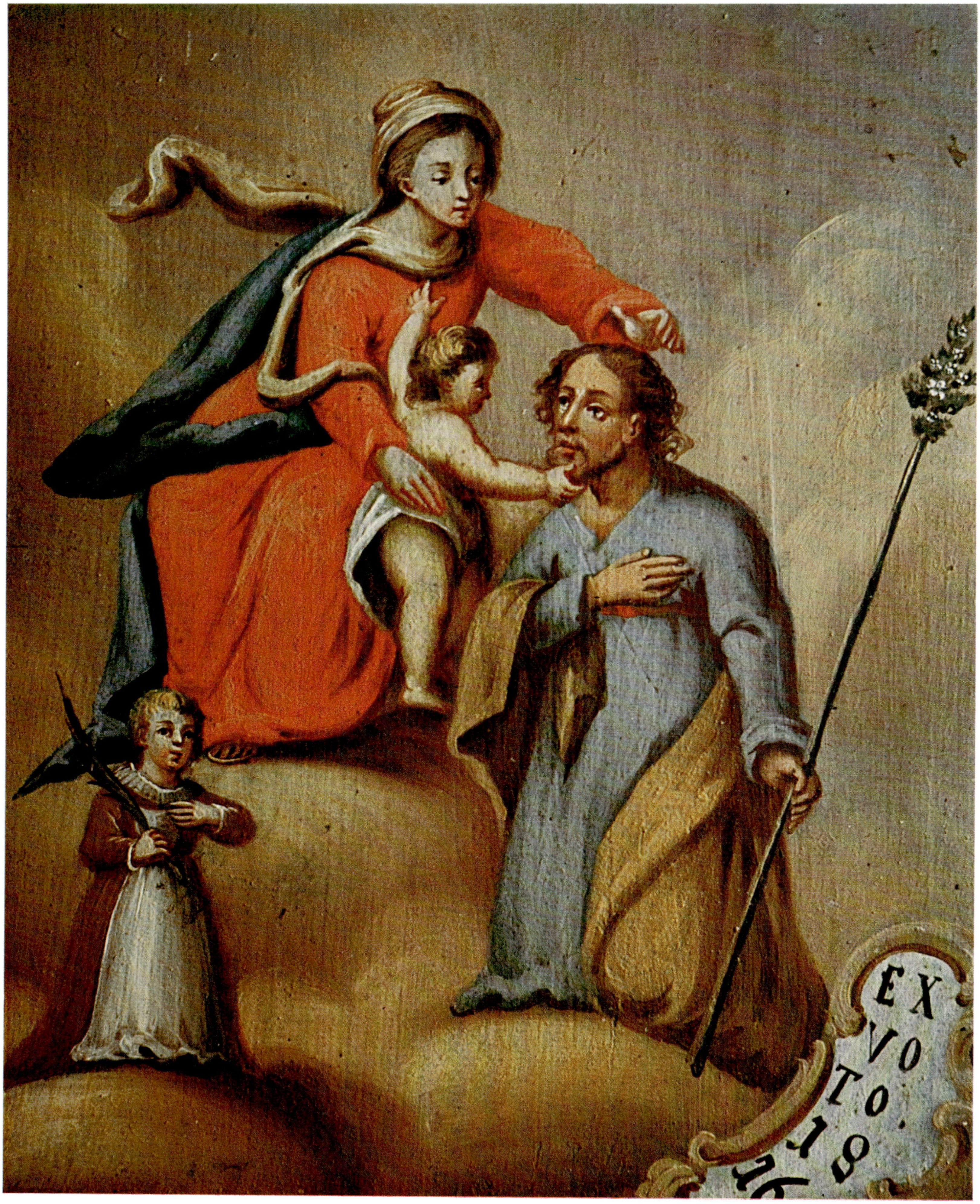
EX VOTO. 18

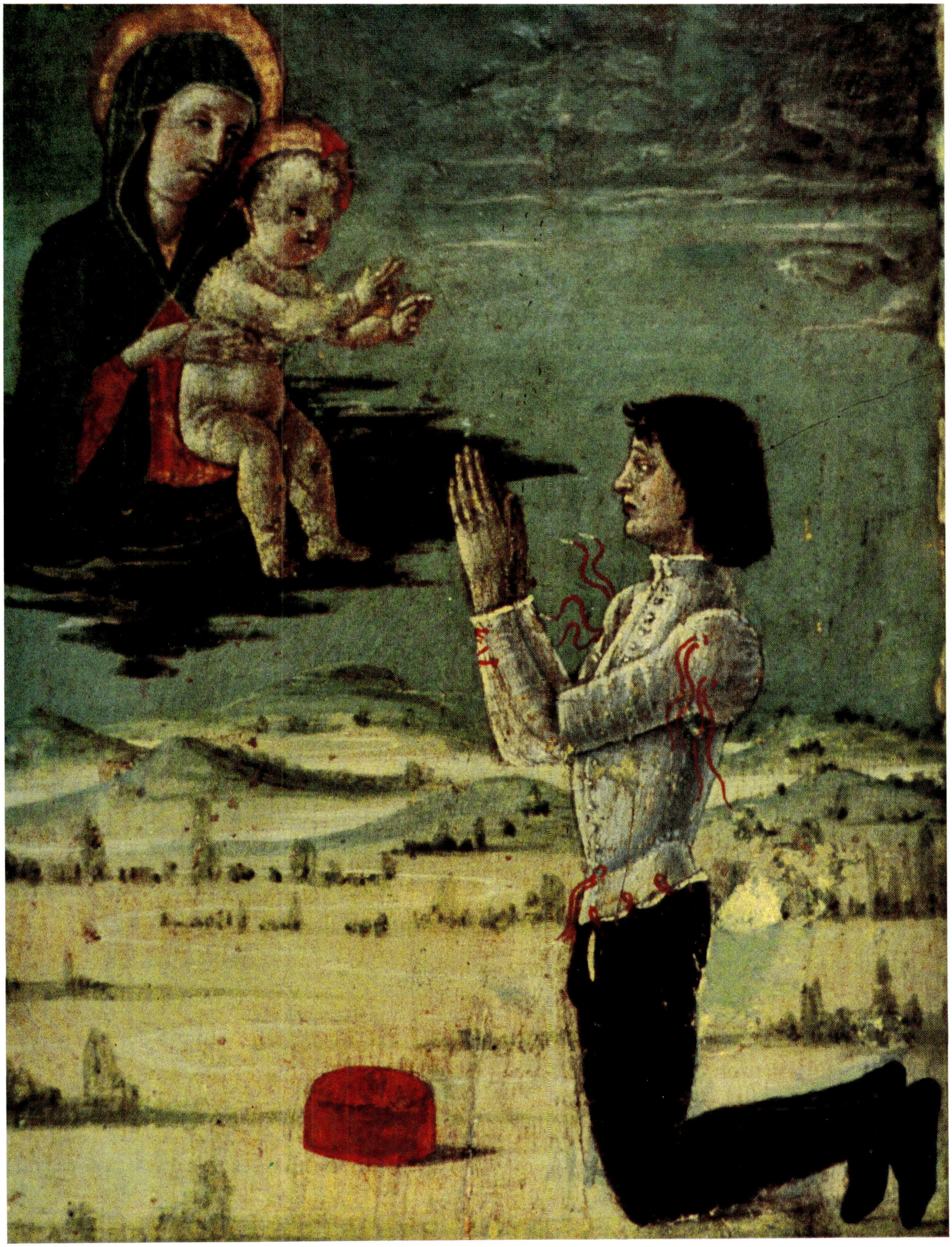

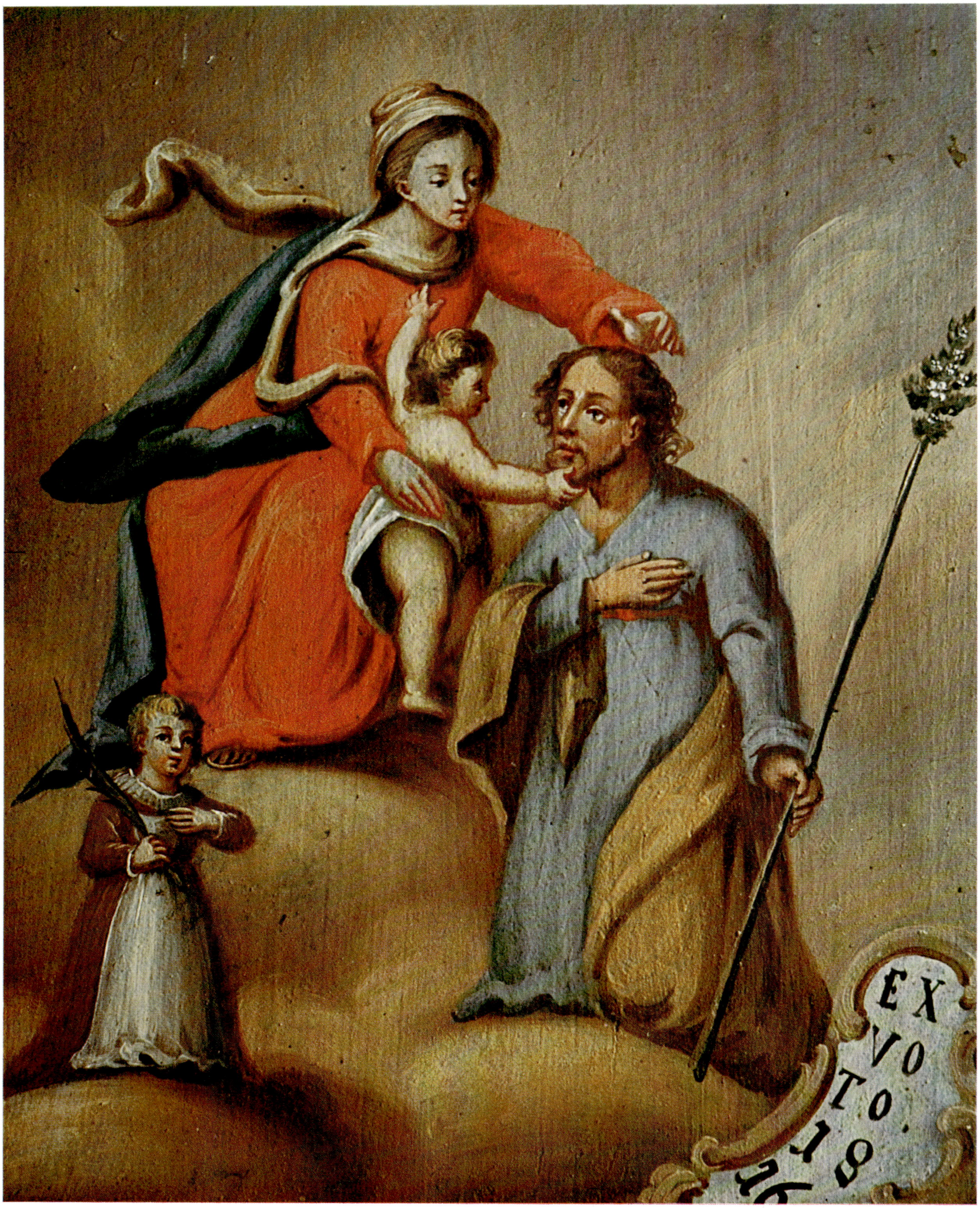
EX
VO
TO.
18

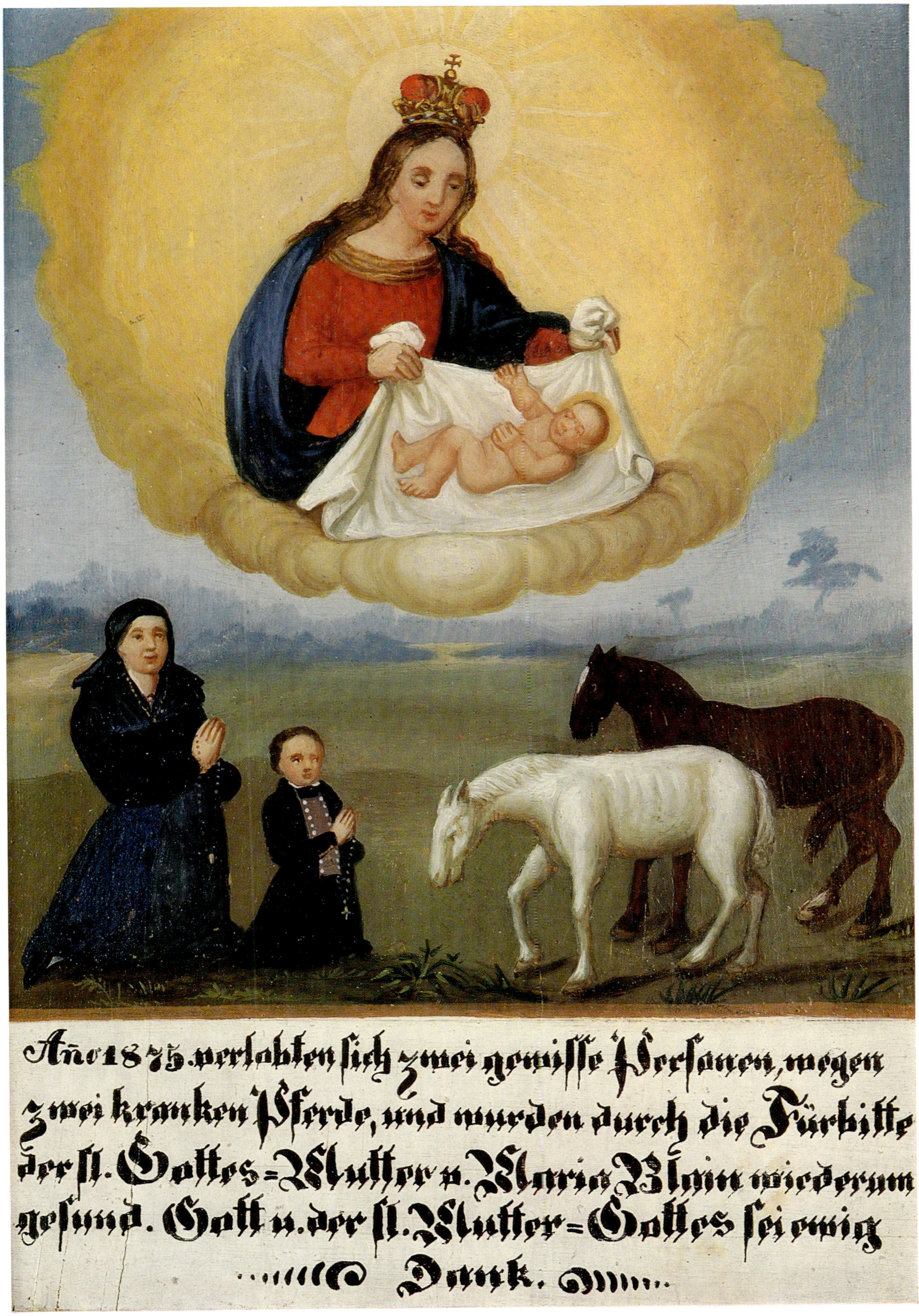
Año 1875. verlobten sich zwei gewisse Personen, wegen
zwei kranken Pferde, und wurden durch die Fürbitte
der hl. Gottes=Mutter v. Maria Blain wiederum
gesund. Gott u. der hl. Mutter=Gottes sei ewig
Dank.

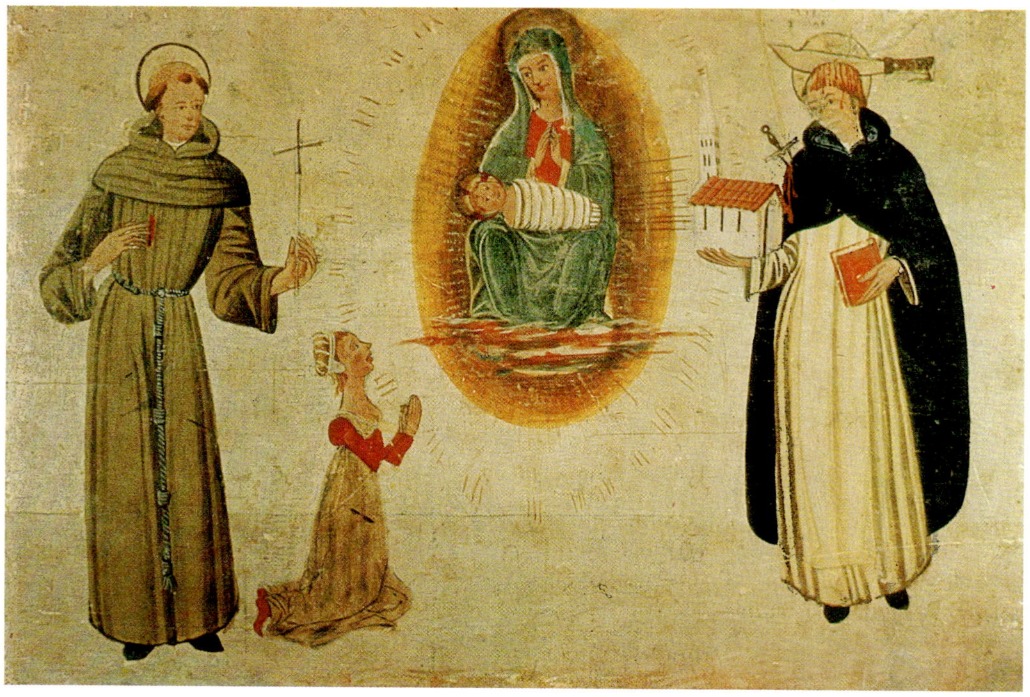

Das in Windeln gewickelte Jesuskind ruht auf den Knien der Madonna. Ihr zur Seite links der heilige Franz von Assisi, rechts Sankt Petrus, der Märtyrer.
Votivtafel aus Cesena, Basilika der Madonna del Monte. 16. Jahrhundert.

Mutter, einen Fallhut oder Türkenbund, wie man ihn früher, auch in Deutschland, den Kindern aufsetzte, wenn sie sich anschickten zu laufen. Oder auf einer Tafel aus Judenstein im Inntal erscheint die heilige Familie in einer Szene, in der sich das Kind zärtlich dem Nährvater Joseph zuwendet.
Manchmal begegnet man auch Votivtafeln mit dem Bild der Madonna lactans. In der sakralen Malerei war diese Darstellung bis zum 8. Jahrhundert nur in Ägypten verbreitet, später erscheint sie auch in der europäischen Malerei, bleibt aber auf Votivtafeln selten. Die stillende Gottesmutter, die nicht ihr Kind einer Amme überließ, wie es irdische Königinnen taten, sollte zweifellos vielen Wöchnerinnen ein Vorbild in der Verpflichtung sein, ihr Kind selbst zu nähren. Die kirchliche Dichtung hat schon früh dazu aufgerufen, und der Benediktiner Otfried von Weißenburg, den Georg Schreiber den ersten deutschen Dichter nennt, sang bereits im Jahre 868:

O Seligkeit der Mutterbrust,
die Christus selber hat geküßt!

Eine undatierte Votivtafel aus dem Heimatmuseum von Telfs in Österreich zeigt eine Gottesmutter, die dem in Windeln gehüllten Jesuskind die Brust reicht. Der Maler, der leuchtende Farben auftrug, hat sich streng an die alte Vorschrift des Johannes Damaszenus gehalten, die einen blauen Himmelsmantel und ein purpurnes Gewand für die Madonna verlangt. Weit älter als dieses Bild, aber in der Darstellung des Jesuskindes ähnlich, ist eine Tafel aus Cesena: hier thront Maria, von einem Strahlenkranz umflossen, in einer Mandorla und wiegt ihr Wickelkind auf den Knien.
Dann und wann trifft man auch Tafeln, die den größeren Jesus zeigen, wie ein Münchener Bild, auf dem er zwischen Maria und Joseph dargestellt ist.

Seite 154:
Zärtliche Hinwendung des Jesuskindes zu seinem Nährvater Joseph.
Votivtafel aus der Wallfahrtskapelle Judenstein in Tirol. 1816.

Seite 155:
Maria wickelt ihr Kind.
Votivtafel aus der Wallfahrtskirche Maria Plain in Österreich. Museum für Deutsche Volkskunde, Berlin. 1875.

Das säugende und in Windeln gewickelte Jesuskind. Die Darstellung der stillenden Gottesmutter bleibt in der Votivmalerei selten. Votivtafel aus dem Heimatmuseum Telfs in Österreich. 18. Jahrhundert.

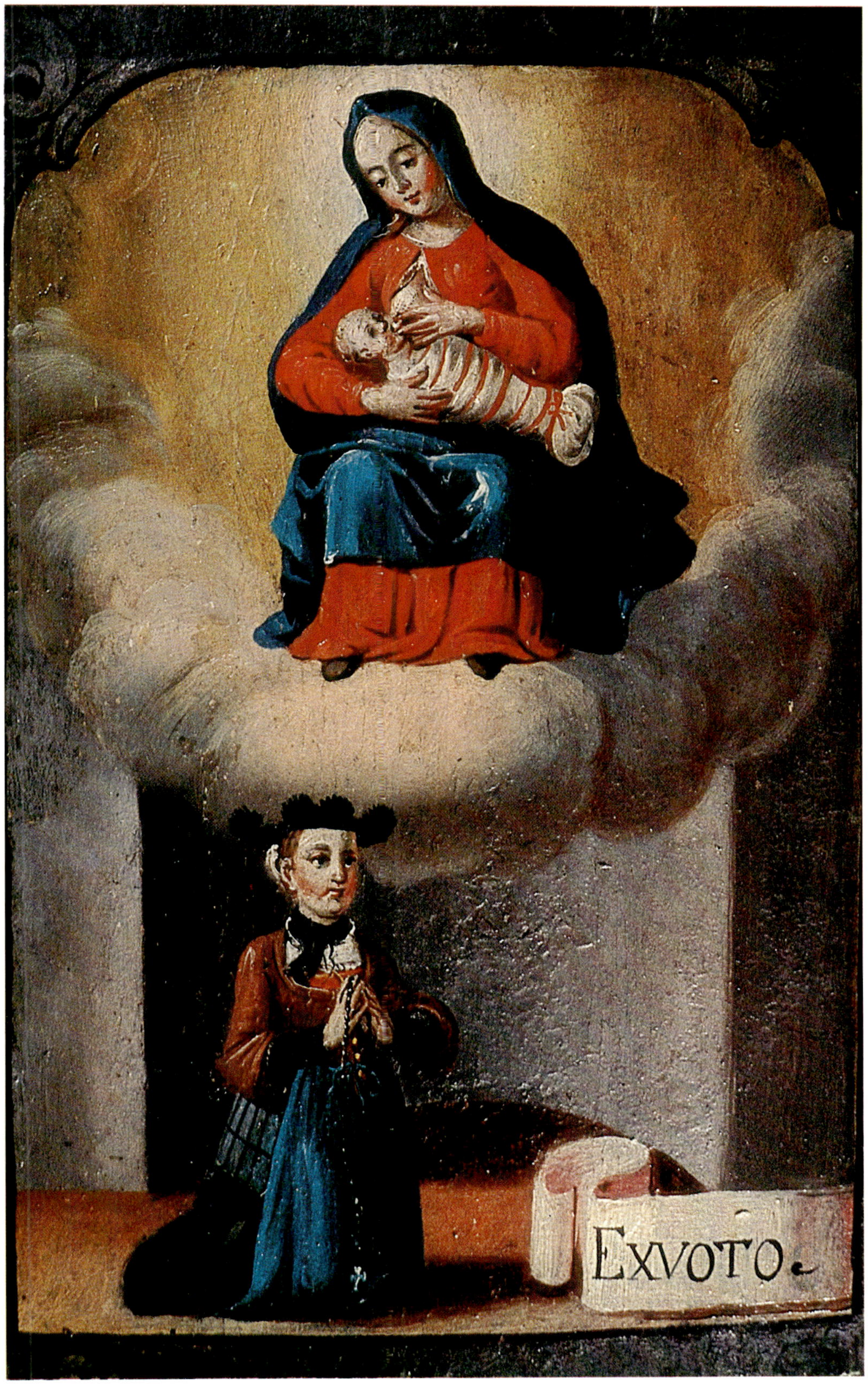

Eine Mutter betet für die Gesundheit ihres Wiegenkindes zur heiligen Familie. Seltene Darstellung des Jesusknaben. Votivtafel aus dem Bayerischen Nationalmuseum in München. 1821.

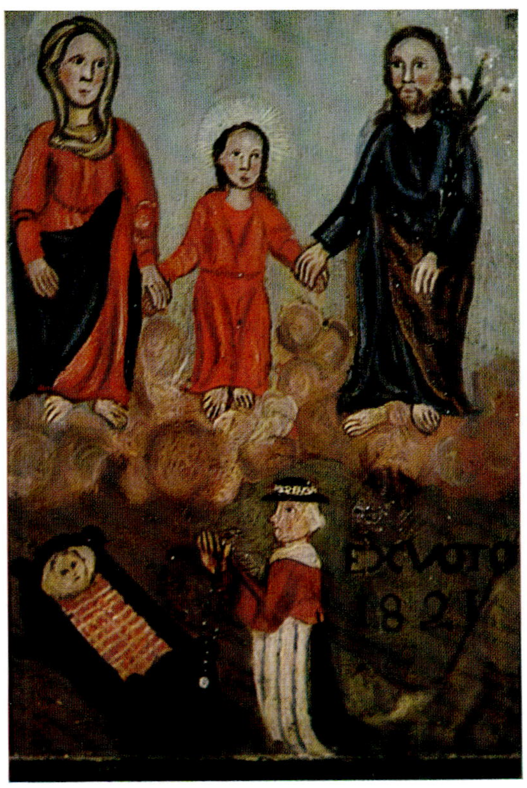

Der Knabe, der an der Hand der Eltern dahinschreitet, mag vielleicht der Zwölfjährige sein, der für einen Tag im Tempel verlorenging.
Die altchristliche Kunst hat das Jesuskind nie allein abgebildet. Es erscheint immer in einer belebten Szenerie. Erst seit dem Mittelalter, etwa seit 1300, gibt es Bilder, die nur das Kind zeigen. Und dann schält sich in der großen Malerei der Typus des Schmerzenskindes heraus: das schlafende Jesus-

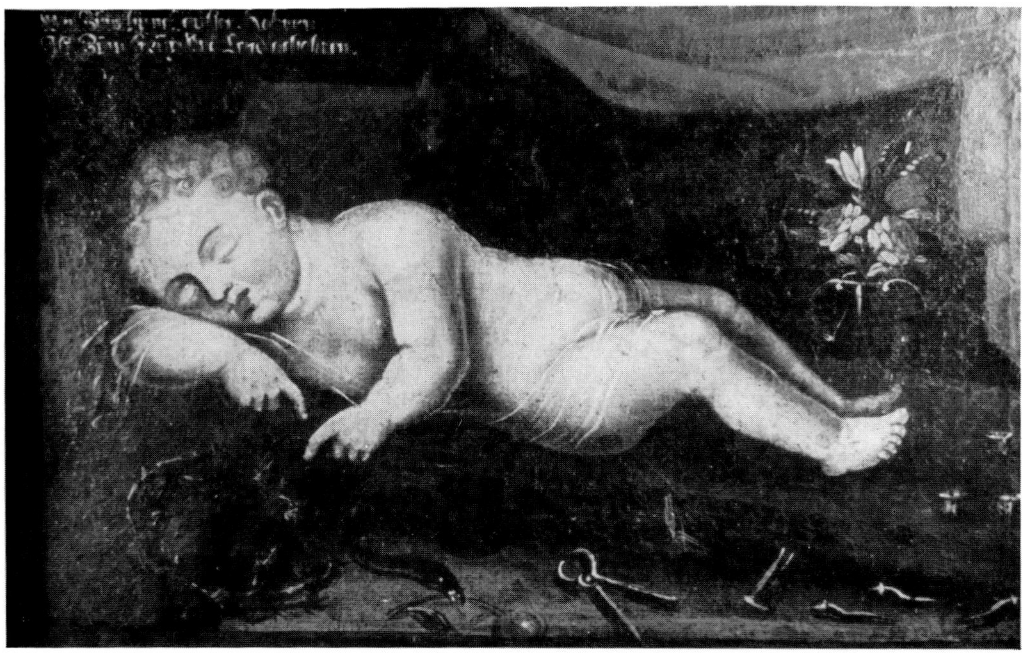

Das arglos auf dem Kreuz schlafende Jesuskind, umgeben von Schlangen und Marterwerkzeugen.
Votivtafel aus der Wallfahrtskapelle Hochstätt in Schwaben.

kind, das auf einem von Schlangen umwundenen Totenkopf oder auf dem harten Holz des Kreuzes ruht. Neben ihm sind die Leidenswerkzeuge, Hammer, Zange und Nägel, ausgebreitet. So zeigt es auch eine Votivtafel aus Hochstätt. Das in einen zarten Schleier gehüllte Kind ist auf dem Kreuz in Schlaf gesunken. Aus dem Dunkel kriechen Schlangen als Symbol der Sünde hervor, und darüber blüht als Zeichen der Vergänglichkeit ein Strauß schnell hinwelkender Blumen. Zoepfl hat diesem Motiv eine ausführliche Studie gewidmet und dargelegt, es weise auf die alte Vanitas-Darstellung hin, auf die Nichtigkeit der Welt und die Nähe des Todes. Wirklich liegt in diesem Bilde ein erschütternder Kontrast: das arglose Kind ergibt sich gleichsam voller Vertrauen in sein blutiges und qualvolles Schicksal. Eduard Mörike schrieb beim Anblick eines solchen Bildes:

Sohn der Jungfrau, Himmelskind, am Boden
auf dem Holz der Schmerzen eingeschlafen,
das der fromme Meister, sinnvoll spielend,
deinen leichten Träumen unterlegte . . .

Oft wird die Darstellung des Jesuskindes von der örtlichen Wallfahrtslegende bestimmt. In Vierzehnheiligen erscheint es in einem Kreis von Kindern, deren Zahl den vierzehn Nothelfern entspricht, einem Kollegium von Heiligen, das seit dem Beginn des 14. Jahrhunderts verehrt wird und das bei der damals ausbrechenden Pest in hohem Rufe stand. Die Legende von Vierzehnheiligen datiert hundert Jahre später: am 24. September 1445 fand der Schäfer des Zisterzienserklosters Langheim, als er abends seine Schafe durch die Dunkelheit nach Hause trieb, auf dem Felde ein weinendes Kind, das von einem sanften Leuchten umgeben war. Er trat hinzu und wollte es aufheben, da verschwand es vor seinen Augen. Einige Monate später sah er es wieder, es trug ein rotes Kreuz auf dem Herzen und war von vierzehn rot-weiß gekleideten Kindern umgeben. Die Votivtafeln der

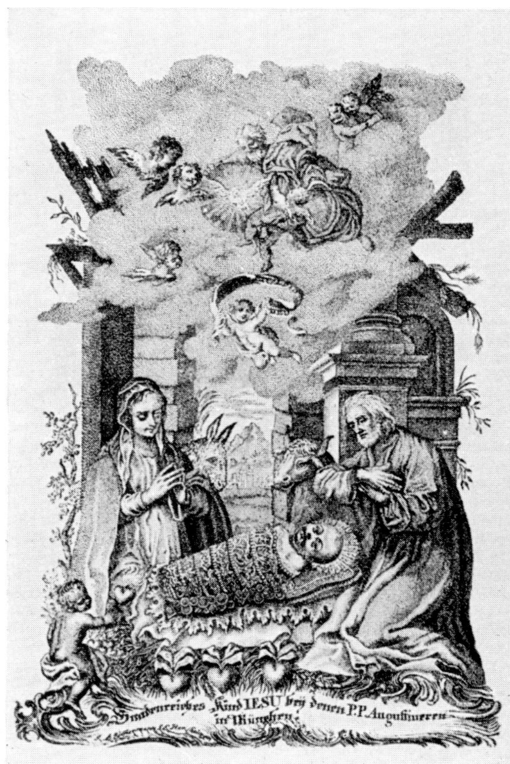

Das Münchener Augustiner-Christkindl, Andachtsbild um 1760.

Besondere Darstellung des Jesuskindes, das ein Kreuz auf der Brust trägt, im Kreis von vierzehn rot-weiß gekleideten Kindlein. Wallfahrtskapelle Vierzehnheiligen in Franken.

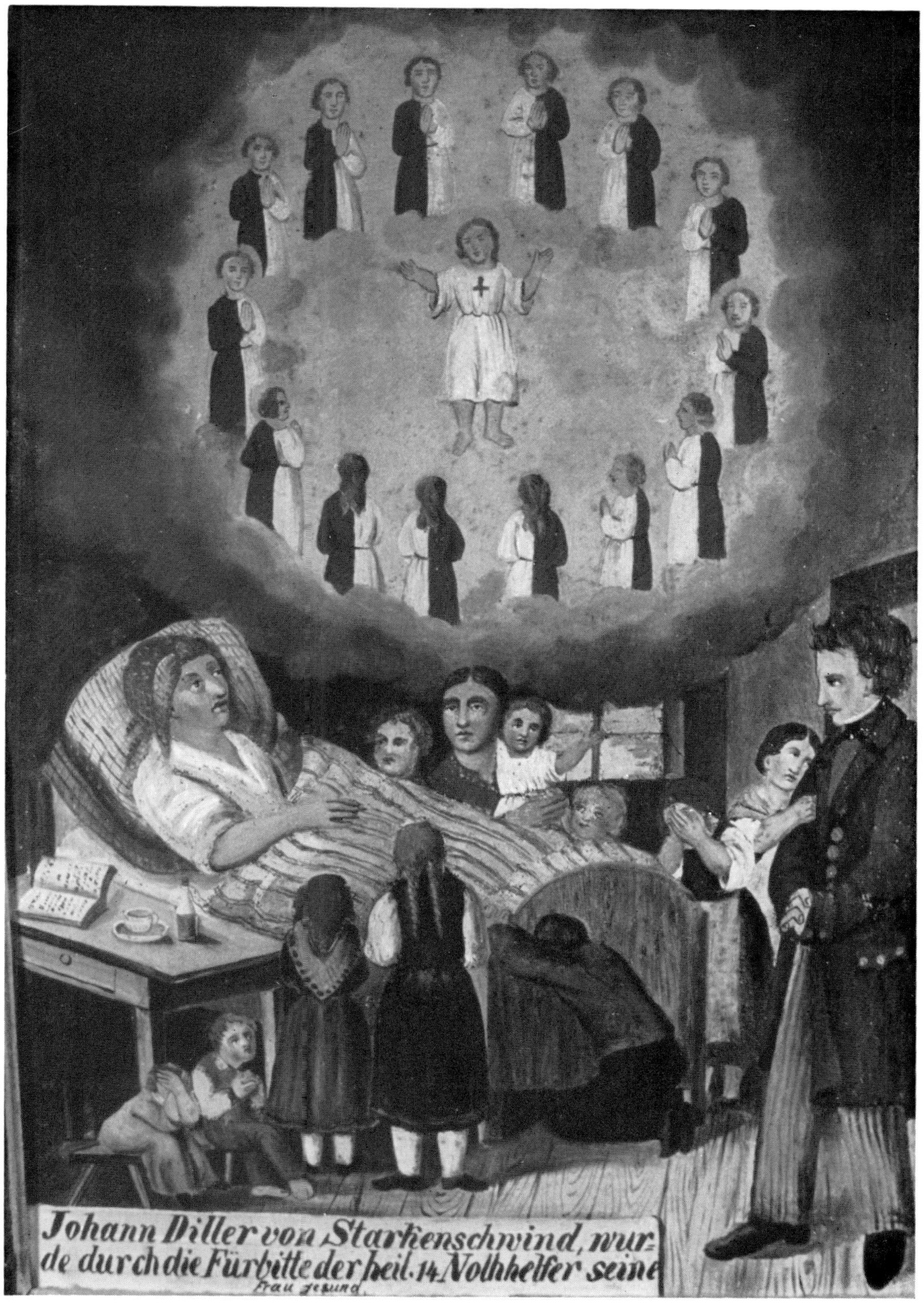
Johann Diller von Starkenschwind, wur:
de durch die Fürbitte der heil. 14 Nothhelfer seine
Frau gesund.

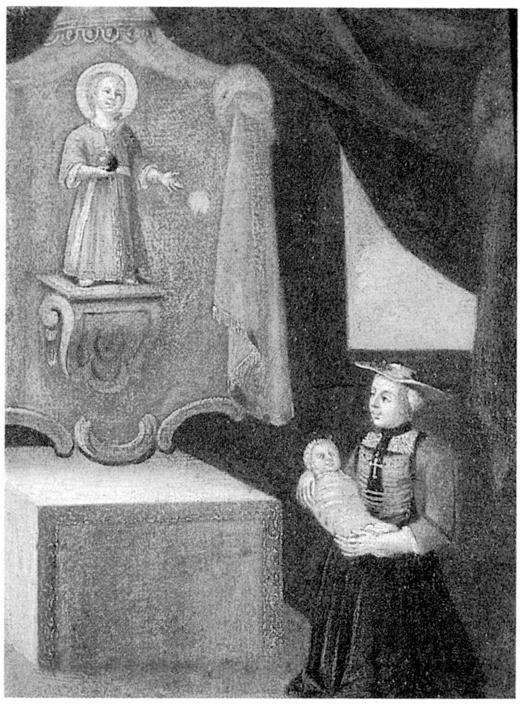

Eine Mutter bittet das Sarner Kindlein um Hilfe für ihren kranken Säugling. Frauenkloster Sarnen in der Schweiz. 1792.

Nothelferkapelle von Vierzehnheiligen haben die Darstellung des Jesuskindes in dieser Gruppierung bis auf den heutigen Tag bewahrt.
Es gibt, über die Lande verstreut, eine Reihe von berühmten Jesuskindern, zu denen seit Jahrhunderten die Wallfahrer gepilgert sind. Während der Barockzeit wurde in München das »Augustiner-Christkindl« verehrt, ein wächsernes Fatschenkind, das besonders zu Weihnachten, in Windeln gelegt und mit Schmuck überhäuft, dem Volke gezeigt wurde. Um das berühmte Santo Bambino von Ara Coeli zu Rom versammeln sich Kinder zu ihren Andachten bis auf den heutigen Tag.
Manche dieser Jesuskinder erscheinen auch auf Votivtafeln. Das Urbild ist

immer eine Plastik aus Wachs, Holz oder Elfenbein. Beliebt wurden diese Figuren etwa von 1300 an, besonders in den Frauenklöstern. Wie ein heiliges Spielzeug hüllten die frommen Schwestern das Kind in schöne Gewänder, trugen es in ihren Armen, schaukelten es, besonders zur Weihnachtszeit, in der Wiege und sangen fromme Kinderlieder.

So geschah es von alters her im Kloster Maria-Medingen, das sich inmitten blühender Wiesen am Rande der Donauebene bei Dillingen ausbreitet. Um die Mitte des 13. Jahrhunderts gegründet, war es lange von Dominikanerinnen bewohnt. Im Jahre 1306 begehrte eine zarte Novizin die Aufnahme in den Orden. Sie hieß Margareta Ebner und war erst fünfzehn Jahre alt. Es war die Zeit, in der »der Herbst des Mittelalters« begann, die hohe Zeit der Mystik, der allgemeinen Gottessehnsucht. In der Welt stritten Kaiser und Päpste. Die Pest ging durch das Land, und Hungersnot und Geißlerscharen folgten ihr auf dem Fuße. Zu dieser Zeit führte Margareta Ebner in der Stille ihres Kloster ein Leben, das ganz auf Gott gerichtet war. Sie tauschte Briefe mit Johannes Tauler und Heinrich Seuse, den Schülern Meister Eckarts, besonders aber mit Heinrich von Nördlingen. »Ich habe«, schrieb sie, »ein sehnsüchtiges Verlangen, an einem Orte zu sein, wo mich niemand wüßte als Gott allein.«

Sie starb 1351. Ihre Gebeine ruhen in einer Seitenkapelle der Klosterkirche, die heute von Franziskanerinnen betreut wird. In dieser Kapelle steht die Figur des Jesuskindes, die angeblich der großen Mystikerin im Jahre 1344 geschenkt wurde. Votivtafeln bilden sie ab und rühmen die Hilfe, die Menschen in Not und Bedrängnis durch das heilige Kind und durch die Fürbitte der Nonne Margareta empfingen.

Weit über die Grenzen der Schweiz hinaus dringt der Ruf des Sarner Kindleins. Als im Jahre 1615 die Benediktinerinnen des Klosters Engelberg ihr von einer Feuersbrunst zerstörtes Haus verlassen mußten und nach Sarnen übersiedelten, brachten sie die hölzerne Figur eines Jesuskindes mit. Es war nur eine einfache Schnitzarbeit, aber sie trug ein Prunkkleid, das die Königin Agnes von Ungarn geschenkt hatte. Wie viele andere Pilger war sie 1325 zu dem wundertätigen Kind nach Engelberg gekommen.

Begonnen hatte das Wunder an einem Weihnachtsabend, der nicht näher zu datieren ist. Damals lag im Kloster Engelberg eine Schwester auf dem Krankenlager und konnte nicht an der mitternächtlichen Christmette teilnehmen. Sie bat darum, ihr das Jesuskind, den »kleinen König«, in die Zelle zu bringen, um mit ihm die Andacht zu verrichten. Mit einem Male bewegte sich das Kind. Es zog das rechte Bein an und stützte mit dem Knie die Weltkugel, die es in der Hand trug. Gleichzeitig legte es die linke Hand auf das Herz. Vom Gottesdienst zurückgekehrt, erkannten auch die anderen Schwestern die Veränderung, die an der Figur vorgegangen war, und bald flog die Nachricht von diesem Wunder durch das Land. Schnell entwickelte sich eine Wallfahrt, die mit der Übersiedlung der Nonnen auch in Sarnen weiterblühte.

Im Jahre 1964 zerstörte ein Erdbeben die Abtei in Sarnen, aber die Figur des Christuskindes wurde gerettet. Heute steht sie in einem modernen Kirchenbau und zieht nach wie vor viele Hilfesuchende an. Sie empfangen an der Klosterpforte ein Stück schneeweißes Leinen, das durch Berührung des heiligen Kindes geweiht wurde und nun Wunden heilt und Krankheiten vertreibt, wenn man es auf den Körper legt. Von Zeit zu Zeit veröffent-

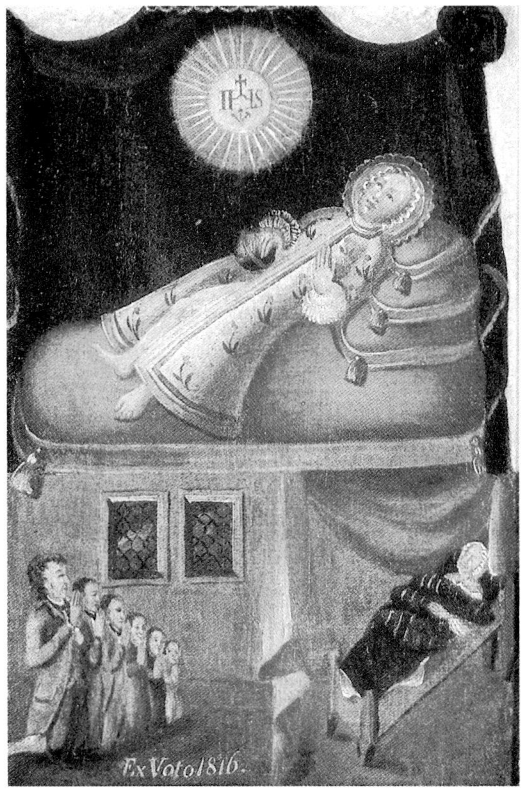

Das Sarner Jesuskind, das hier dargestellt wird, wie es mit offenen Augen auf einem reichen Lager ruht. Kloster Sarnen in der Schweiz. 1816.

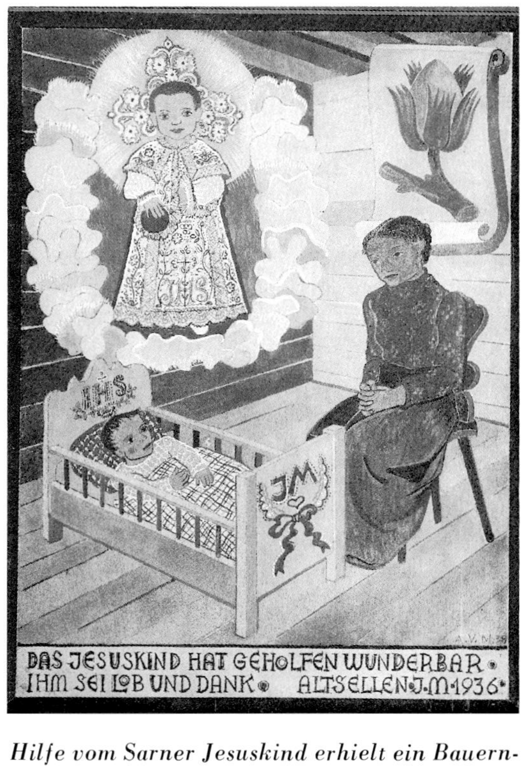
DAS JESUSKIND HAT GEHOLFEN WUNDERBAR·
IHM SEI LOB UND DANK· ALTSELLEN J.M.1936·

Hilfe vom Sarner Jesuskind erhielt ein Bauernkind, dem eine Haselnuß im Halse steckenblieb. Votivtafel im Kloster Sarnen. Gemalt von Annemarie von Matt. 1936.

Rechts:
Anrufen des Jesuskindes durch Fürbitte der seligen Margaretha Ebner.
Votivbild aus der Klosterkirche Maria Medingen in Schwaben. 1726.

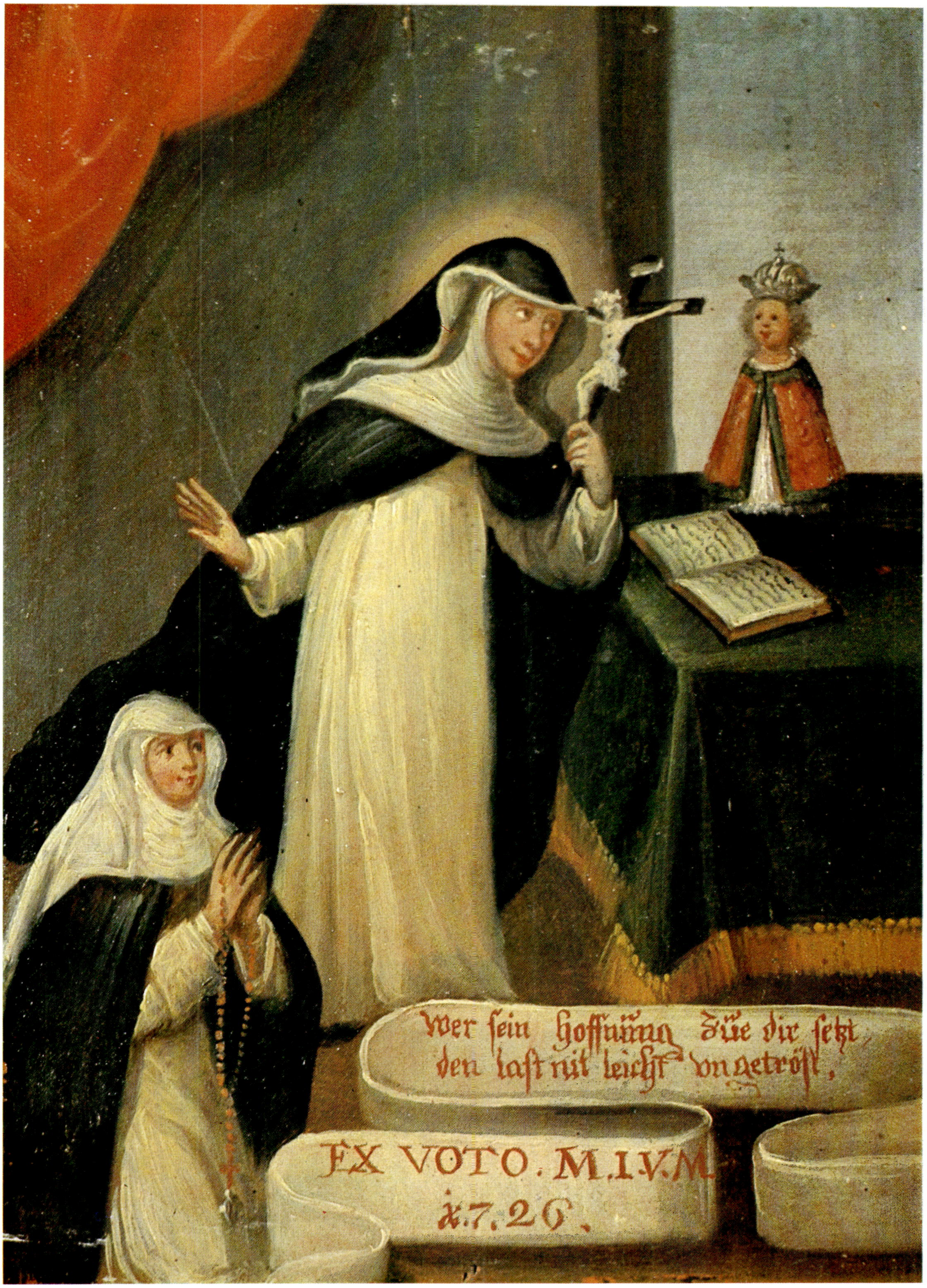
Wer sein hoffnung zue dir sezt
den lasst nit leicht vngetröst,
EX VOTO. M.I.V.M.
A.7.26.

licht der Konvent einen Teil der Dankesschreiben, die dem Kloster zugehen. Da heißt es: »12. November 1972. Mein Großkind hatte schon bei der Geburt eine Magenausgang-Verengung. Kaum einen Monat alt, sollte es operiert werden, da es immer alles erbrechen mußte. Wir legten ihm ein Hemdchen an, das am Gnadenbild berührt worden war. Von der Stunde an war das Kind geheilt, und es entwickelt sich nun prächtig.«
In Sarnen gibt es noch Votivtafeln aus jüngster Zeit. Auf einigen wird das Kind in einer Weise dargestellt, die an den Anapeson-Typus des Christusbildes in der großen Malerei erinnert: das Kind ruht auf einem reichen Lager, mit offenen Augen, die Rechte hält die Weltkugel, die Linke liegt auf dem Herzen. Mit offenen Augen, wie der Löwe, dessen Augen sich im Schlaf nicht schließen und dessen Junge wie tot zur Welt kommen und erst am dritten Tage zum Leben erweckt werden. So erweckt Gottvater seinen Sohn vom Tode und holt ihn ins Leben zurück.
Weithin berühmt ist das Prager Jesuskind. Es hat eine lange Geschichte. Im November 1620 schlug ein kaiserlich-bayerisches Heer am Weißen Berge vor Prag die Truppen des protestantischen Winterkönigs in die Flucht. Dieser Sieg leitete die Gegenreformation in Böhmen ein. Im folgenden Jahre übernahmen die Karmeliter eine ehemals protestantische Kirche in Prag und weihten sie der Mutter Gottes zum Siege. Die Baronin Herzogenberg erzählt: »1628 schenkte Polyxena von Lobkowitz den Mönchen eine kleine Wachsfigur, etwa 60 Zentimeter hoch, die ihre Mutter, eine geborene Prinzessin Manriquez de Lara, aus ihrer Heimat Spanien mitgebracht hatte. Das liebliche Jesukind wurde bald ›der kleine König‹ genannt; die Karmeliter schrieben ihm Wunderkraft zu; so soll es Prag vor der Pest und im Siebenjährigen Krieg vor der Zerstörung bewahrt haben. Berichte von Heilungen und wunderbaren Begebenheiten schrieb man auf, und schließlich wurden Bücher über dieses wunderbare Kind von Prag herausgegeben. In allen Niederlassungen des Karmel, auch in den Frauenklöstern wurden Kopien des Prager Jesulein aufgestellt, und seine Verehrung verbreitete sich rasch. So kam es, daß etwa die Kaiserin Maria Theresia dem ›kleinen König‹ einen Besuch abstattete, um ihm ein selbstgefertigtes Kleidchen aus grünem Samt, reich mit Gold bestickt, zu schenken. Votivgaben hatten sich bereits in großer Menge angesammelt, und immer neue kamen hinzu, besonders kostbarer Schmuck. Auch heute noch trägt das Jesuskind seine weiten, steifen Kleider, die an einen Chormantel erinnern. In der Linken hält es die vom Kreuz gekrönte Erdkugel, die Rechte segnet. Das Haupt ist von einer übergroßen Krone bedeckt.«
Die Kunde vom hilfreichen Prager Jesuskind verbreitete sich weit nach Süddeutschland hinein, wo es heute noch in hohem Rufe steht.
Das Jesuskind erscheint auch als Begleiter verschiedener Schutzheiliger. Am bekanntesten ist wohl die Christophorus-Darstellung. Die Legende erzählt, er hätte als Ferge die Menschen über einen Fluß getragen. Er war so stark, daß die Strömung ihn nicht fortriß, und so groß, daß er die Flut überragte. Einmal trug er ein Kind, das lastete schwerer als alle anderen Menschen auf seinen Schultern, und er sprach: »Mir ist, als läge die Welt auf mir.« Und das Kind antwortete: »Mehr als die Welt. Denn du trägst den, der Himmel und Erde erschuf.« Dann taufte es den Riesen, dessen Kopf von der Last ins Wasser gebeugt wurde und hieß ihn Christophorus, das bedeutet: der Christum trägt.

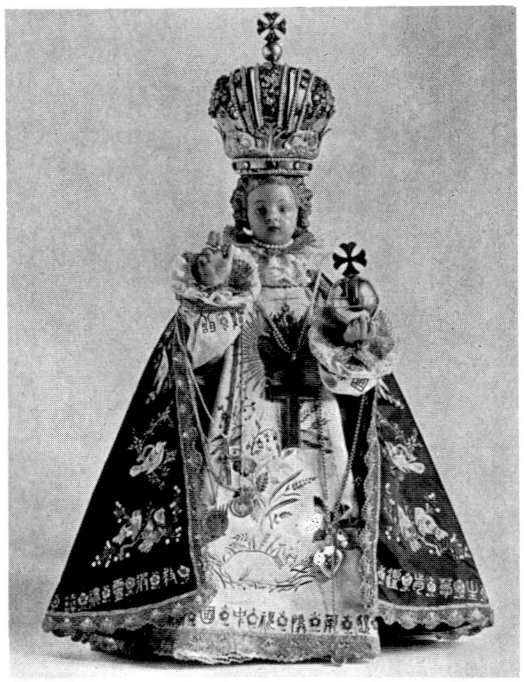

Das Prager Jesuskind in starrem Prunkgewand, mit großer Krone, in der Linken den Reichsapfel haltend, die Rechte segnend erhoben.

Rechts:
Seuchenzüge galten als göttliche Strafe für eine sündige Menschheit. Gottvater selbst schleuderte seine Blitze oder Pfeile auf die Erde hernieder. Wie dieses Bild zeigt, kann aber auch das Jesuskind die todbringenden Pestpfeile abschießen. Unter den Heiligen, die um Gnade für die armen Menschen bitten, erkennt man links Johannes den Evangelisten und rechts vorn die Heiligen Nikolaus und Christophorus. Die Stadt Stein stiftete dieses im Ausschnitt wiedergegebene Pestbild wegen »Abwanderung« der Seuche im Jahre 1648 in die Wallfahrtskirche Maria Langegg in Österreich.

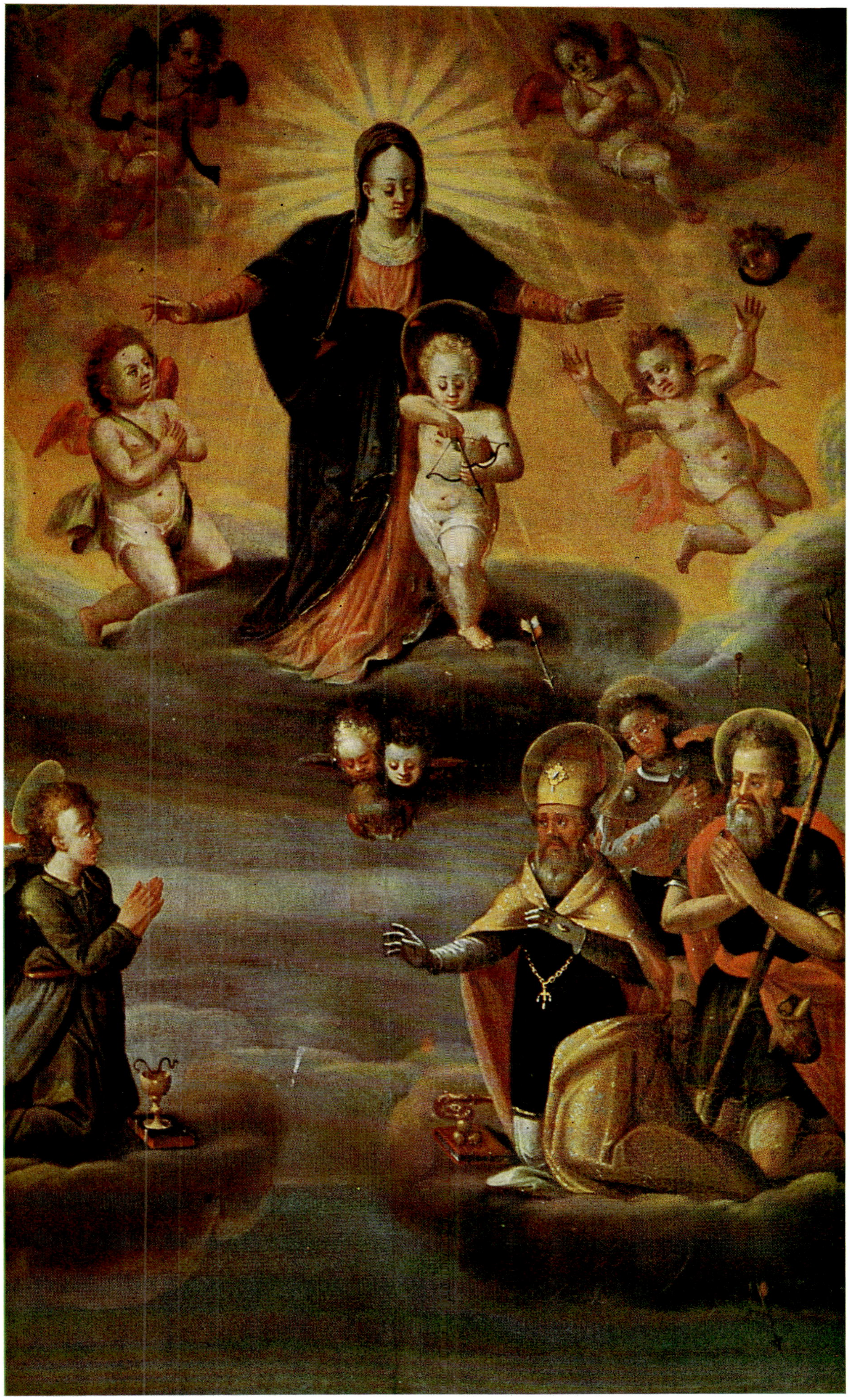

Auch der heilige Antonius von Padua, der schon zu seinen Lebzeiten, im beginnenden 13. Jahrhundert, vom Volke wie ein Heiliger verehrt wurde, hält auf manchen Bildnissen das Jesuskind in seinen Armen. Die Darstellung geht auf folgende Legende zurück: Als er einmal in einem Bürgerhause zu Gast weilte und in seinem Zimmer das Gebet verrichtete, sah der Hausherr durch das Fenster, wie Antonius kniend einen Knaben umfing, den noch nie jemand im Hause gesehen hatte. Der Heilige richtete den Blick unverwandt auf das Antlitz des überirdisch schönen Kindes. Es war das Jesuskind.

Manche Schutzheilige erscheinen auch mit ihren eigenen Kindern im Bilde. Die schottische Königin Notburga und auch die heilige Felicitas sind auf Bildern stets von ihren Kindern umgeben, ähnlich wie der heilige Petrus Canisius, der mit den Kindern dargestellt wird, die er unterrichtet. Und schließlich ist das Bild des heiligen Valentin bekannt, der Charemon, einen verkrüppelten und von den Ärzten aufgegebenen Knaben, heilte, bevor er in Rom enthauptet wurde. Er wird oft mit diesem Kinde abgebildet.

Die Figur des Jesuskindes ist in der abendländischen Malerei zum Vorbild für Kinderdarstellungen schlechthin geworden. Man mag sich die alten Maler vorstellen, wie sie in ihren Werkstätten saßen und behutsam auf goldenem Grund die Gestalt des Kindes ausmalten: das rosige Inkarnat des Leibes, das Blau und Rot der Gewänder oder das Weiß der Windeln. Die Figur des Jesuskindes ist aber auch einmal Symbol eines neuen Anfangs in der Weltgeschichte gewesen, und es gibt im christlichen Abendland kaum ein Kind, das nicht andächtig die Geschichte von der Nacht in Bethlehem gehört hätte, als der Stern über dem Stall aufging, in dessen Krippe, zwischen Ochs und Esel, das heilige Kind gebettet wurde, als die Hirten vom Felde herbeieilten und die Könige aus dem Morgenland kamen. In einen weiten Rahmen fügt sich also die Darstellung des Kindes im Votivbild, und sie darf in ihrer unbeholfenen Anmut wohl die Teilnahme aller derer beanspruchen, die ein Herz für Kinder haben.

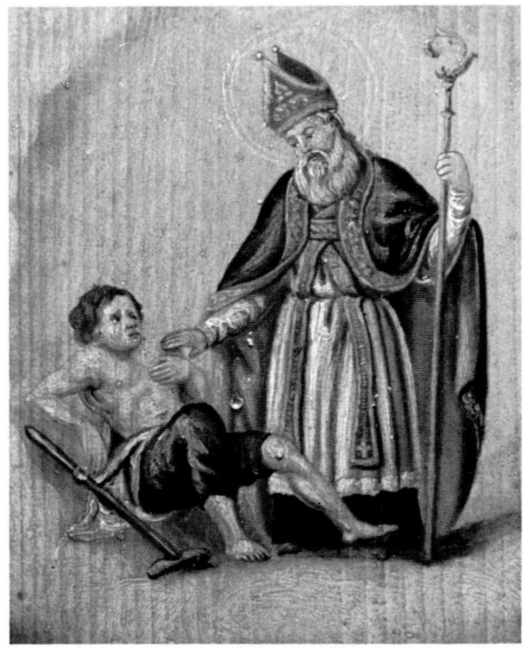

St. Valentin wird oft mit dem Knaben Charemon abgebildet, den er heilte. Wallfahrtskirche Diepoltskirchen in Niederbayern. 1856.

Rechts: Zwei verschiedene Varianten des Jesuskindes auf einer Votivtafel: auf dem Arm der Madonna als kleiner Himmelskönig, in den Armen des heiligen Antonius von Padua als spielendes Kind. Votivtafel aus Frauenried in Oberbayern. 1750.

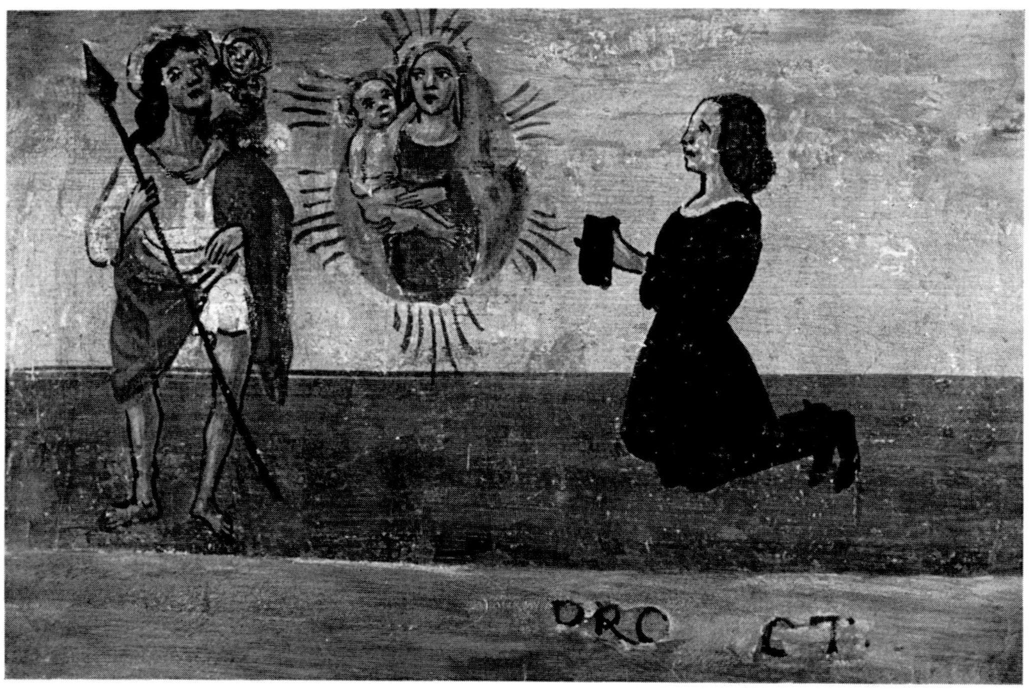

Zweifache Darstellung des Jesusknaben: in den Armen der Madonna und auf der Schulter des heiligen Christophorus. Votivtafel aus der Basilika der Madonna del Monte in Cesena. Frühes 16. Jahrhundert.

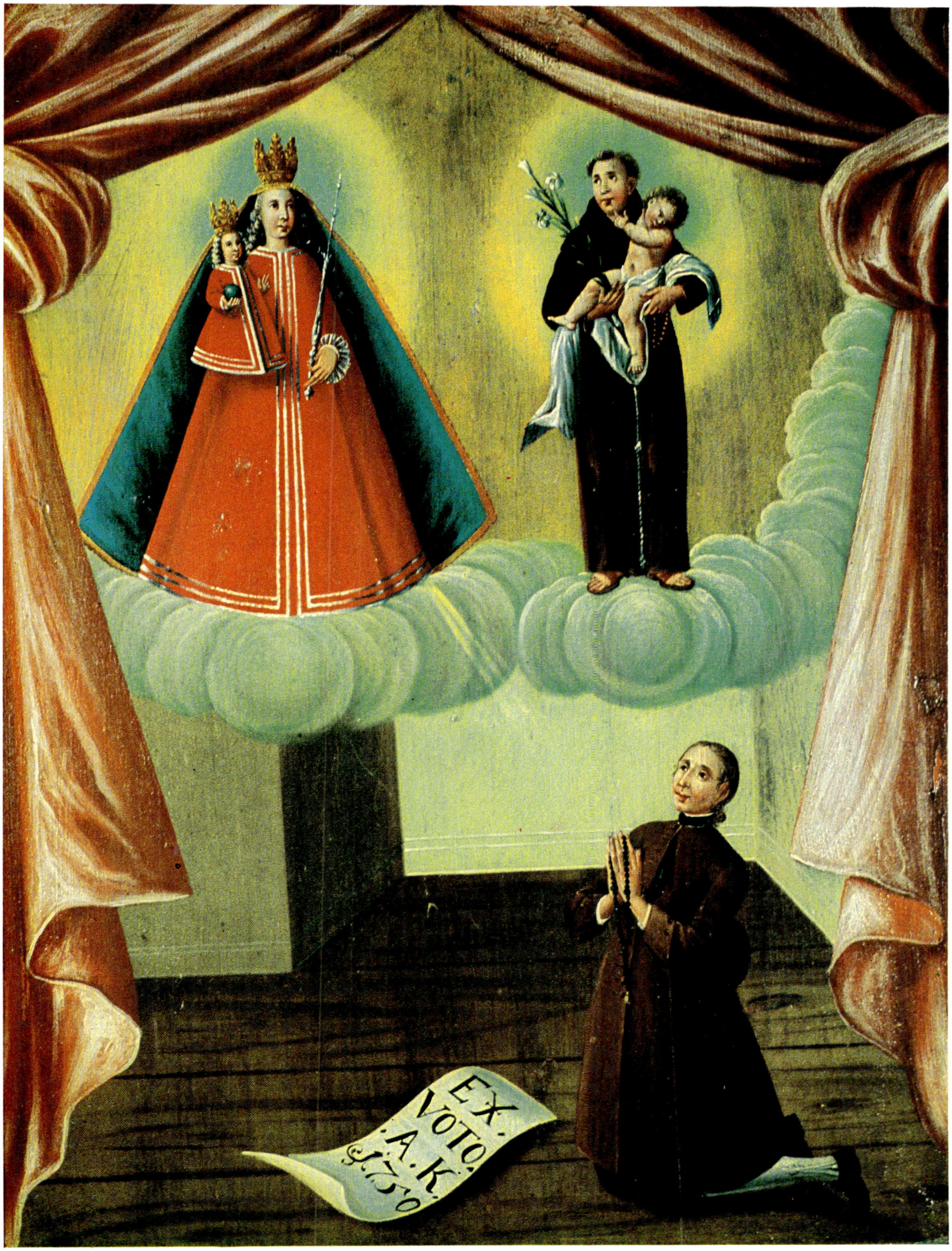
EX.
VOTO.
A.K.
1750

Bei der Niederschrift dieses Buches und dem Sammeln der Bilder habe ich von vielen Seiten bereitwillige Hilfe empfangen. Daher möchte ich mich auch an dieser Stelle noch einmal bei allen bedanken, die mir das Fotografieren in Kirchen, Museen und Klöstern gestatteten und auch bei allen, die den Druck dieses Buches förderten.

Mein besonderer Dank gilt Frau Margarethe Rechl, die mir half, die weit im Lande verstreuten Votivtafeln ausfindig zu machen.

Rat und Unterstützung erhielt ich von Herrn Professor Dr. Wolfgang Brückner, Würzburg; Herrn Hofrat Dr. Franz Colleselli †, dem ehemaligen Direktor des Tiroler Volkskundemuseums in Innsbruck; Herrn Dr. Giovanni Giovannini, Montecatini-Terme; Frau Dr. Nina Gockerell, München; Herrn Präsidenten Dr. Ennio Gori und Herrn Avv. Natale Graziani, Montecatini-Terme; Herrn Professor Dr. Wolfgang H. Hein, Bad Soden; Herrn Hofrat Dr. Hans Hochenegg, Hall in Tirol; Herrn Professor Dr. Werner Kümmel, Mainz; Herrn Professor Dr. Gunter Mann, Mainz; Herrn Hans v. Matt, Stans (Schweiz); Frau Irmgard Raue, Frankfurt/Main; Herrn Professor Dr. Eduard Seidler, Freiburg im Breisgau; Herrn Professor Dr. Fritz Steinegger, Innsbruck und Frau Dr. Anneliese Wittmann, Königstein im Taunus. Ihnen allen sage ich aufrichtig Dank.

Auch Frau Marga Schard, die in ihrer Freizeit eine Reinschrift des Manuskripts anfertigte, möchte ich herzlich danken.

Ferner danke ich auch dem Verleger, Herrn Günter Thiemig, für die verständnisvolle Förderung.

W. T.

Bibliographie

ALLGEMEINE LITERATUR

Andree, Richard: Votive und Weihegaben des katholischen Volkes in Süddeutschland. Braunschweig 1904
Ariès, Philippe: Geschichte der Kindheit. Übersetzt von C. *Neubaur* und K. *Kersten*. München und Wien 1975
Baer, Frank: Votivtafelgeschichten. Rosenheim 1976
Bargheer, Ernst: Eingeweide. Lebens- und Seelenkräfte des Leibesinnern im deutschen Glauben und Brauch. Berlin 1931
Beissel, Stephan: Geschichte der Verehrung Marias in Deutschland während des Mittelalters. Reprografischer Nachdruck der Ausgabe Freiburg i. Br. 1909. Darmstadt 1972
Beissel, Stephan: Geschichte der Verehrung Marias im 16. und 17. Jahrhundert. Freiburg i. Br. 1910
Beissel, Stephan: Die Verehrung der Heiligen und ihrer Reliquien in Deutschland im Mittelalter. Reprografischer Nachdruck der Ausgabe 1890—1892. Darmstadt 1976
Beitl, Richard: Deutsche Volkskunde, Berlin 1933
Beitl, Richard: Der Kinderbaum. Brauchtum und Glauben um Mutter und Kind. Berlin 1942
Beitl, Richard, und Klaus *Beitl:* Wörterbuch der deutschen Volkskunde. Stuttgart 1974
Bergner, H.: Handbuch der kirchlichen Kulturaltertümer in Deutschland. Leipzig 1905
Boesch, Hans: Kinderleben in der deutschen Vergangenheit. Leipzig 1900
Boette, Werner: Religiöse Volkskunde. Leipzig 1925
Braun, Joseph: Tracht und Attribute der Heiligen in der deutschen Kunst. Stuttgart 1943
Brauneck, Manfred: Religiöse Volkskunst. Köln 1978
Bühler, Johannes: Klosterleben im deutschen Mittelalter. Leipzig 1923
Bühler, Johannes: Das deutsche Geistesleben im Mittelalter. Leipzig 1927
Bühler, Johannes: Die Kultur des Mittelalters. Leipzig 1931
Busch, Moritz: Deutscher Volksglaube. Leipzig 1877
Clemen, Carl: Die Reste der primitiven Religion im ältesten Christentum. Gießen 1916
Clemen, Carl: Deutscher Volksglaube und Volksbrauch. Bielefeld 1921
Czerny, Adalbert: Die Pädiatrie meiner Zeit. Berlin 1939
Diepgen, Paul: Deutsche Volksmedizin. Stuttgart 1935
Diepgen, Paul: Geschichte der Medizin. 3 Bde. Berlin 1949—1955
Drews, Paul: Religiöse Volkskunde. Hessische Blätter für Volkskunde 1 (1902) 27—29
Eusebius von Caesarea: Kirchengeschichte. München 1967
Fasbender, Heinrich: Geschichte der Geburtshilfe. Reprografischer Nachdruck der Ausgabe Jena 1906. Hildesheim 1964
Fossel, Victor: Volksmedizin und medizinischer Aberglaube in der Steiermark. Graz 1886
Franz, Adolph: Die kirchlichen Benediktionen im Mittelalter. 2 Bde. Freiburg i. Br. 1909
Frenken, Goswin: Wunder und Taten der Heiligen. München 1925
Grabner, Elfriede: Volksmedizin. Darmstadt 1967
Gurlt, Ernst: Geschichte der Chirurgie. 3 Bde. Reprografischer Nachdruck der Ausgabe Berlin 1898. Hildesheim 1964
Gurlt, E., und A. *Hirsch:* Biographisches Lexikon der hervorragenden Ärzte aller Zeiten und Völker. 5 Bde. und 1 Erg.-Bd. Reprografischer Nachdruck München und Berlin 1962
Haeser, Heinrich: Lehrbuch der Geschichte der Medizin. 3 Bde. Reprografischer Nachdruck der Ausgabe Jena 1875—1882. Hildesheim und New York 1971
Halm, Philipp Maria: Die Mirakelbilder zu Altötting. In: Bayerischer Heimatschutz. München. 21 (1925) 1—27
Harnack, Adolf: Medicinisches aus der ältesten Kirchengeschichte. Leipzig 1892
Harvolk, Edgar: Votivtafeln. Bildzeugnisse von Hilfsbedürftigkeit und Gottvertrauen. München 1979
Hecker, Justus Friedrich Carl: Die großen Volkskrankheiten des Mittelalters. Reprografischer Nachdruck der Ausgabe Berlin 1865. Hildesheim 1964
Hennecke, Edgar: Neutestamentliche Apokryphen. Herausgegeben von Wilhelm *Schneemelcher*. 2 Bde. Stuttgart 1968
Herrlinger, Robert: Geschichte der medizinischen Abbildung. München 1967
Hirsch, August: Geschichte der medizinischen Wissenschaften in Deutschland. Reprografischer Nachdruck der Ausgabe München und Leipzig 1893. Hildesheim und New York 1966
Hochenegg, Hans: Die Kirchen Tirols, Innsbruck 1935
Höfler, Max: Volksmedizin und Aberglaube in Oberbayerns Gegenwart und Vergangenheit. Reprografischer Nachdruck der Ausgabe München 1888. Walluf 1976
Höfler, Max: Deutsches Krankheitsnamen-Buch. Reprografischer Nachdruck der Ausgabe München 1899. Hildesheim 1970
Hoffmann-Krayer, E., und H. *Bächtold-Stäubli*: Handwörterbuch des deutschen Aberglaubens. Berlin 1928
Hoppe, Alfred: Des Österreichers Wallfahrtsorte. Wien 1913
v. Hovorka, O., und A. *Kronfeld:* Vergleichende Volksmedizin. 2 Bde. Stuttgart 1908—1909
Hufeland, Christoph Wilhelm: Bemerkungen über die natürlichen und inoculierten Blattern, verschiedenen Kinderkrankheiten und sowohl medicinische als diätetische Behandlung der Kinder. Wien 1799
Hufeland, Christoph Wilhelm: Von den Krankheiten der Ungeborenen und Vorsorge für das Leben und die Gesundheit des Menschen vor der Geburt. Berlin 1827
Hufeland, Christoph Wilhelm: Guter Rat an Mütter über die wichtigsten Punkte der physischen Erziehung der Kinder in den ersten Jahren nebst einem Unterricht für junge Eheleute, die Vorsorge für Ungeborene Betreffend. Leipzig 1848
Huizinga, Johan: Herbst des Mittelalters. München 1928
Jungbauer, Gustav: Deutsche Volksmedizin. Berlin und Leipzig 1934
Kerler, Dietrich Heinrich: Die Patronate der Heiligen. Reprografischer Nachdruck der Ausgabe Ulm 1905. Hildesheim 1968
Kirschbaum, Engelbert, und Wolfgang *Braunfels:* Lexikon der christlichen Ikonographie. 8 Bde. Rom, Freiburg i. Br., Basel und Wien 1968—1976
Kriss, Rudolf: Volkskundliches aus altbayerischen Gnadenstätten. Augsburg 1930
Kriss-Rettenbeck, Lenz: Das Votivbild. München 1961
Lammert, Gottfried: Volksmedizin und medizinischer Aberglaube in Bayern und den angrenzenden Bezirken. Reprografischer Nachdruck der Ausgabe Würzburg 1869. München 1969
Lehmann, S.: Deutsche Volkskunst. Berlin 1943
Magnus, Hugo: Die Volksmedizin, ihre geschichtliche Entwicklung und ihre Beziehung zur Kultur. Breslau 1905
Marzell, Heinrich: Bayerische Volksbotanik. Neudruck der Ausgabe Nürnberg 1926. München 1968
v. Matt, Hans: Votivkunst in Nidwalden. Stans 1976
Matthäus, Kurt: Alte Volksheilkunst in neuem Licht. Dresden 1932
de Mause, Lloyd (Herausgeber): Hört ihr die Kinder weinen. Eine psychogenetische Geschichte der Kindheit. Frankfurt am Main 1979
Meingast, Fritz: Marienwallfahrten in Bayern und Österreich. München 1979
Meyer, Carl: Der Aberglaube des Mittelalters und der nächstfolgenden Jahrhunderte. Basel 1884
Meyer-Steinegg, Theodor, und Karl *Sudhoff:* Illustrierte Geschichte der Medizin. Stuttgart 1965
Most, Georg Friedrich: Encyclopädie der gesammten Volksmedicin. Reprografischer Nachdruck der Ausgabe Leipzig 1834. Graz 1973
Müller, Aegidius: Deutschlands Gnadenorte. Köln 1888
Naumann, Hans: Christentum und deutscher Volksglaube. Zeitschrift für Deutschkunde 42 (1928) 321—337
Niebergall, Friedrich: Religiöse Volkskunde. In: Die Religion in Geschichte und Gegenwart. Tübingen 1931
Novelli, L., und M. *Massaccesi:* Ex voto del Santuario della Madonna del Monte di Cesena. Cesena (Forli) 1961
Ohse, Hildegard: Die Wallfahrt Föching im Spiegel der Mirakelbücher. Diss. (phil.) München 1969
Passarge, Walter: Das deutsche Vesperbild im Mittelalter. Köln 1924
Peiper, Albrecht: Chronik der Kinderheilkunde. Leipzig 1965
Ploß, Heinrich: Das Kind in Brauch und Sitte der Völker. Herausgegeben von B. *Renz*. 2 Bde. Leipzig 1911—1912
Preyer, W., Die Seele des Kindes. Leipzig 1900
Riehl, W. H.: Kulturstudien aus drei Jahrhunderten. Stuttgart 1903
Rogier, L. J., R. *Aubert*, M. D. *Knowles* und A. G. *Weiler:* Geschichte der Kirche. Bd. I—V. Einsiedeln, Zürich und Köln 1963—1975
Rothacker, E.: Probleme der Kultur-Anthropologie. Bonn 1948
Rothstein, G.: Kirchengeschichte. Frankfurt am Main 1912
Scheffler, Karl: Der Geist der Gotik. Leipzig 1917
Schenkel, Daniel: Bibellexikon. Bd. I—V. Leipzig 1869—1875
Schmidt, Leopold: Das deutsche Votivbild. Deutsche Vierteljahrsschrift für Literaturwissenschaft und Geistesgeschichte 19 (1941) 457—482
Schmidt, Leopold: Volksglaube und Volksbrauch. Berlin 1966
Schöffler, H. H.: Kind im Wandel des Jahrhunderts. Stuttgart 1971
Schreiber, Christian: Wallfahrten durchs deutsche Land. Berlin 1928
Schreiber, Georg: Mutter und Kind in der Kultur der Kirche. Freiburg i. Br. 1918
Schreiber, Georg: Kirchliche Volkskunde. In: Deutsche Forschung. Berlin 1928
Schultz, Alwin: Deutsches Leben im 14. und 15. Jahrhundert. 2 Bde. Prag, Wien und Leipzig 1892
Spamer, Adolf: Die deutsche Volkskunde. 2 Bde. Berlin 1934—1935
Stadler, Johann Evangelist, und Franz Joseph *Heim:* Vollständiges Heiligen-Lexikon. 5 Bde. Reprografischer Nachdruck der Ausgabe Augsburg 1858 bis 1882. Hildesheim und New York 1975

Steinbüchel, Theodor: Christliches Mittelalter. Reprografischer Nachdruck der Ausgabe Leipzig 1935. Darmstadt 1968
Stemplinger, Eduard: Sympathieglaube und Sympathiekuren in Altertum und Neuzeit. München 1919
v. Stockert, G.: Einführung in die Psychopathologie des Kindesalters. Berlin und Wien 1939
Theopold, Wilhelm: Hab ein kostbar Gut erfleht. Ein Essay über Votivmalerei. München 1977
Theopold, Wilhelm: Votivmalerei und Medizin. München 1978
Theopold, Wilhelm: Der Tod in der Votivmalerei. In: Der Tod in Dichtung, Philosophie und Kunst. Herausgegeben von Hans Helmut Jansen. Darmstadt 1978
Treue, Wilhelm: Illustrierte Kulturgeschichte des Alltags. München 1952
Trüb, Paul C. L.: Heilige und Krankheit. Stuttgart 1978
Vietz, Ferdinand Bernhard: Icones Plantarum. 2 Bde. Neudruck der Ausgabe Wien 1800. München 1972
Virchow, Rudolf: Über gewisse, die Gesundheit benachtheiligende Einflüsse der Schulen. Virchows Archiv 46 (1869) 447—470
de Voragine, Jacobus: Legenda aurea. Aus dem Lateinischen von Richard *Benz*. Heidelberg 1975
Vorwahl, Heinrich: Geschichte der Medizin unter Berücksichtigung der Volksmedizin. Berlin 1928
Worringer, Wilhelm: Die Anfänge der Tafelmalerei. Leipzig 1924
Wuttke, Adolf: Der deutsche Volksaberglaube der Gegenwart. Leipzig 1925

VOM KINDERSEGEN UND VON UNERWÜNSCHTER EMPFÄNGNIS

Asperger, Hans: Kind und Familie. Monatsschrift für Kinderheilkunde 121 (1973) 414—417
Bacon von Verulam, Francis: Essays (Über Eltern und Kinder). Bremen o. J.
Cardano, Girolamo: Lebensbeschreibung. München 1969
Prosch, Peter: Leben und Ereignisse eines Tyrolers von Ried im Zillerthal. München 1964
Unzer, Johann August: Medicinisches Handbuch. 2 Theile. Hamburg und Lüneburg 1770

VON GEBURT UND KINDSNÖTEN

Ballexserd, J.: Rathschläge an kluge Eltern über die Behandlung neugebohrener Kinder. Bern 1786
Diepgen, Paul: Frauen und Frauenheilkunde in der Kultur des Mittelalters. Stuttgart 1963
Goethe, Johann Wolfgang: Aus meinem Leben. Dichtung und Wahrheit. Wien und Leipzig o. J.
Gubalke, Wolfgang: Die Hebamme im Wandel der Zeiten. Hannover 1964
Kirchhoff, Heinz: Geburt im Knien? Zeitschrift für Musik und Medizin 9 (1979) 7
Klebe, Dieter, und Hans *Schadewaldt*: Gefäße zur Kinderernährung im Wandel der Zeit. Frankfurt am Main 1955
Krünitz, Johann Georg: Oeconomische Encyklopädie. 37. Theil, Brünn 1790
Müllerheim, Robert: Die Wochenstube in der Kunst. Stuttgart 1904
Nufer, Jacob: in Gurlt-Hirsch: Biographisches Lexikon der hervorragenden Ärzte aller Zeiten und Völker. Bd. IV. München und Berlin 1962
Osiander, Friedrich Benjamin, Handbuch der Entbindungskunst. Tübingen 1821
Platter, Thomas: Lebensbeschreibung. München 1911
Roesslin, Eucharius: Der Swangeren Frauwen und Hebamen Rosegarten. Straßburg 1513
Rueff, Jacob: Hebammen Buch, daraus man alle Heimligkeit deß Weiblichen Geschlechts erlernen . . . könne. Franckfort am Mayn 1533
Ryff, Walther Hermann: Schwangerer Frawen Rosengarten. Frankfurt 1545
v. Siebold, Elias: Lehrbuch der praktischen Entbindungskunde. Nürnberg 1821
Stucky, Jean Paul: Der Gebärstuhl. Zürich 1965
Unzer, Johann August: Medicinisches Handbuch. 2 Theile. Hamburg und Lüneburg 1770

DIE WIEGE

Amaranthes (= Gottlieb Wilhelm Corvinus): Nutzbares, galantes und curiöses Frauenzimmer-Lexikon. Leipzig 1715
v. Fröhlichsthal, A.: Merkwürdiges Fortschreiten der Heilwissenschaft. Wien 1845
Fürstl, Livius: Das Kind und seine Pflege in gesundem und krankem Zustande. Leipzig 1876
Gölis, Leopold Anton: Vorschläge zur Verbesserung der körperlichen Kindererziehung in den ersten Lebensperioden. Wien 1823
Hufeland, Christoph Wilhelm: Guter Rat an Mütter über die wichtigsten Punkte der Erziehung. Basel und Leipzig 1836
Lammert, G.: Volksmedizin und medizinischer Aberglaube in Bayern und den angrenzenden Bezirken. Reprografischer Nachdruck der Ausgabe Würzburg 1869. München 1969
Müllerheim, Robert: Die Wochenstube in der Kunst. Stuttgart 1904
Ploß, Heinrich: Der Aberglaube an der Kindeswiege. Cornelia. Zeitschrift für häusliche Erziehung. 1871
Ploß, Heinrich: Das Kleinkind vom Tragbett bis zum ersten Schritt. Leipzig 1881
Schultz, Alwin: Alltagsleben einer deutschen Frau zu Anfang des 18. Jahrhunderts. Leipzig 1890
Struve, Christian August: Über die Erziehung und Behandlung der Kinder in den ersten Lebensjahren. Hannover 1798
Wolfsteiner, J.: Bavaria. Landes- und Volkskunde des Königreichs Bayern. München 1860
Wuttke, A.: Der deutsche Volksaberglaube der Gegenwart. Leipzig 1925
v. Zglinicki. Friedrich: Die Wiege. Regensburg 1979 (dort ausführliche Literatur)

KINDTAUFE

Conradi: Dell'obstetricia in Italia. Bologna 1874
Frank, Johann Peter: System einer vollständigen medizinischen Polizey. Frankenthal 1791
Hecker, August Friedrich: Die Kunst, unsere Kinder zu gesunden Staatsbürgern zu erziehen und ihre gewöhnlichsten Krankheiten zu heilen. Erfurt 1805
Kriegk, G. L.: Die Vornamen und die Zunamen. In: Deutsches Bürgerthum im Mittelalter. Neue Folge. Reprografischer Nachdruck der Ausgabe Frankfurt 1871. Frankfurt 1969
Pfannenschmid, Heino: Das Weihwasser im heidnischen und christlichen Cultus unter besonderer Berücksichtigung des germanischen Alterthums. Hannover 1869
Rau, Wilhelm: Worin ist die natürliche Sterblichkeit der Kinder in ihrem ersten Lebensjahre begründet und wodurch kann dieselbe verhütet werden? Bern 1836
Roose, Theodor Georg August: Über die nachtheiligen Wirkungen der Anwendung der Kälte auf neugebohrene Kinder beim Taufen derselben. In: Beyträge zur öffentlichen und gerichtlichen Arzneykunde. Braunschweig 1798—1804
v. Siebold, Elias: Lehrbuch der Geburtshülfe zum Unterrichte für Hebammen. Zum zweiten Male besorgt von Eduard Kaspar Jakob v. Siebold. Würzburg 1838

VON SCHUTZENGELN

Pesch, Christian: Die heiligen Schutzengel. Freiburg 1925
Stählin, Wilhelm: Über die Engel. In: Wissen und Weisheit. Symbolon. Dritte Folge. Stuttgart 1973

DAS KIND AM STERBELAGER

Asperger, Hans: Zur Psychologie des Kleinkindes. In: Gesundheitserziehung und Gesundheitsvorsorge im Vorschulalter. Bonn 1967
Grupp, Georg: Kulturgeschichte des Mittelalters. Paderborn 1923—1925

DER TOD DES KINDES

Brüning, Hermann: Zum 200jährigen Geburtstag eines Wundersäuglings. Monatsschrift für Kinderheilkunde 22 (1922) 231
Czerny, Adalbert: Sammlung klinischer Vorlesungen über Kinderheilkunde. Leipzig 1942
Dost, F. H.: Über sogenannte Wunderkinder. Hessisches Ärzteblatt 1974, Nr. 2
Kanold, Johann: Sammlung von Natur- und Medicin-Geschichten, wie auch hierzu gehörigen Kunst- und Literatur-Geschichten, so sich in Schlesien und anderen Ländern begaben. Breslau 1717—1727
Krünitz, Johann Georg: Oeconomische Encyklopädie. 37. Theil. Brünn 1790
Lammert, Gottfried: Volksmedizin und medizinischer Aberglaube in Bayern und den angrenzenden Bezirken. Reprografischer Nachdruck der Ausgabe Würzburg 1869. München 1969
v. Schönaich, Christian: Leben, Thaten, Reisen und Tod eines sehr klugen und sehr artigen 4jährigen Kindes Christian Henrich Heineken aus Lübeck. Göttingen 1779
Schumann, Paul: Aus den Anfängen der Kinderpsychologie. Zeitschrift für pädiatrische Psychologie 22 (1921) 209
v. Seelen, J. H.: Merkwürdiges Ehrengedächtnis von dem Christlöblichen Leben und Tode des weyland klugen und gelehrten Kindes Christian Henrich Heineken. Hamburg 1726
Storch, Johann: Theoretische und Practische Abhandlung von Kinderkranckheiten. Bd. IV. Eisenach 1751

DIE KLEIDUNG DES KINDES

Agricola, Johann: Sprichwörter. Herausgegeben von F. Bobertag
Boehn, Max: Die Mode. Menschen und Moden im Mittelalter. 1887. München 1925
Bruhn, Wolfgang: Das Kinderkleid in alter und neuer Zeit. Kinderärztliche Praxis 2 (1931) 478 und 569
Bruhn, Wolfgang, und Max *Tilke*: Kostümgeschichte in Bildern. Tübingen 1966
Bühler, Johannes: Die Kultur des Mittelalters. Stuttgart 1954
Geiler von Kaysersberg, Johann: Schriften. Herausgegeben von L. Dacheux 1877—1882. Neudruck 1965
Grupp, Georg: Kulturgeschichte des Mittelalters. Bd. VI. Paderborn 1925
Krünitz, Johann Georg: Oeconomische Encyklopädie. 37. Theil. Brünn 1790
Merkel, Philipp Friedrich Theodor: Von der schädlichen Gewohnheit, das Frauenzimmer in Schnürbrüste einzukerkern. Wöchentliche Hallische Anzeigen Nr. 35, 1780
Weber, Karl Julius: Demokritos oder Hinterlassene Papiere eines lachenden Philosophen. Ausgewählte Werke. Herausgegeben von J. Hauser. 1966

KINDERARBEIT

Aschrott, P. F.: Das englische Armenwesen. Staats- und socialwissenschaftliche Forschung. Herausgegeben von Schmoller. Leipzig 1886
Boesch, Hans: Kinderleben in der deutschen Vergangenheit. Leipzig 1900
Dickens, Charles: Household Words. London 1851